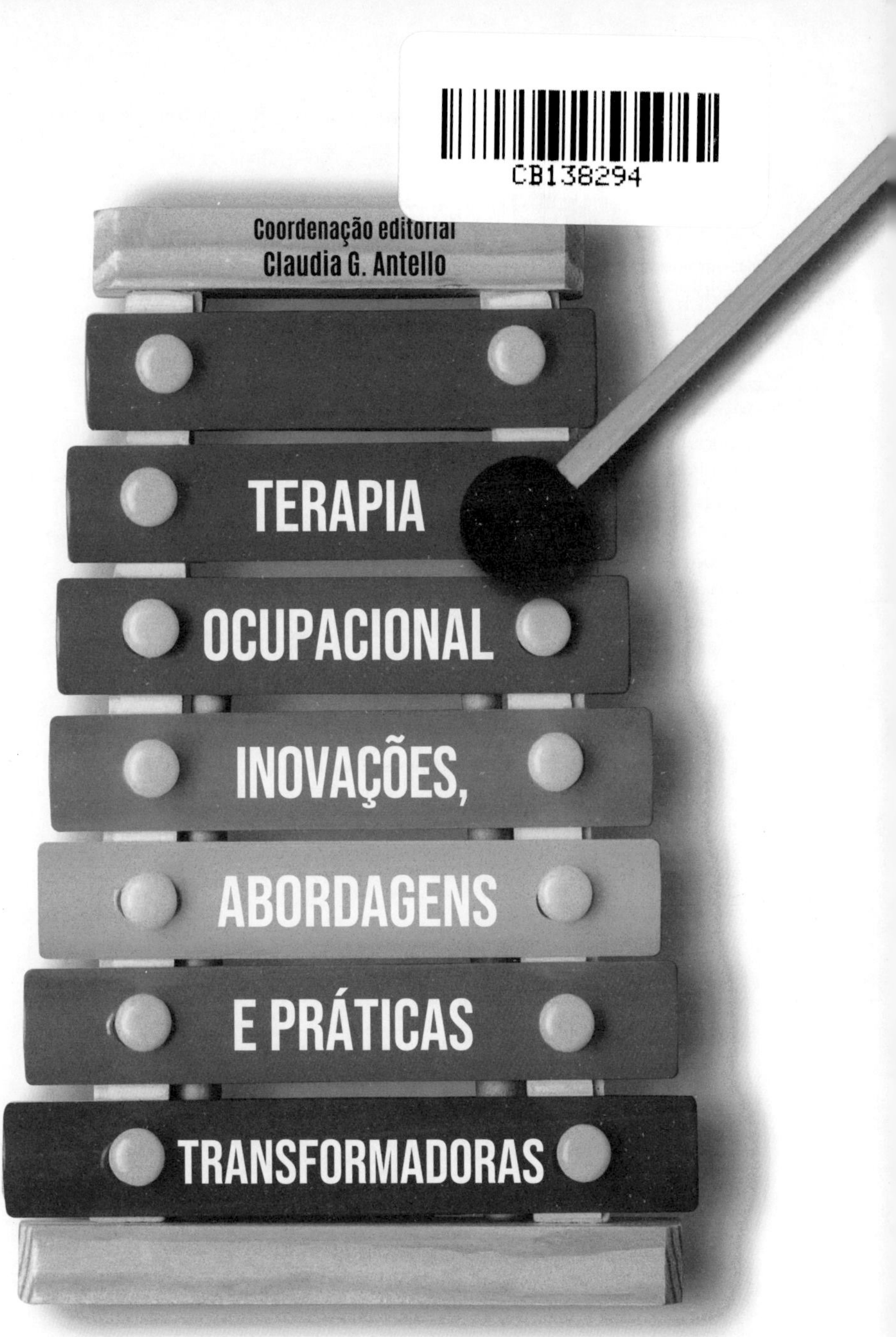

Coordenação editorial
Claudia G. Antello

TERAPIA OCUPACIONAL INOVAÇÕES, ABORDAGENS E PRÁTICAS TRANSFORMADORAS

Literare Books
INTERNATIONAL
BRASIL · EUROPA · USA · JAPÃO

PRESIDENTE DO CONSELHO
Maurício Sita

PRESIDENTE
Alessandra Ksenhuck

VICE-PRESIDENTES
Cláudia Pires e Julyana Rosa

DIRETORA DE PROJETOS
Gleide Santos

CONSULTORA DE PROJETOS
Daiane Almeida

COORDENADORA EDITORIAL
Amanda Moura

EDITORES
Anselmo Vasconcelos e Enrico Giglio de Oliveira

ASSISTENTES EDITORIAIS
Emerson Xavier, Felipe de Camargo Benedito e Júlia Almeida

REVISORES
Daniela Braz e Ivani Rezende

CAPA E DESIGN EDITORIAL
Lucas Yamauchi

DIAGRAMAÇÃO
Ana Paula Nunes Medeiros e Luis Gustavo da Silva Barboza

IMPRESSÃO
Printi

Dados Internacionais de Catalogação na Publicação (CIP)
(Câmara Brasileira do Livro, SP, Brasil)

Terapia ocupacional : inovações, abordagens e práticas transformadoras / coordenação editorial Claudia G. Antello. -- São Paulo : Literare Books International, 2024.

ISBN 978-65-5922-880-5

1. Inovações 2. Terapia ocupacional I. Antello, Claudia G.

CDD-615.8515
24-239444 NLM-WB-555

Índices para catálogo sistemático:

1. Terapia ocupacional : Ciência médicas 615.8515

Eliete Marques da Silva - Bibliotecária - CRB-8/9380

LITERARE BOOKS INTERNATIONAL LTDA.

Alameda dos Guatás, 102
Vila da Saúde — São Paulo, SP. CEP 04053-040
+55 11 2659-0968 | www.literarebooks.com.br
contato@literarebooks.com.br

MISTO
Papel | Apoiando o manejo florestal responsável
FSC® C196274

SUMÁRIO

PREFÁCIO

Terapia ocupacional na prática: uma visão transformadora

Em uma época em que a demanda por terapeutas ocupacionais é altíssima, vimos a oportunidade de esclarecer ao público, incluindo leigos, pacientes, familiares, estudantes, médicos, e todos os interessados, os diversos campos de atuação dessa profissão. A terapia ocupacional lida diretamente com a funcionalidade, com o "fazer" relacionado ao porquê e como agir para ser um indivíduo produtivo, reintegrando pessoas à sociedade, reeducando ações do cotidiano e promovendo autonomia e qualidade de vida sempre que possível.

O livro *Terapia ocupacional: inovações, abordagens e práticas transformadoras* oferece ao público uma visão dos bastidores dos ambientes terapêuticos, nos quais nossa profissão promove a evolução dos pacientes em diferentes âmbitos da reabilitação.

Nesta obra, os coautores se dedicam a apresentar recursos terapêuticos, práticas, abordagens e métodos que geram resultados surpreendentes.

Esta é uma oportunidade para que o leitor conheça renomados profissionais de diversas regiões do Brasil e dos Estados Unidos, que, com competência e expertise, atuam nas áreas de especialização da terapia ocupacional em saúde mental, saúde funcional, saúde da família, acupuntura, contexto social, gerontologia e contexto hospitalar. Dentro de cada área de especialização, estão incluídas múltiplas subáreas, como neurologia e terapia da mão (reabilitação de membros superiores), entre outras.

É importante destacar que somos os únicos profissionais habilitados a tratar simultaneamente corpo e mente para uma vida ativa na comunidade. Para isso, todo objeto, instrumento e equipamento que fazem parte do dia a dia são considerados um recurso terapêutico pelo terapeuta ocupacional. Cada paciente recebe um plano de tratamento personalizado, com análises de atividades e recursos terapêuticos que, juntos, potencializam o fazer humano.

Ana Carla de Souza Nogueira
Terapeuta ocupacional

01

TERAPIA OCUPACIONAL

A UTILIZAÇÃO DO RACIOCÍNIO CLÍNICO *TAPING* TERAPÊUTICO FUNCIONAL E DINÂMICO® APLICADO EM CONTEXTO HOSPITALAR

Nenhuma função humana tem significado se não houver um objetivo que leve o indivíduo a executar determinada tarefa. Assim é a atuação do terapeuta ocupacional em contexto hospitalar, contribuindo de forma decisiva utilizando bandagens como recurso terapêutico. Desse modo, desenvolvi o livro *Taping terapêutico funcional e dinâmico: teoria e prática orientada.*

CLAUDIA G. ANTELLO

Claudia G. Antello

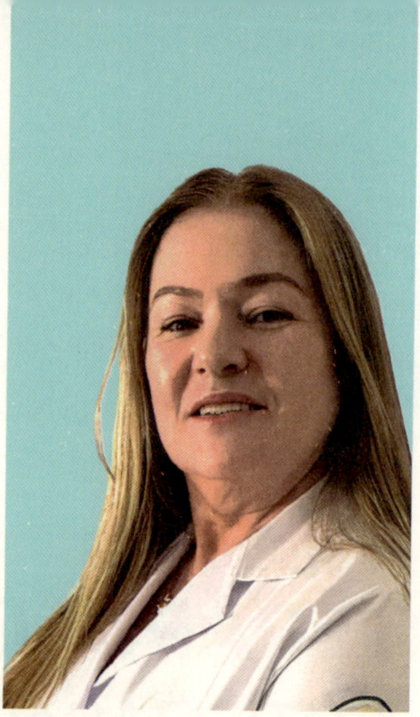

Terapeuta ocupacional CREFITO 13 - 8549/TO. Mestre em Educação Física e Esportes - Desenvolvimento Infantil na variante de desenvolvimento motor UTAD - Portugal. Membro do Conselho Técnico da Associação Pestalozzi de Campo Grande/MS - Brasil. "O Método Autêntico Kinesio" - ministrado pelo Dr. Kenzo Kase - Módulo Neurologia. "O Método do Kinesio" - ministrado pelo Dr. Kenzo Kase - Módulo Ortopedia e Reabilitação. "O Autêntico Método Kinesio *Taping*" - ministrado pelo Dr. Kenzo Kase - Módulo Medicina Esportiva. Curso de formação no método *Fascial Movement Taping*, ministrado pelo criador do método, Steven Capobianco (2013) - Viña del Mar - Chile. "*Pediatric Therapeutic Taping*", ministrado por P.T. Trish Martin e MOT. OTR/T Audrey Yasukawa, pelo Centro de Estudos de Reabilitação Neurológica (CERN), RJ - Brasil. Membro da WFTO. Pós-graduação em Terapia Ocupacional: Uma Visão Dinâmica Aplicada à Neurologia.

Contatos
www.portaldotaping.com.br
c.antello.ttf@gmail.com
Instagram: @claudiaantello.to
67 98407 9989

Prometo dedicar-me à profissão de Terapeuta Ocupacional utilizando todos os conhecimentos científicos adquiridos durante o período de formação, comprometendo-me a aprofundá-los e atualizá-los sem medir esforços, assegurando aos pacientes sob meus cuidados o bem-estar físico, psíquico e social. Juro honrar o nome da Terapia Ocupacional com amor, respeito e dignidade, empregando todos os meios para fazê-la conhecida e valorizada.

JURAMENTO DO TERAPEUTA OCUPACIONAL

O terapeuta ocupacional

É um profissional dotado de graduação universitária e sua intervenção compreende avaliar o paciente, buscando identificar alterações em suas funções práxicas, considerando faixa etária e/ou desenvolvimento, formação pessoal, familiar e social. Compreende a atividade humana como um processo criativo, criador, lúdico, expressivo, evolutivo, produtivo e de automanutenção e, o homem, como um ser com participação ativa no cotidiano, nas atividades de vida diária (AVD) e em todas as demais atividades que objetivam alcançar melhor qualidade de vida.

Para contemplar a importância da terapia ocupacional em contexto hospitalar, é necessário breve relato sobre o surgimento dessa profissão cujo nome indica sua competência principal, a ocupação humana contextualizada, como objeto de tratamento e, sempre que possível, de cura.

O momento histórico de maior relevância para essa profissão foi durante as grandes guerras mundiais, quando surgiu a necessidade de tratar os feridos nas batalhas. Foi nesse contexto hospitalar e ambulatorial que passou a existir o uso de dispositivos externos, como órteses e próteses, técnicas e métodos, como análise de movimentos associados à incapacidade física, para a recuperação mais rápida e eficaz dos pacientes.

A terapia ocupacional em contexto hospitalar

Nenhuma função humana tem significado se não houver um objetivo que leve o indivíduo a executar determinada tarefa. Assim também é a atuação do terapeuta ocupacional em contexto hospitalar. Especialidade que vem se tornando a menina dos olhos da terapia ocupacional, pois contribui de forma decisiva em todos os setores com maestria e competência, desde a prevenção até o tratamento de condições físicas, mentais e sociais de forma decisiva para melhor prognóstico, incluindo os cuidados paliativos e a questão socioafetiva do familiar enlutado.

É possível atuar nas mais diversas áreas hospitalares sem necessidade de elencar aqui quais são, porém algumas são como marcos de expansão em minha trajetória estudando e desenvolvendo o trabalho com bandagens utilizando raciocínios clínicos diferenciados e específicos que resultaram em obra à parte, o livro *Taping terapêutico funcional e dinâmico: teoria e prática orientada.*

Alguns exemplos em contexto hospitalar são a aplicação de bandagens produzidas para peles ultrassensíveis por meio de técnicas específicas em pacientes com mal de Hansen, câncer (alívio de dor e posicionamento para pacientes de longa permanência), UTI neonatal e maternidades (alívio de dor em pacientes em trabalho de parto natural, aleitamento e amamentação), ortopedia e reumatologia, gestante diabética (suporte abdominal devido ao peso dos bebês), neurologia (pacientes pós-AVE) etc.

Conhecer o conceito do raciocínio clínico *taping* terapêutico funcional e dinâmico® e sua aplicabilidade

Segundo o Dr. Kenzo Kase, criador do método original *Kinesio Taping*®, "o uso das bandagens elásticas ou funcionais permite ao sujeito curar-se biomecanicamente, garantindo maior liberdade de movimento e adaptação postural permitindo condições fisiologicamente mais saudáveis".

A utilização da bandagem está diretamente relacionada aos objetivos terapêuticos, idade e condição da pele e, de forma importante, às características do produto. É a partir dessas características, que se pode avaliar, indicar e, posteriormente, aplicá-las sem que se repitam regras de modo simples e ineficiente.

A identificação e especificação de cada produto influenciam no resultado. Para que se aplique a bandagem mais adequada, deve-se conhecer as caraterísticas e a composição de cada produto, pois isso auxilia a utilização desse recurso com segurança.

Como terapeuta ocupacional, observo e avalio o paciente como um todo, atentando para os âmbitos fisiológicos, cinesiológicos, biomecânicos, mentais e comportamentais que possibilitem a transformação do ser humano a partir de suas capacidades e habilidades que, se não são ou não estão em situações conaturais, podem ser treinadas e desenvolvidas ao longo das sessões terapêuticas.

Aplicamos as técnicas com bandagem para desenvolver habilidades associadas ao repertório de atividades do paciente. Para tanto, todo objeto, instrumento ou equipamento que ele utiliza em sua rotina passa a ser observado e avaliado como elemento importante na reabilitação ou reeducação e treinamento de habilidades, para que volte a ser autônomo.

Para que isso seja possível, é necessária a descoberta do próprio corpo pela via da sua sensibilização, ou seja, a percepção dos aspectos físicos e suas inter-relações psíquicas, afetivas e os objetivos a serem alcançados.

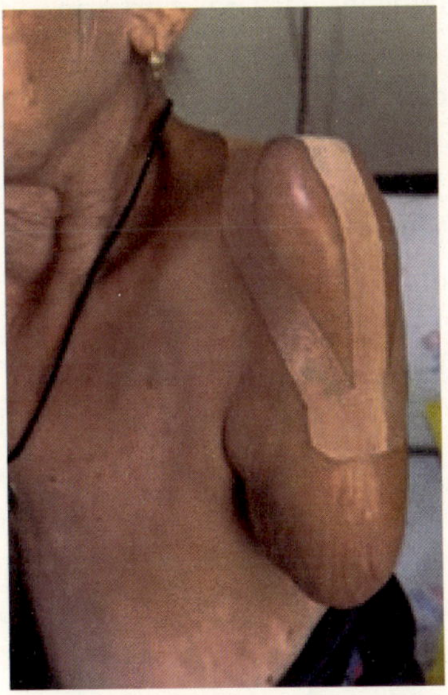

Fonte: acervo Claudia G Antello.

"Para as diferentes formas terapêuticas, é de fundamental importância o entendimento desse funcionamento integrado a fim de proporcionar melhor qualidade e relação com a vida cotidiana" (Antello, 2023).

O *taping* terapêutico funcional e dinâmico® é, precisamente, um raciocínio clínico sequencial que só o profissional da área da saúde com formação acadêmica desenvolverá, de forma a preconizar a evolução do movimento e as possibilidades de desempenho de atividades de vida diária (AVD), ou qualquer outro tipo de atividade que exija ação.

A conexão entre conhecimentos prévios possibilitou-me compreender o funcionamento das estruturas corporais comprometidas e suas respostas. Assim, levou-me a entender que não há uma só técnica a ser aplicada para um objetivo definido, e sim diversas técnicas que podem estimular ou inibir a participação das estruturas envolvidas no movimento por meio de facilitação ou de controle do movimento.

Segundo Ivaldo Bertazzo, em seu livro *Corpo vivo: reeducação para o movimento* (2010), "para ir ao encontro das habilidades corporais, é preciso desenvolver todas as possibilidades de movimento".

Com o uso da bandagem funcional, descobriu-se que os músculos e demais tecidos poderiam ser ajudados por fatores externos, utilizando a estimulação tátil e a resposta motora na medida das possibilidades físicas do paciente em foco. Nesse processo de recuperação, o retorno às atividades de vida diária (AVD) torna-se precoce, bem como a funcionalidade dos segmentos, sendo recuperada a mobilidade e o movimento, sem anular outras mecânicas naturais.

Para chegarmos ao objetivo principal, observamos, avaliamos, indicamos e aplicamos técnicas que favoreçam as cadeias musculares, processos articulares e ligamentares para harmonizar a resposta motora, especializando e equilibrando adequadamente o movimento.

O objetivo primário do uso das bandagens é possibilitar que os sistemas musculoesquelético, linfático e analgésico endógeno (humano) possam continuar exercendo suas funções, atuando na medida do alcance funcional do paciente, enquanto estruturas cicatrizam, músculos se recuperam, articulações desinflamam, edemas sejam reabsorvidos e o organismo possa curar-se, mantendo as forças biomecanicamente ativas.

Cada paciente responde de forma ímpar a esse estímulo e, consequentemente, a resposta que seu cérebro será capaz de produzir é fundamental para a compreensão das diferenças que consistem na individualidade e no funcionamento do ser humano em cada faixa etária.

Como recurso terapêutico, a utilização da bandagem funcional promove o envio de estímulos externos, solicitando respostas motoras automaticamente adaptadas pelo sistema nervoso central. Essas respostas permitirão a habilitação, o treinamento e a reeducação de estruturas motoras, primárias ou auxiliares, visando favorecer os movimentos exigidos durante as atividades terapêuticas, treinamentos e exercícios que aprimorem e/ou acelerem ganhos motores.

Conhecer a anatomia e a biomecânica é imprescindível e, por isso, somente um profissional com formação adequada deverá aplicar as técnicas cujo recurso terapêutico são as bandagens.

A origem muscular é a extremidade proximal do músculo que, presa ao osso, não se desloca durante a realização de um movimento, descrita como ponto fixo.

A inserção é a extremidade distal do músculo que se movimenta durante a contração, ou seja, ponto móvel.

A utilização de bandagens em ambiente hospitalar

O principal objetivo de um hospital é a prestação de serviços na área da saúde, com qualidade, eficiência e eficácia.

Qualidade: aplicação apropriada do conhecimento disponível, bem como da tecnologia, no cuidado da saúde. Denota um grande espectro de características desejáveis de cuidados, incluindo eficácia, eficiência, efetividade, equidade, aceitabilidade, acessibilidade, adequação e qualidade técnico-científica.

- Eficácia: a habilidade do cuidado, no seu máximo, para incrementar a saúde.
- Eficiência: a habilidade de obter o máximo de saúde com um mínimo custo.
- Efetividade: o grau no qual a atenção à saúde é realizada.

Isso não pode ser alcançado sem a administração efetiva de um programa de prevenção de acidentes que proporcione condições ambientais seguras para o paciente e para os profissionais que desenvolvem suas atividades de trabalho.[1]

Nos países desenvolvidos, as bandagens são muito utilizadas em ambiente hospitalar como recurso terapêutico. Eficaz e indolor, a bandagem pode ser aplicada em pacientes cuja internação é prolongada e a ingestão de medicação é intensa. Esse recurso atende a diversos objetivos sem provocar reações adversas, sem alterar fisicamente o cotidiano do paciente.

Seguindo as normas de biossegurança relativas aos cuidados gerais e higienização dos produtos, materiais, equipamentos, bem como com a assepsia dos profissionais que adentram os hospitais para prestarem serviços, lembramos

1. https://www.anvisa.gov.br/servicosaude/manuais/seguranca_hosp.pdf.

que, por não ser um material absolutamente asséptico desde sua produção até sua utilização no ambiente hospitalar, o profissional responsável deve seguir as orientações sugeridas:

- O primeiro cuidado que se deve ter é de higienizá-lo com álcool 70%.
- Dê preferência sempre para as bandagens que são comercializadas em embalagens plásticas com tampas, que se mantêm protegidas.
- Abrir o invólucro da bandagem somente dentro do ambiente hospitalar e mantê-lo em local fechado, fora do contato com calor e protegido de contaminação.
- Após ter aberto a bandagem, não a retire, transite com a mesma em ambientes externos, e observe as recomendações de cada setor.
- A assepsia das mãos, tesoura, goniômetro, fita métrica etc., assim como os demais instrumentos a serem utilizados, devem ser igualmente higienizados e em setores, como o das doenças infectocontagiosas, utilize máscara e luvas sempre que necessário.
- É possível trabalhar utilizando luvas sem qualquer prejuízo para ambas as partes.
- Se na equipe houver profissionais sem essa formação, devem ser orientados sobre o que é a bandagem funcional, quais são os objetivos terapêuticos a serem alcançados e quais os cuidados a serem tomados durante os demais procedimentos e terapias necessários a cada paciente. A aplicação e retirada da bandagem, de modo adequado, previne que haja contaminação, episódios de lesão na pele, incômodos etc.

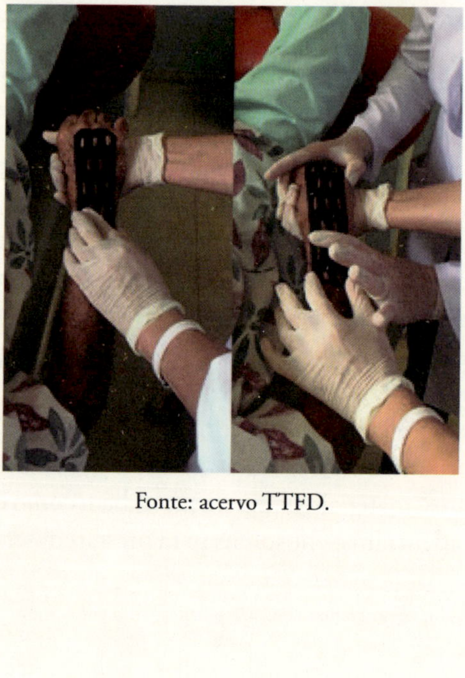

Fonte: acervo TTFD.

- Deve também observar lesões preexistentes, acessos venosos, ostomias, sondas, drenos e demais apêndices; avaliação da condição física do paciente, cognição (devido à necessária observação das reações globais e tópicas), observação das posturas e posicionamentos possíveis para manipulação do paciente.
- Para que seu emprego seja seguro, é necessário que toda a equipe seja instruída com relação ao que é a bandagem funcional, quais são os objetivos terapêuticos a serem alcançados, cuidados durante a aplicação e retirada da bandagem de modo adequado.

À medida que avançamos na prática da terapia ocupacional em contextos hospitalares, é fundamental continuarmos buscando inovações, aprimorando nossas habilidades e mantendo o foco no bem-estar e na qualidade de vida dos pacientes. Com dedicação e comprometimento, os terapeutas ocupacionais têm a oportunidade de fazer diferença significativa na jornada de recuperação e reabilitação dos indivíduos atendidos nos hospitais.

Bandagens devem ser aplicadas apenas por profissionais capacitados, pois, para cada objetivo terapêutico, haverá uma técnica específica e um produto adequado para cada pele.

Referências

BERTAZZO, I. *Corpo vivo:* reeducação do movimento. São Paulo: Edições SESCSP, 2010.

ANTELLO, C. R. G. G. *Taping terapêutico funcional e dinâmico:* teoria e prática orientada. São Paulo: Andreoli, 2023.

LEMOS, T. V.; SANTOS, G. P. dos. *Raciocínio clínico em bandagem terapêutica.* São Paulo: Andreoli, 2018.

02

O TERAPEUTA OCUPACIONAL COMO PROTAGONISTA NA APLICAÇÃO DE BANDAGEM FUNCIONAL E DINÂMICA COMO RECURSO TERAPÊUTICO NO PACIENTE NEUROLÓGICO

Cada digital é única, assim, para cada paciente, a técnica e a bandagem poderão ser diferentes mesmo que os pacientes neurológicos apresentem o mesmo quadro clínico. O livro *Taping terapêutico funcional e dinâmico: teoria e prática orientada* desvenda esse raciocínio.

CLAUDIA G. ANTELLO

Claudia G. Antello

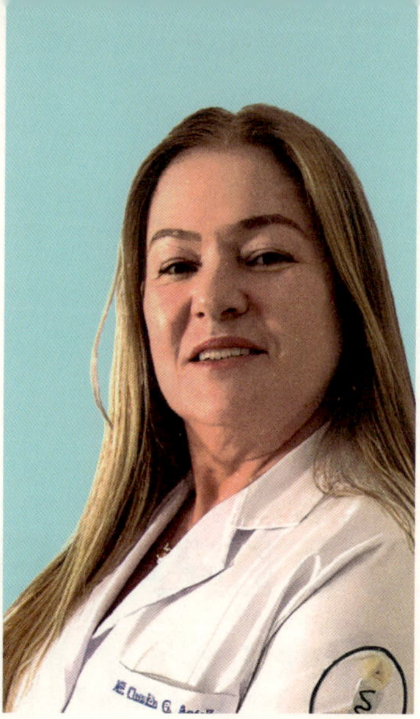

Terapeuta ocupacional CREFITO 13 - 8549/TO. Mestre em Educação Física e Esportes - Desenvolvimento Infantil na variante de desenvolvimento motor UTAD - Portugal. Membro do Conselho Técnico da Associação Pestalozzi de Campo Grande/MS - Brasil. "O Método Autêntico Kinesio" - ministrado pelo Dr. Kenzo Kase - Módulo Neurologia. "O Método do Kinesio" - ministrado pelo Dr. Kenzo Kase - Módulo Ortopedia e Reabilitação. "O Autêntico Método Kinesio *Taping*" - ministrado pelo Dr. Kenzo Kase - Módulo Medicina Esportiva. Curso de formação no método *Fascial Movement Taping*, ministrado pelo criador do método, Steven Capobianco (2013) - Viña del Mar - Chile. "*Pediatric Therapeutic Taping*", ministrado por P.T. Trish Martin e MOT. OTR/T Audrey Yasukawa, pelo Centro de Estudos de Reabilitação Neurológica (CERN), RJ - Brasil. Membro da WFTO. Pós-graduação em Terapia Ocupacional: Uma Visão Dinâmica Aplicada à Neurologia.

Contatos
www.portaldotaping.com.br
c.antello.ttf@gmail.com
Instagram: @claudiaantello.to
67 98407 9989

A digital de um indivíduo é única, a íris de seus olhos é ímpar. Desse modo, a técnica adequada a ser aplicada poderá não ser a mesma para pacientes com o mesmo quadro clínico. Pensando dessa forma, ao longo de 15 anos de muito estudo e prática, concluí que cada paciente deve ser avaliado e, só após essa etapa, serão feitas a indicação e a aplicação da técnica mais indicada (Silva, 2023).

Como terapeuta ocupacional, observo cada paciente em suas mínimas peculiaridades; todo sinal, por mínimo que possa parecer, tem importância e é valorado. Assim, mesclando a prática clínica baseada no desempenho de atividades terapêuticas realizadas pelo paciente sem aplicação de bandagens e, posteriormente, com as bandagens aplicadas, observei resultados diversos. Passei a catalogar resultados e, assim, surgiram as concepções que servem como guia para uma prática clínica pensada e voltada para a integralidade do corpo.

A terapia ocupacional atua com muita propriedade na reabilitação de membros superiores, considerando todos os aspectos que compõem o ser humano global com o qual lidamos em nosso dia a dia, profissional planejando, organizando, analisando o contexto e cada área comprometida para reeducar, reabilitar e/ou treinar habilidades remanescentes, possibilitando a realização das AVDs e AIVDs.

Por volta de 1970, surgiu o genial Dr. Kenzo Kase, criador do método original *Kinesio Taping*®, visando à reabilitação e à manutenção dos resultados alcançados com atletas em suas sessões de quiropraxia.

Associando a terapia ocupacional *Kinesio Taping*® à funcionalidade humana, reuni subsídios teóricos e práticos para apresentar, aqui, parte do raciocínio clínico *taping terapêutico funcional e dinâmico*®, enfocando a aplicabilidade na reabilitação de membros superiores (MMSS) no paciente neurológico.

A terapia ocupacional no mundo

Ao longo da história, aponta-se como de suma importância a ocupação humana como processo terapêutico.

Em 2600 a. C., os chineses já consideravam que a doença resultava da inatividade física e utilizavam o treino físico como terapia. Os egípcios deixaram vestígios que demonstram o tratamento de pessoas "melancólicas" recorrendo a jogos e à aplicação de ocupações agradáveis na rotina. Na Grécia clássica, Asclepius, o deus da cura, utilizava cantigas, músicas e dramatizações para acalmar os delírios. Também Séneca (30 a. C.) defendia a utilização de cantigas e música para tratar qualquer tipo de agitação mental. Por sua vez, Hipócrates (220 a. C.) enfatizava a ligação entre o físico e a mente e recomendava a luta greco-romana, a equitação, o trabalho e os exercícios vigorosos.

Em 1915, foi criada a primeira escola de terapia ocupacional em Chicago, nos Estados Unidos da América. Em se tratando da atualidade, não muito distante de nós, como consequência da I e II Guerras Mundiais, surgiu a necessidade de tratar os feridos nos campos de combate para que retomassem seus postos ou retornassem a seus lares.

Foi nesse contexto que a terapia ocupacional ganhou significativa importância. Os pacientes passaram a usar dispositivos adaptados, técnicas e métodos como análise de movimentos associados à incapacidade física, aplicados de forma pessoal e ímpar.

Sem dúvida, a expansão da terapia ocupacional foi grande, uma vez que o número de pacientes não parava de aumentar e, consequentemente, a necessidade de mais técnicos especializados nessa área de reabilitação, para intervir diretamente com amputados, traumatismos cranianos, indivíduos com alterações do foro psiquiátrico (como as neuroses de guerra). Verifica-se, então, o desenvolvimento da terapia ocupacional nos hospitais militares atuando na área das disfunções físicas, pois era necessário reabilitar os jovens militares incapacitados durante a guerra, tratando as incapacidades físicas com predomínio de atividades como carpintaria e pintura.

Passou a existir, então, a convicção de que a ocupação ajudava a retornar o paciente ao mundo da atividade normal e minimizava as incapacidades e isso teve papel relevante na reabilitação e integração dos soldados feridos, nomeadamente pela reaprendizagem das atividades da vida diária (AVD).

No entanto, seguindo pelo caminho da evolução da ciência a favor do homem, um recurso terapêutico vem se destacando, as bandagens funcionais e dinâmicas produzidas em fio sintético que, embasadas nos principais métodos e autores mundialmente reconhecidos e validados, respaldam as técnicas específicas para cada parte do corpo propiciando função e autonomia ao indivíduo, com maior rapidez e eficácia. Neste capítulo, visamos focar na utilização das bandagens como via de acesso para a correção postural ou aprimoramento do movimento (função) no paciente com disfunções e condições alteradas em membros superiores.

Kinesio Taping®

De acordo com o Dr. Kenzo Kase, o método *Kinesio Taping®* é baseado na seguinte filosofia: o uso das bandagens elásticas ou funcionais permite ao sujeito curar-se biomecanicamente, garantindo maior liberdade de movimento, adaptação postural e, portanto, condições fisiologicamente mais saudáveis durante o tempo de recuperação.

Pode ser utilizada nos diversos tipos de assistência: primária (prevenção de lesões), secundária (tratamentos agudos e subagudos) e terciária (situações crônicas de incapacidades funcionais).

O raciocínio clínico *taping* terapêutico funcional e dinâmico® aplicado à reabilitação de MMSS no paciente neurológico

Autores como Ivaldo Bertazzo (2010), Lamotte & Calais – Germain (1991) confirmam, em seus estudos, a importância do movimento em nosso dia a dia e no processo natural de recuperação do corpo humano, adaptando às suas necessidades a representação simultânea do movimento e de possibilidades gestuais para que a função tenha significado.

Havendo disfunção, as lesões corporais são vistas como representação simultânea da decomposição das cineses em seus componentes neurofisiológicos e anátomos mecânicos, o que ajuda a delimitar melhor os efeitos terapêuticos e a compreender os mecanismos de ação. Esse raciocínio levará o profissional a observar mais e melhor os componentes do corpo em movimento para além do que é óbvio, didático e decorado na rotina acadêmica básica.

O Dr. Kenzo percebeu que tecidos contráteis e outros tecidos moles, como fáscias, ligamentos e tendões, quando submetidos a estímulos gerados por um suporte externo, consequentemente buscavam as funções normais, contudo os materiais existentes no mercado, como bandagens, faixas, esparadrapos e adesivos, apresentavam reações dérmicas indesejáveis, mesmo em curto espaço de tempo de contato com a pele do paciente, por limitarem certos movimentos e proporcionarem estímulos inadequados à derme. Dessa forma, ele iniciou uma pesquisa em busca de um material elástico inovador, que pudesse proporcionar alta tolerância à pele sem provocar reações adversas (Kase; Lemos; Dias, 2013).

Podemos considerar que a utilização de bandagens, com outros procedimentos e intervenções terapêuticas, promove um processo terapêutico mais eficaz, o que na atualidade se faz urgente e necessário para a reabilitação funcional de membros superiores.

Bandagem funcional: é um recurso terapêutico cujas propriedades elásticas permitem a liberdade de movimento para possibilitar ao próprio corpo que se recupere biomecanicamente (Kase, 2006). Durante o período de reabilitação, se pode esperar resultados como facilitar e acelerar processos de regeneração tecidual, pois auxilia na habilitação ou reabilitação das ações motoras de músculos, tendões, articulações e ligamentos, sem limitar o movimento, promovendo o funcionamento natural das estruturas; prevenir e tratar lesões musculoesqueléticas, promovendo o suporte articular e, assim, aumentando a amplitude de movimentos; diminuir espasmos musculares, atuando na sinergia da contração muscular; normalizar o tônus muscular; aumentar o deslizamento e a mobilidade da pele e da fáscia e desencadear o efeito analgésico endógeno.

Bandagem dinâmica 4D: é um novo produto classificado como bandagem dinâmica, pois possibilita a execução de movimentos sem nenhuma limitação, por possuir elasticidade nas quatro direções, o que imita com mais facilidade a ação do músculo e fornece força em múltiplas direções. É capaz de reduzir edemas e a dor de lesões musculares. Isso ocorre porque a dor causada pela pressão exercida nos receptores, sensoriais e neurológicos é aliviada por meio das ondulações que a bandagem promove, elevando a pele, melhorando a circulação sanguínea e proporcionando que o sistema linfático flua mais livremente (Antello, 2023).

O terapeuta ocupacional como responsável por avaliar, indicar e aplicar as técnicas específicas para obtenção de bons resultados

Nós, terapeutas ocupacionais, que trabalhamos com a reabilitação física, temos como objetivo reavivar habilidades remanescentes associadas aos membros lesionados por meio de atividades de cunho terapêutico, utilizando como recurso terapêutico todo e qualquer objeto ou instrumento, utensílios e tudo o mais que faça parte da rotina diária do paciente. Nessa busca, incluímos todo tipo de atividade que componha o cotidiano do paciente, independentemente de como seja realizada a princípio.

A utilização das bandagens como recurso terapêutico

Para as diferentes formas terapêuticas, é de fundamental importância a descoberta do próprio corpo pela via da sensibilização, ou seja, a percepção dos aspectos físicos e as inter-relações psíquicas, afetivas e os objetivos a serem alcançados. Só assim ocorrerá a percepção do funcionamento integrado do corpo humano.

Com base em evidências, pode-se observar que "diversos benefícios vêm sendo descritos, tais como redução do quadro álgico por estímulo sensorial cutâneo; correção biomecânica articular e de funções musculares; alinhamento de tecidos moles, como pele e aponeuroses; melhora da circulação dos fluidos orgânicos; otimização da reparação de lesões teciduais; alívio da compressão de tecidos moles; facilitação ou limitação dos movimentos (Kase, Lemos, Dias, 2013).

A junção de conhecimentos como anatomia para o movimento, biomecânica e fisiologia das sinapses e cinesiologia possibilitou-me compreender e assimilar o funcionamento das estruturas corporais comprometidas e suas respostas posteriores. Assim, levou-me a entender que não há uma só técnica a ser aplicada para um objetivo definido, e sim diversas técnicas que podem estimular ou inibir a participação das estruturas envolvidas no movimento por meio de facilitação ou de controle do movimento.

Perceber quais as estruturas compõem determinado movimento, e não apenas o músculo ou articulação lesionados, permite que possamos orientar a ação, eliminando a inércia e que respeitemos os limites de mobilidade de cada estrutura, ativando-as sempre que possível, considerando os limites do paciente. Para que se alcance uma ação terapêutica adequada, as combinações propostas para cada objetivo terapêutico incluirão técnicas que se complementem, evitando técnicas que comprometam a ação de agonista e antagonista.

A seguir, demonstro, por imagens, painéis referentes a antes e após a aplicação de técnicas específicas utilizando bandagens no processo de reabilitação de membros superiores.

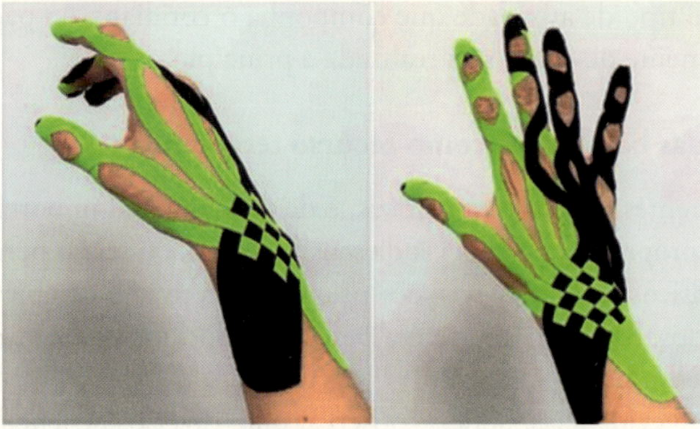

Figura 1: estabilização articular e alívio de dor.
Fonte: acervo da autora.

Cada vez mais, e de tempo em tempo, a retomada do conceito primordial que liga a ocupação com objetivo definido e reabilitador defende essa relação como fundamental para a saúde e bem-estar que confere sentido à vida. Assim, o mundo focou seu olhar para os terapeutas ocupacionais, que são responsáveis por atribuir objetivo à atividade, função a cada movimento, motivação onde há vida.

Por mais que as limitações físicas surjam, há sempre um terapeuta ocupacional capaz de reorganizar adequadamente o cotidiano de seu paciente, promovendo funcionalidade e provendo recursos, equipamentos, abordagens e protocolos que permitam ao conjunto humano, corpo e mente, caminho para sua reinserção na sociedade. Somos os únicos profissionais que atuam nos campos físico, mental e social do paciente, englobando adaptações para maior segurança e conforto, para melhores condições quanto às demandas fisiológicas e aparatos clínicos e hospitalares, preparando o indivíduo para retomar seu lugar na sociedade.

Referências

ANTELLO, C. R. G. G. *Taping Terapêutico Funcional e Dinâmico:* teoria e prática orientada. São Paulo: Andreoli, 2023.

BERTAZZO, I. *Corpo vivo:* reeducação do movimento. São Paulo: Edições SESC, 2010.

CALAIS-GERMAIN, B.; LAMOTTE, A. *Anatomia para o movimento*: bases de exercícios, vol. 2. São Paulo: Manole, 1991.

KASE, K.; DIAS, E. M.; LEMOS, T. V. *Kinesio Taping®:* introdução ao método e aplicações musculares. São Paulo: Andreoli, 2013.

03

INTERVENÇÃO TERAPÊUTICA OCUPACIONAL EM UM COMPLEXO HOSPITALAR ESPECIALIZADO

RACIOCÍNIO E PRÁTICA

Estudos recentes preveem, no Brasil, 704 mil novos casos de câncer entre 2023 e 2025. O tratamento oncológico pode ocasionar rupturas na vida ocupacional, trazendo impactos na autonomia e independência, sendo necessário o acompanhamento multiprofissional para a preservação do bem-estar biopsicossocial do sujeito. O terapeuta ocupacional promoverá ações de prevenção, recuperação, reabilitação e cuidados paliativos.

ALBERTO LUIZ ARAMAKI E
LUÍS PAULO ALVES RAMOS

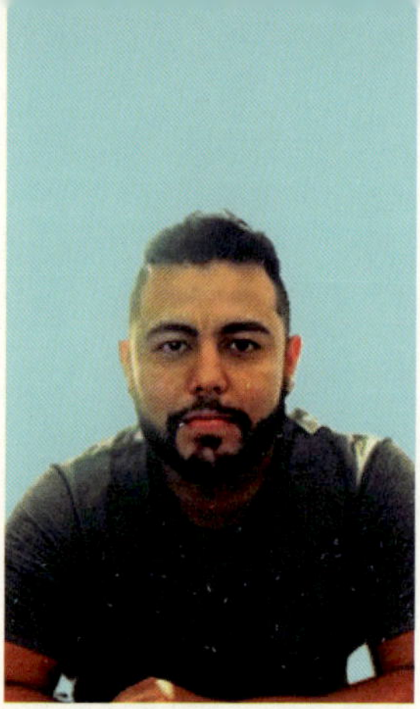

Alberto Luiz Aramaki

Graduado em Terapia Ocupacional pela Universidade Federal do Triângulo Mineiro. Especialização em Terapia Ocupacional: Uma Visão Dinâmica em Neurologia pelo Instituto Avançado de Ensino, Pesquisa e Tecnologia de Londrina (IAPETEL) e em Terapia da Mão pela Universidade de São Paulo (USP). Mestre em Atenção à Saúde pela Universidade Federal do Triângulo Mineiro. Coordenador do departamento de terapia ocupacional do Hospital de Amor de Barretos.

Contato
alberto.koston@gmail.com

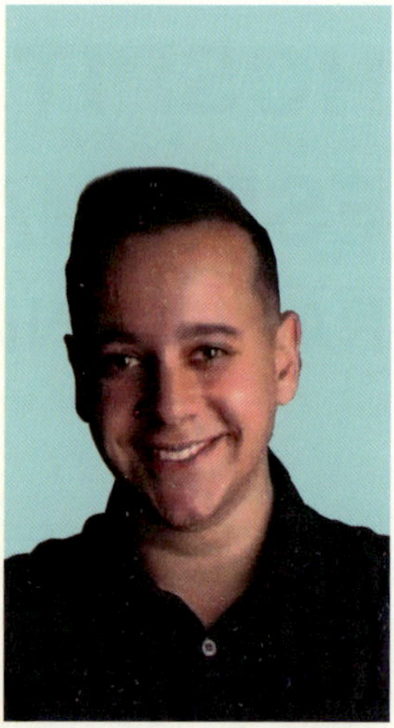

Luís Paulo Alves Ramos

Graduação em Terapia Ocupacional pelo Claretiano Centro Universitário de Batatais. Aprimoramento em Saúde Mental pela USP. Especializado no Método em Terapia Ocupacional Dinâmica pelo CETO, Terapia Intensiva e Análise Comportamental Aplicada pela FACUVALE, Terapia Ocupacional Aplicada à Neurologia pelo Albert Einstein – Instituto Israelita de Ensino e Pesquisa. Mestrando em Terapia Ocupacional pela UFSCAR. Terapeuta ocupacional da UTI no Hospital de Amor de Barretos.

Contato
to.luispauloramos@gmail.com

O avanço do câncer no Brasil

De acordo com o Instituto Nacional de Câncer (2022), a palavra *câncer* está relacionada a um conjunto que engloba mais de 100 diferentes tipos de doenças, que possuem em comum o crescimento desordenado de células que podem invadir tecidos adjacentes ou, até mesmo, órgãos distantes. Pesquisas atuais apontam o câncer como o principal problema de saúde pública do mundo, estando ele associado às principais causas de morte no Brasil e demais países. O impacto da incidência e da mortalidade associado ao câncer está crescendo rapidamente no cenário mundial. De acordo com um estudo desenvolvido por Oliveira e Santos (2023), estima-se, para o Brasil, aproximadamente 704 mil novos casos de câncer entre o triênio de 2023-2025. Ainda, de acordo com os autores, excluindo o câncer de pele, espera-se o surgimento de 483 mil casos novos, no qual, destes, 49,5% ocorrerão em homens (239 mil casos novos) e 50,5% (244 mil casos novos) em mulheres.

Desde o recebimento de um diagnóstico, o paciente oncológico passa a necessitar de um suporte multidisciplinar, tanto para seu acompanhamento clínico quanto para que sua autonomia e independência sejam asseguradas, além da redução de possíveis impactos em suas atividades de vida diária (Queirós *et al.*, 2018). O câncer pode ocasionar diversos tipos de mudanças para a vida das pessoas, visto que, desde o início do tratamento oncológico, pode levar à necessidade de acompanhamentos ambulatoriais e até mesmo a internações hospitalares ocasionadas por procedimentos pós-operatórios, com demanda para maior acompanhamento e cuidados intensivos em uma Unidade de Terapia Intensiva (Andrade, 2023).

Cuidados hospitalares com ênfase em oncologia

Uma internação oncológica pode ocasionar significativas rupturas na vida do paciente, pois, desde que o tratamento passa a ocupar uma posição central do cotidiano, a rotina também se transforma e, deste modo, alguns projetos pessoais antes estabelecidos precisam ser adiados (Othero; De Carlo, 2006). Torna-se importante considerarmos que, além das limitações ocasionadas pelo próprio diagnóstico oncológico, a hospitalização também pode ocasionar inúmeras alterações que implicam a funcionalidade do paciente, estando estas associadas às limitações que esse contexto traz como característica própria; exemplificando isso, podemos mencionar restrições a estímulos cognitivos, sociais, motores, sensoriais e espirituais. Além de todos os prejuízos mencionados até o momento, quando não bem acompanhada e cuidada, uma internação também pode provocar perda da identidade para o paciente.

De acordo com Lacerda e Valla (2006), quando privados do convívio social, é comum que o paciente possa perder sua identidade. Deste modo, tornam-se importantes as intervenções terapêuticas ocupacionais para que seja assegurada não somente a identidade, mas também a autonomia e o desempenho ocupacional do paciente hospitalizado. Quando olhamos para o paciente durante a hospitalização, podemos perceber que, além da perda da singularidade, outro fator torna-se prejudicial e tem necessidade de maior atenção, a presença da dor. Othero e De Carlo (2006) pontuam que muitas vezes a autonomia e a independência também são prejudicadas pela dor e outros sintomas que podem impossibilitar o paciente de uma realização plena de suas atividades cotidianas. No âmbito hospitalar, o terapeuta ocupacional pode oferecer acompanhamento adequado à vida ocupacional dos pacientes em todas as fases da doença, sendo elegível para atuação em setores variados, como Enfermarias Clínicas e Cirúrgicas, Unidades de Transplante de Medula Óssea, Ambulatórios, Unidades de Terapia Intensiva, entre outros.

Intervenções do terapeuta ocupacional em uma Unidade de Terapia Intensiva (UTI) Oncológica

Apesar da importância e do diferencial das ações de um terapeuta ocupacional dentro de uma Unidade de Terapia Intensiva, a inserção desse profissional ainda não está totalmente consolidada. Apesar disso, olhando para um período histórico, podemos observar os avanços e evoluções que sugerem a necessidade de um terapeuta ocupacional dentro desse contexto. De acordo com a Resolução n. 7 da Agência Nacional de Vigilância Sanitária (Anvisa), que foi aprovada em fevereiro de 2010, foram estabelecidos os recursos assistenciais necessários para o funcionamento de uma UTI, nos quais o terapeuta ocupacional foi listado como um profissional obrigatório na composição da equipe mínima desses setores (Anvisa, 2010). Além disso, o Conselho Federal de Fisioterapia e Terapia Ocupacional (Brasil, 2014) estabeleceu, em 2014, por meio da Resolução n. 445, os Parâmetros Assistenciais Terapêuticos Ocupacionais em diversas modalidades, incluindo a UTI, em que foram estimadas seis horas de trabalho para que o profissional seja capaz de realizar até oito atendimentos com duração de 45 minutos (Brasil, 2014).

Diferente de outros contextos, quando presente em uma UTI, o paciente necessita da disposição de equipamentos de alta tecnologia que servem como suporte de manutenção da vida. Por meio desse suporte, os parâmetros dos pacientes são analisados e comparados constantemente por diferentes profissionais que realizam a assistência intensivista. Além dos sinais vitais, quando inserido nesse contexto, o terapeuta ocupacional também precisa diariamente estar atento e acompanhar exames, medicamentos e condições clínicas antes de prescrever a intervenção, visando assim à prevenção de possíveis danos que podem ocasionar em piora clínica e até mesmo óbito. Como exemplo disso, podemos citar a mobilização do paciente que só pode ser desempenhada quando os exames biológicos não estiverem alterados, ou este paciente não estiver submetido a uma elevada dosagem de droga vasoativa, quando também pode ocorrer a realização desse processo.

De forma geral, dentro de uma UTI, o papel do terapeuta ocupacional está associado à prevenção, reabilitação ou recuperação do paciente crítico, devendo ser considerado o desempenho em atividades, os papéis ocupacionais, os hábitos e as habilidades de cada paciente, sendo que o objetivo das intervenções sempre estará associado à preservação da autonomia e independência quanto ao âmbito ocupacional. Além disso, quando em contato com o paciente hospitalizado, o terapeuta ocupacional buscará proporcionar condições saudáveis para o enfrentamento da internação, ou seja, promover saúde por meio do engajamento em atividades saudáveis.

O terapeuta ocupacional deverá associar as condições clínicas atuais do paciente ao seu conhecimento teórico para promover intervenções que sejam assertivas e benéficas ao paciente. A intervenção só deve ser iniciada após a realização de uma avaliação inicial, que é composta por testes padronizados (cognitivos, motores e sensoriais), e levantamento do histórico ocupacional, seja por prontuário eletrônico, informações apresentadas por familiares ou pelo próprio paciente. Torna-se necessária flexibilidade, pois as intervenções podem ser modificadas de acordo com as novas demandas ou agravos e melhoras no quadro do paciente. Por esse motivo, é essencial a triagem diária de acompanhamento.

Dentro das diversas possibilidades de intervenções terapêuticas ocupacionais ao paciente que está restrito a uma UTI, podemos mencionar as mudanças posturais (posicionamento funcional no leito), a confecção de materiais para posicionamento (coxins), o estímulo cognitivo, a confecção de órteses e dispositivos de tecnologia assistiva (TA), o treino de atividades de vida diária (AVDs), a manutenção da comunicação alternativa e ampliada (CAA), a promoção de atividades significativas, manejos para a prevenção de delirium e a execução de técnicas de conservação de energia como as principais ações. Com o propósito de favorecer cada vez mais a melhora do paciente, o terapeuta ocupacional conta também com a utilização de ferramentas tecnológicas que podem complementar as intervenções convencionais como, por exemplo, a utilização de óculos de realidade virtual para favorecer aspectos cognitivos, sensoriais e motores.

Além dos cuidados integrais com o paciente, algo importante de considerarmos durante a hospitalização é que, junto ao adoecimento, os familiares e/ou cuidadores também passam a sofrer impactos e mudanças cotidianas, podendo também necessitar de suporte profissional. Mesmo dentro de uma UTI, o terapeuta ocupacional pode promover ações buscando ajudar os familiares a vivenciarem o processo. Os atendimentos ofertados para esse público podem ser realizados de forma individual, grupal e até mesmo remoto por meio de visitas virtuais a partir da utilização de equipamentos tecnológicos (celulares e tablets), quando os familiares estão impossibilitados de um contato presencial, devido ao distanciamento físico.

Além do trabalho assistencial ofertado ao paciente, o terapeuta ocupacional pode também ocupar papéis em comitês, preceptoria de residências, orientação de trabalhos acadêmicos e supervisão de estágios. Desse modo, torna-se essencial que todas as ações sejam registradas por meio de evoluções em prontuário eletrônico e preenchimento de indicadores diários, pois esses dados serão utilizados para que a gestão consiga visualizar o número de atendimentos e propor possíveis melhorias a partir da apresentação em reuniões.

Gestão do departamento de terapia ocupacional em uma rede hospitalar oncológica

O terapeuta ocupacional, no contexto hospitalar, embasado na perspectiva do trabalho multiprofissional, é um dos profissionais que busca adotar uma visão holística do indivíduo em contrapartida à hegemonia médica e à intervenção especializada (Aniceto e Bombarda, 2020). Dessa forma, as ações de acolhimento, suporte, orientação e preparo para o pós-alta se constituem como parte das práticas do terapeuta ocupacional hospitalar, visando a melhorias na qualidade de vida e no processo de recuperação, focando no desempenho ocupacional, na autoestima e na motivação do usuário para o tratamento (De Carlo *et al.*, 2018).

Para que o terapeuta ocupacional tenha o embasamento e a conduta relacionados a esses preceitos, a organização do departamento tem que estar alinhada primeiramente aos valores e aos princípios que guiam a instituição. A rotina e os atendimentos devem ser organizados de acordo com as necessidades do serviço, verificando as principais demandas, categorizando e determinando quais locais serão contemplados com esse profissional, principalmente aqueles setores que respaldam o atendimento terapêutico ocupacional com leis, diretrizes e portarias.

A linha de cuidado oncológica é complexa, necessitando de atenção integral ao paciente, pois ele passa por diversas fases e setores em seu tratamento tendo um impacto significativo em seus papéis ocupacionais. Para que o trabalho do terapeuta ocupacional seja efetivo, existem ferramentas que norteiam o processo de trabalho como os manuais e o procedimento operacional padrão (POPs), documentos padronizados com o objetivo de diminuir os desvios de execução que garantem a qualidade de atendimento. Além disso, o sistema operacional utilizado pela rede hospitalar deve estar organizado, com templates estruturados para registro no prontuário, solicitação do profissional via sistema, avaliado de acordo com a demanda e o tempo de resposta em alta, média e baixa complexidade e os indicadores que são necessários para medir os resultados em qualidade e quantidade de atendimentos.

O departamento tem que estar embasado em relação aos modelos e abordagens próprias da profissão, para que exista um alinhamento de raciocínio, técnicas e termos utilizados no processo terapêutico ocupacional. Entende-se que cada cliente, setor e unidade tem suas características próprias, porém é necessário que os terapeutas ocupacionais da rede tenham um alicerce para se embasar e nortear a conduta, favorecendo o trabalho e auxiliando a equipe a entender o verdadeiro papel do terapeuta ocupacional no atendimento multidisciplinar oncológico.

Referências

ANDRADE, V. F. *et al.* Percepção da equipe multidisciplinar sobre a intervenção da terapia ocupacional em pacientes com câncer de mama. *Revista de Casos e Consultoria*, v. 14, n. 1, 2023.

AGÊNCIA NACIONAL DE VIGILÂNCIA SANITÁRIA (Anvisa). *Resolução nº 7, de 24 de fevereiro de 2010.* Dispõe sobre os requisitos mínimos para funcionamento de Unidades de Terapia Intensiva e dá outras providências. Diário Oficial da União, Poder Executivo, Brasília, DF, 25 fev. 2010.

ANICETO, B.; BOMBARDA, T. B. Cuidado humanizado e as práticas do terapeuta ocupacional no hospital: uma revisão integrativa da literatura/ Humanized care and the practices of the occupational therapist in the hospital: an integrative literature review. *Cadernos Brasileiros De Terapia Ocupacional*, v. 28, n. 2, p. 640-660, 29 jun. 2020.

BRASIL. Conselho Federal de Fisioterapia e Terapia Ocupacional. *Resolução nº 445, de 26 de abril de 2014.* Brasília, DF, 26 abr. 2014. Disponível em: https://coffito.gov.br/nsite/?p=3209. Acesso em: 12 jul. 2024.

DE CARLO, M. M. R. P.; KEBBE, L. M.; PALM, R. C. M. Fundamentação e processos da terapia ocupacional em contextos hospitalares e cuidados paliativos. *In*: DE CARLO, M. M. R. P.; KEBBE, L. M.; PALM, R. C. M., *Terapia ocupacional no Brasil:* fundamentos e perspectivas. São Paulo: Payá, 2018, p. 1-33.

LACERDA, A.; VALLA, V. V. As práticas terapêuticas de cuidado integral à saúde como proposta para aliviar o sofrimento. *In:* PINHEIRO, R.; MATTOS, R. A. (org.) *Cuidado:* as fronteiras da integralidade. Rio de Janeiro: CEPESC/UERJ/ABRASCO, 2006, p. 91-102.

OTHERO, M. B.; DE CARLO, M. M. R. P. A família diante do adoecimento e da hospitalização infantil: desafios para a terapia ocupacional. *Prática Hospitalar*, São Paulo, ano VIII, n.47, p. 100-104, set./out. 2006.

QUEIRÓS, R. P. *et al.* Análise do conhecimento da atuação do fisioterapeuta no câncer de mama: o que a equipe multidisciplinar de saúde tem a falar. *Mostra de Fisioterapia da Unicatólica* [*S. l.*], v. 3, n. 1, 2018.

SANTOS, M. O.; LIMA, F. C. S.; MARTINS, L. F. L.; OLIVEIRA, J. F. P.; ALMEIDA , L. M.; CANCELA, M. C. Estimativa de Incidência de Câncer no Brasil, 2023-2025. *Revista Brasileira de Cancerologia*, [*S. l.*], v. 69, n. 1, p. e–213700, 2023. Disponível em: https://rbc.inca.gov.br/index.php/revista/article/view/3700. Acesso em: 10 jul. 2024.

04

OS DESAFIOS DA CRIANÇA COM TRANSTORNO DE DÉFICIT DE ATENÇÃO E HIPERATIVIDADE NA BUSCA DE INCLUSÃO ESCOLAR

Neste capítulo, apresento estratégias e adaptações sob a ótica da terapia ocupacional no contexto escolar, para auxiliar crianças com TDAH de modo mais inclusivo, evitando medidas repreensivas. A parceria entre terapeutas ocupacionais, educadores e familiares é fundamental.

ANA CAROLINE MARQUES

Ana Caroline Marques

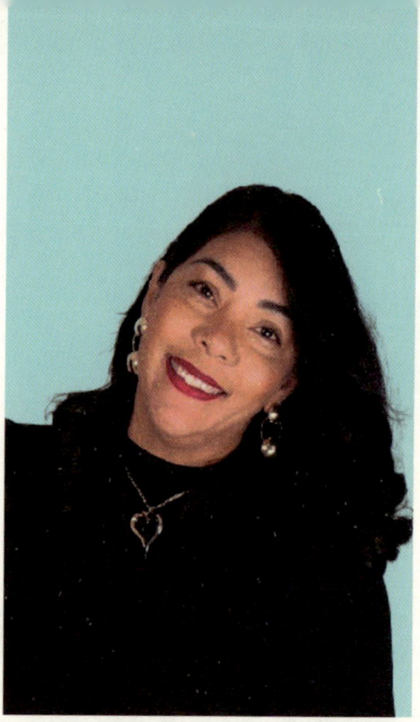

Terapeuta ocupacional em geriatria hospitalar e ambulatorial (reabilitação motora e cognitiva de idosos). Gestora no Centro Ocupacional Integrar, realizando atendimentos de adolescentes, crianças e bebês com TEA, TDAH e T21. Pós-graduada em Saúde do Idoso pela UERJ e em Transtorno do Espectro Autista; pós-graduanda em TDAH e Dislexia e, também, em Neurociências e Neuropedagogia na Educação. Certificação internacional em Processamento Sensorial na Vida Cotidiana (Winnie Dunn). Certificações de Integração Sensorial Ayres, Integração Sensorial de Bebês e Crianças (Susanne Smith Roley), Dificuldades Alimentares e Problemas Sensoriais (Isabelle Beaudry Bellefeuille), PediaSuit: protocolo de tratamento intensivo e neurociências aplicada à integração sensorial de Ayres.

Contatos
carol.integrarrj@gmail.com
Instagram: @integrar.to.rj
@carolinemarques9465

O que é o transtorno do déficit de atenção com hiperatividade?

De acordo com a ABDA (Associação Brasileira do Déficit de Atenção), o transtorno do déficit de atenção com hiperatividade (TDAH) é um transtorno neurobiológico de causas genéticas que aparece na infância e, frequentemente, acompanha o indivíduo por toda a vida. Ele se caracteriza por sintomas como desatenção, inquietude e impulsividade. No Brasil, 5% das crianças apresentam esse transtorno. O dado é da própria ABDA. Ainda assim, não se discute o suficiente sobre a realidade do déficit de atenção nas escolas.

É função do professor e da equipe pedagógica escolar tentar identificar esses estudantes, orientar os pais e criar um ambiente de ensino e aprendizagem agradável para o aluno com TDAH.

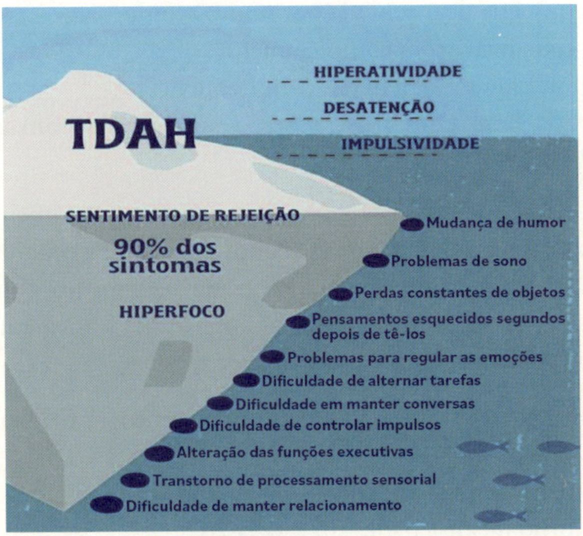

Iceberg.
Fonte: acervo da autora.

O que acham que é TDAH? Hiperatividade e desatenção.

O que não sabem, mas também é:

- Mudança de humor.
- Problemas no sono.
- Hiperfoco.
- Dificuldades de controlar impulsos.
- Transtorno do processamento sensorial etc.

Como reconhecer o TDAH na escola?

O TDAH ainda enfrenta bastante preconceito e desconhecimento na sociedade. Muitas pessoas não conhecem o TDAH, enquanto outras chegam a duvidar de sua existência ou relevância. Por isso, ainda é comum que alunos cheguem à escola sem saber dessa condição. A escola tem a função de ajudar a reconhecer alguns sinais e sintomas, auxiliando na busca por um diagnóstico.

Fique atento(a) quando a criança apresentar esses sinais:

- Dificuldade para prestar atenção nas atividades ou explicações.
- Distrai-se muito fácil.
- Movimenta-se o tempo todo.
- Fala demais e interrompe os outros.
- Não consegue ficar sentada por muito tempo.
- Não segue instruções completamente.
- Perde ou esquece o material com frequência.
- Não lida bem com frustrações, respondendo com agressividade ou impulsividade.

Lembre-se de que essa lista serve apenas para ter a primeira suspeita do transtorno. A avaliação deverá ser feita por uma equipe multidisciplinar, e o diagnóstico, realizado por um médico psiquiatra, neuropediatra ou neurologista.

Estima-se que 70% das crianças com TDAH apresentam uma ou mais comorbidades:

- Transtorno disruptivo do comportamento (TOD ou conduta), entre 30% e 50%.
- Transtorno depressivo, entre 15% e 20%.
- Transtorno de ansiedade, em média 25%.
- Transtorno de aprendizagem, entre 10% e 25%.
- Três ou mais transtornos associados, em média 10%.

O papel da terapia ocupacional no contexto escolar

O terapeuta ocupacional desempenha papel crucial, visando promover a participação ativa e inclusiva dos alunos com TDAH. Ao focar nas atividades diárias, essa abordagem busca desenvolver habilidades motoras, cognitivas e sociais, contribuindo para o sucesso acadêmico e a autonomia dos estudantes com TDAH.

A parceria entre terapeutas ocupacionais, educadores e familiares é fundamental para identificar e abordar as necessidades específicas de cada criança, promovendo um ambiente escolar mais acessível e enriquecedor. A tríade terapeuta, educadores e familiares é essencial para criar um ambiente de aprendizado que atenda às necessidades individuais, favorecendo o sucesso no desempenho escolar e na inclusão da criança com TDAH.

A atuação do terapeuta ocupacional no contexto escolar poderá abranger o gerenciamento de serviços, o ensino, a pesquisa e a extensão, visando à formação e ao aperfeiçoamento das competências e habilidades profissionais no campo de conhecimento e prática profissional no contexto escolar.

Você sabia?

A Lei 14.254, de novembro de 2021, estipula que o professor deve ajudar a identificar precocemente o TDAH no aluno, encaminhando-o para o diagnóstico, dando apoio educacional (especializado) na rede de ensino, bem como apoio terapêutico especializado na rede de saúde.

Educandos com TDAH ou dislexia (ou outro transtorno de aprendizagem) que apresentam alterações no desenvolvimento da leitura e da escrita (ou instabilidade na atenção) que repercutem na aprendizagem deverão ter assegurado o acompanhamento específico e direcionado à sua dificuldade, da forma mais precoce possível.

A busca pelo diagnóstico precoce evita que a criança receba algum tipo de "punição" pela escola, seja prejudicada no rendimento escolar e nos processos de avaliação.

Como o terapeuta ocupacional pode contribuir com adaptações e ajustes para crianças com TDAH

O terapeuta pode desenvolver estratégias personalizadas para crianças com TDAH, tanto na escola quanto em casa.

Veja algumas a seguir:

- Adaptações no ambiente escolar para minimizar distrações.
- Técnicas para melhorar o foco e a organização: atividades que promovam o desenvolvimento de habilidades motoras e sensoriais de acordo com a necessidade de cada criança, propondo atividades calmantes, sala sensorial ou recursos sensoriais.
- Colaboração com professores e pais para implementar estratégias de forma consistente: fundamental para o sucesso do tratamento.

Educação inclusiva

- Capacitação profissional (professores e colaboradores).
- Reunião: equipe terapêutica, pais e escola.
- Elaboração do PEI (Plano Individualizado do Aluno).
- Acomodações em sala de aula (recursos).

Todos os alunos aprendendo juntos, diariamente, com comprovação de aprendizado, com momentos individuais e coletivos, com autonomia, com materiais e atividades acessíveis, em um ambiente livre de comparações, no qual todos possam aprender.

Como a escola pode ser mais inclusiva

- Valorize os resultados da criança com déficit de atenção, que tem tanto potencial quanto os outros. Ela mesma pode duvidar disso, principalmente quando percebe que não acompanha a aula da mesma maneira que os demais.
- Parabenize boas notas e valorize cada conquista. Quando os resultados são reconhecidos, os alunos tendem a se sentir muito mais motivados. Isso vale para todos.
- Evite situações depreciativas e punitivas, pois o reforço negativo pode prejudicar todo o processo, principalmente o da criança com TDAH.
- Trabalhe as competências socioemocionais: o educando com TDAH pode não reagir bem em situações adversas e com frustrações; por vezes, respondendo com agressividade ou impulsividade.

A orientação à família também é uma prática interventiva

O terapeuta ocupacional pode oferecer apoio e orientação à família da criança com TDAH por meio das seguintes ações:

- Educar os pais sobre o transtorno e suas implicações, fornecendo estratégias práticas para gerenciar comportamentos em casa.
- Auxiliar para desenvolver rotinas estruturadas que atendam às necessidades das crianças com TDAH, promovendo a organização e minimizando distrações.
- Oferecer técnicas de comunicação eficazes para pais: aspectos importantes da intervenção do terapeuta ocupacional para fortalecer a dinâmica familiar e melhorar o bem-estar geral.
- Orientar a família sobre a escala de rastreio: SNAP-IV[1] (levantando suspeitas sobre o transtorno).
- Iniciar terapia com equipe multidisciplinar.
- Ajudar a família a ter uma rotina estruturada para facilitar o dia a dia da criança em casa, tanto na organização e checagem do material escolar quanto de pertences pessoais.
- Criar estratégias e conferir se a criança está levando o material correto para a aula diariamente, criar rotina para as atividades de vida diária.
- Fazer *checklist* com demandas e prioridades do dia.

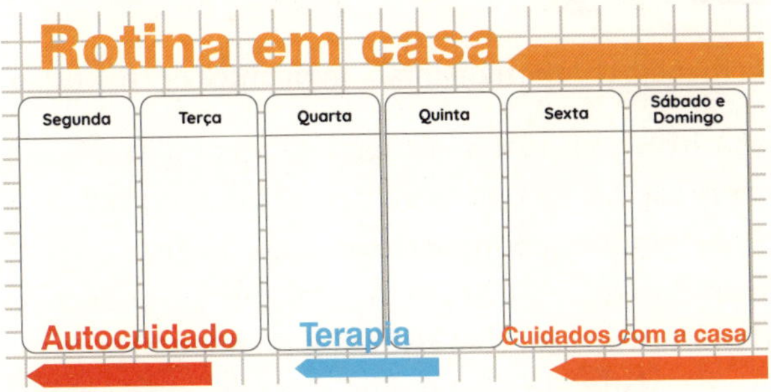

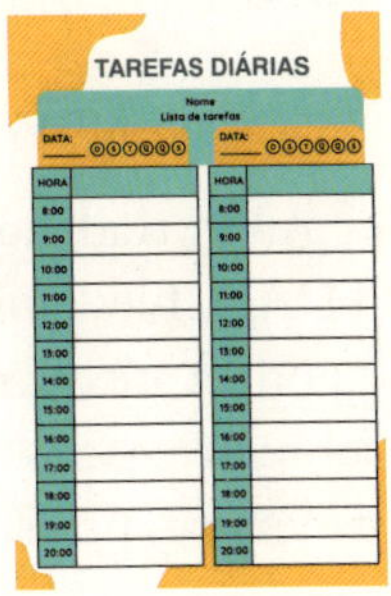

1 Acesse a escala Snap-IV por meio do QR Code ao final do capítulo.

• Criar estratégias para facilitar o gerenciamento do tempo: hora do banho e do almoço, por exemplo, para sair de casa dentro do tempo ideal previamente combinado.

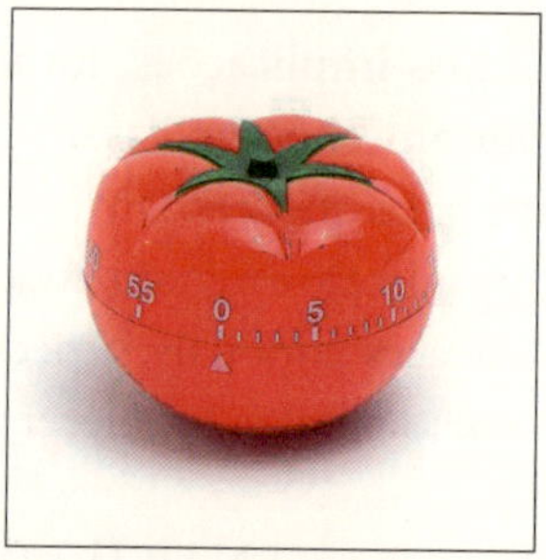

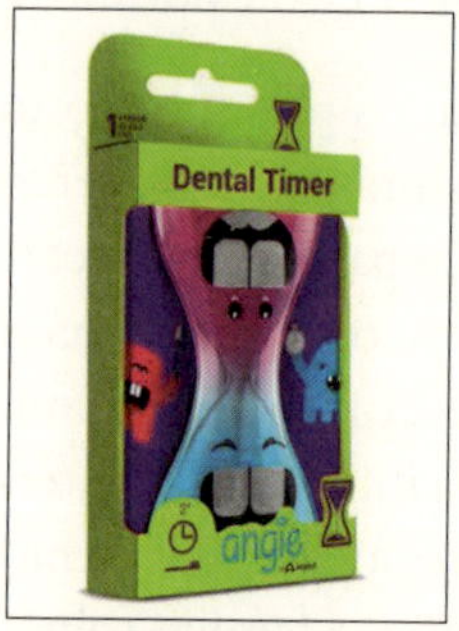

• Selecionar recursos sensoriais para a casa ou pote com recursos calmantes para momentos sociais.

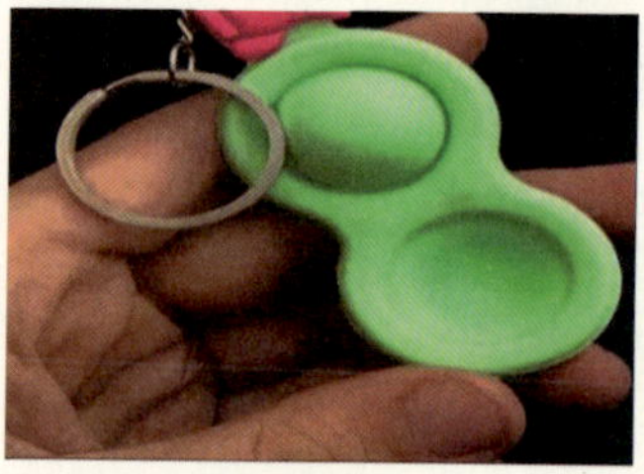

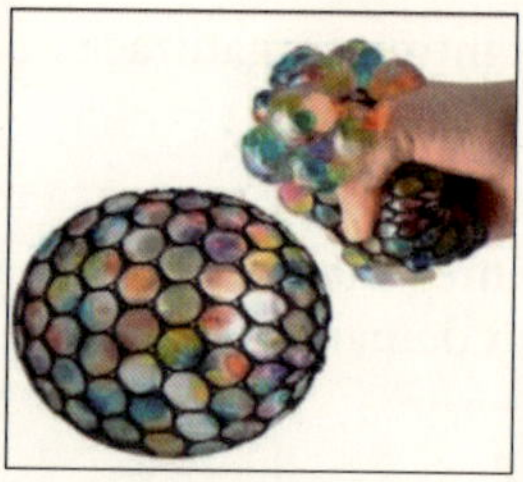

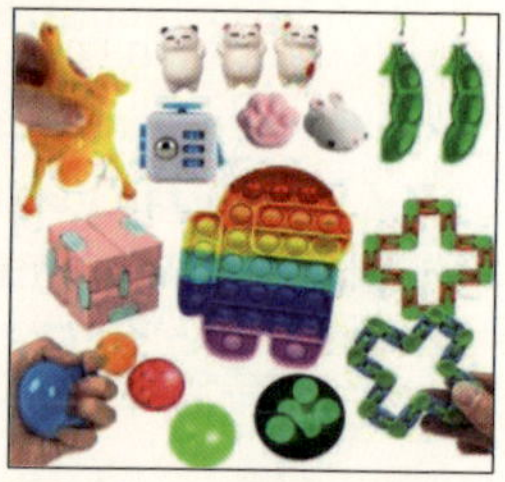

• Utilizar recursos para manejo comportamental e momentos de frustração.

Aulas tradicionais expositivas tendem a ser terríveis para alunos com TDAH. Eles rapidamente perdem o foco na explicação, acabam entediados e podem até criar problemas na turma, porque têm muita energia e acabam sobrecarregados depois de muito tempo sentado. A escola precisa criar atividades mais prazerosas e de curta duração, com estímulos manuais, esportivos e artísticos, por exemplo. Atividades diferentes, que saem do padrão tradicional, ajudam toda a turma, não apenas os alunos com déficit de atenção.

Mitos sobre inclusão

• Não é esperar que o aluno com transtorno aprenda no tempo dele. Se o aluno não aprendeu, é porque o ensino não está adaptado e organizado adequadamente para atender as necessidades específicas da criança com TDAH.

• Não há inclusão se não houver profissionais capacitados. É inadmissível afirmar não saber lidar com crianças com transtornos do neurodesenvolvimento.
• Não é inclusão se a família precisa lutar por direitos básicos.

Estratégias para sala de aula

• Reduzir as tarefas e torná-las mais curtas e em etapas.
• Sintetizar as tarefas escritas.
• Fornecer alternativas para avaliação: projetos especiais, trabalhos ou avaliação oral. Considerando que o processo de aprendizagem é contínuo, o educando pode ser avaliado em diferentes formatos.
• Usar recursos complementares como um caderno para anotações importantes e trabalho de casa, lembretes ou notas com data de entrega de trabalhos, provas ou material diferenciado para atividade em sala: "lembretes com recado".
• Utilizar marca-texto nos enunciados e objetivos principais como provas (com letras maiores e coloridas). Cabe destacar que essas adaptações beneficiam toda a turma.
• Fornecer tempo de prova estendido em disciplinas que necessitem desse ajuste.
• Ter um ledor, pois alunos com TDAH e dislexia processam melhor quando escutam a leitura realizada por outra pessoa.
• Possibilitar que o aluno realize a prova em outra sala para evitar possíveis distrações e desatenção.
• Complementar e reforçar instruções verbais com apoio visual (em casa ou na escola).
• Fornecer um resumo dos capítulos apresentados.
• Adaptar os conteúdos pedagógicos e, principalmente, as provas.
• Produzir um caderno de bordo para registro de progressos e avanços, visando melhorar a autoestima e a motivação da criança com TDAH.

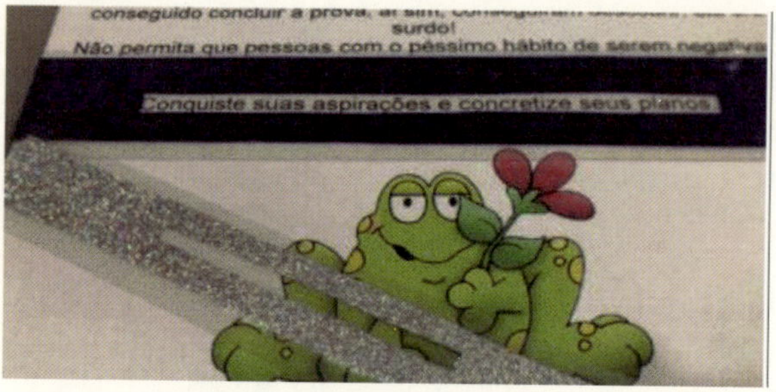

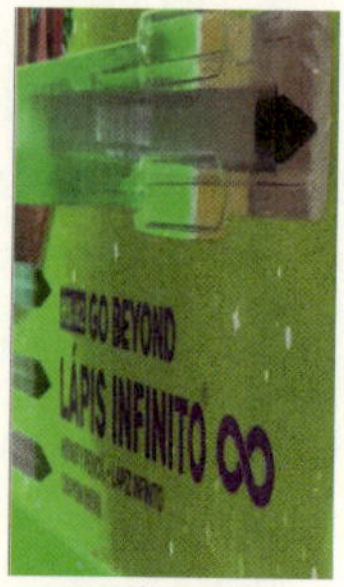

Foto: facilitador de leitura.

Lápis infinito

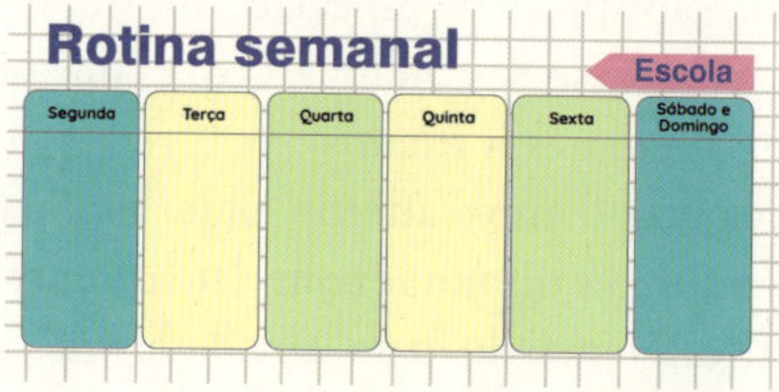

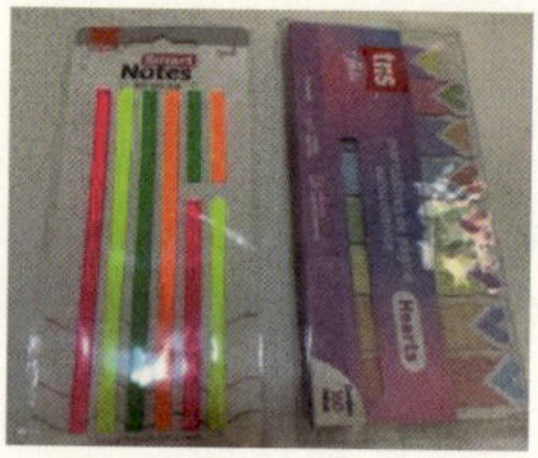

Marcadores de página e marcador neon.

Não cabe mais a mesma forma de ensinar, não cabe mais a cópia como um ato corretivo. É inadmissível dentro da escola esbarrar com esse tipo de repreensão, transferindo, para o aluno, uma aversão ao estudo e ao espaço escolar. Esse modelo só aumenta a barreira de distanciamento, impactando no processo de aprendizagem do educando, acarretando em prejuízos emocionais e criando uma lacuna de afastamento entre "aluno x professor" ou "aluno x escola".

Estratégias e recursos para sala de aula

- Kits para regular (acalmar).

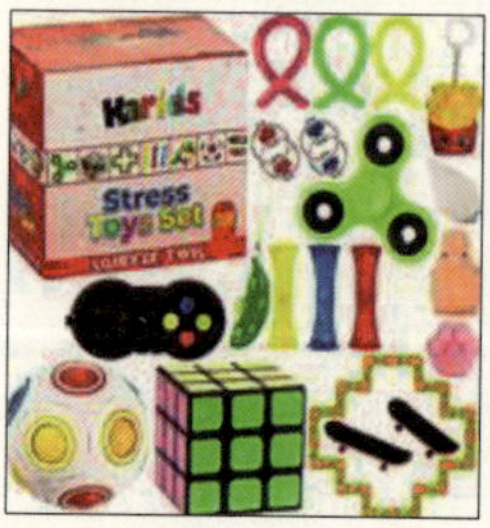

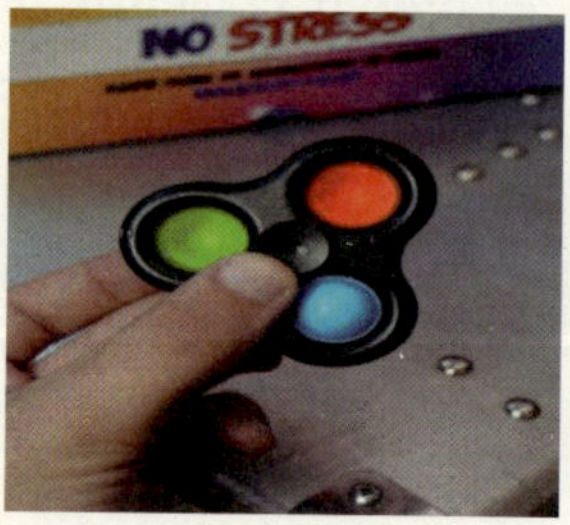

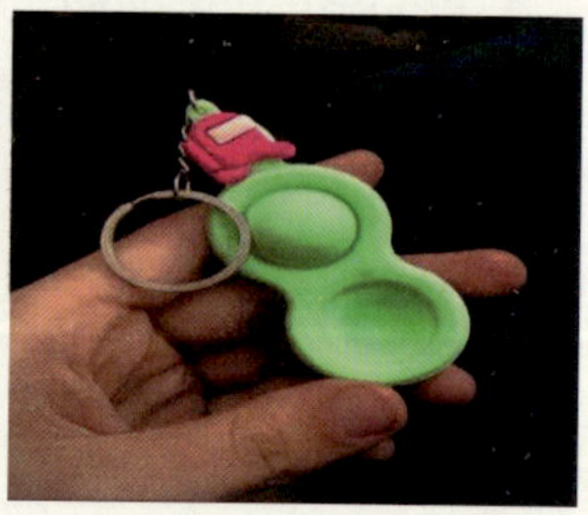

- Jogos para trabalhar funções executivas.

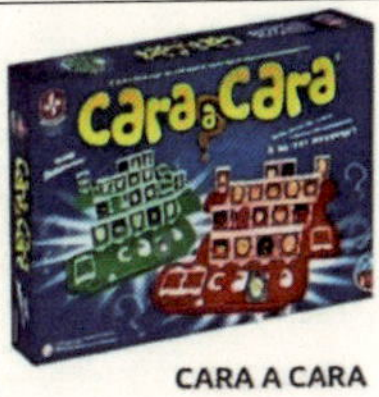

CARA A CARA

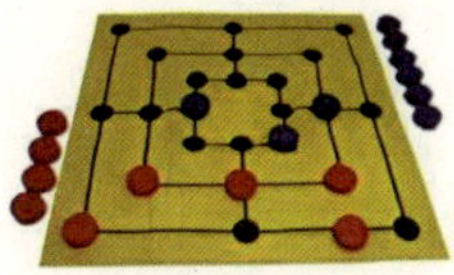

TRILHA

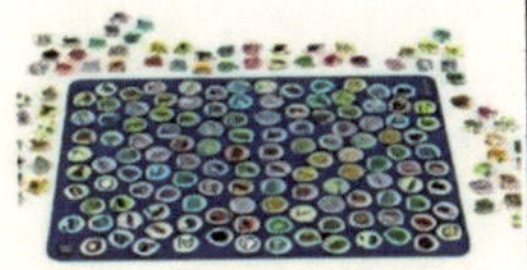

LINCE

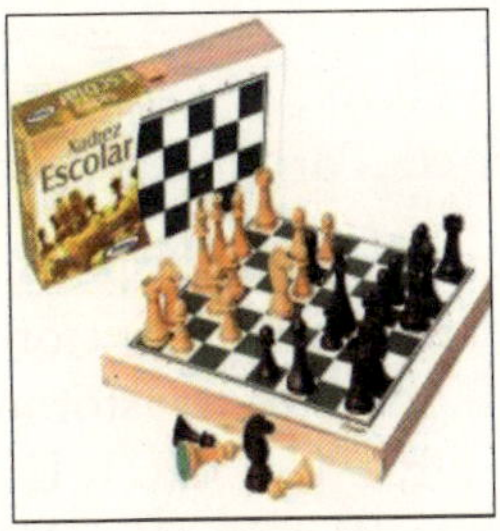

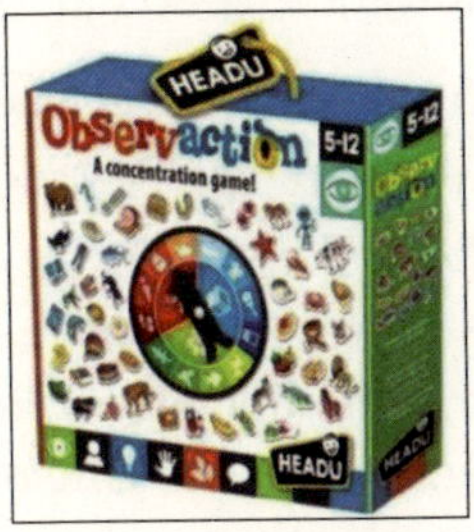

Considerações finais

Podemos entender que o TDAH tem grande fator genético, e tem um funcionamento diferenciado no córtex pré-frontal, região do cérebro responsável pelas funções executivas como planejamento, organização e controle de comportamento.

De acordo com o DSM-5 e a CID 10, o TDAH traz como causa secundária uma dificuldade de aprendizagem e, muitas vezes, é associado em forma de comorbidade, com outro transtorno de aprendizagem (dislexia, discalculia ou disgrafia) ou outro transtorno do neurodesenvolvimento, o que justifica ainda mais a necessidade de intervenção terapêutica multidisciplinar e de um atendimento educacional diferenciado para o aluno com transtorno do neurodesenvolvimento.

Portanto, com apoio da família, com terapias e orientações, essas crianças podem aprender a enfrentar os desafios, alcançando sucesso na escola e melhor qualidade de vida.

É importante lembrar que o TDAH não define a inteligência de uma criança, cada uma é única e possui as próprias habilidades e potencialidades.

Escala SNAP-IV:

Referências

ABDA. *Associação Brasileira do Déficit de Atenção*. Disponível em: http://www.tdah.org.br. Acesso em: 07. jul. 2024.

AMERICAN PSYCHIATRIC ASSOCIATION. *Manual diagnóstico e estatístico de transtornos mentais – DSM-5*. 5ª ed. Porto Alegre: Artmed, 2014.

BRASIL. *Lei nº 14.254, de 30 de novembro de 2021*. Dispõe sobre o acompanhamento integral para educandos com dislexia ou Transtorno do Déficit de Atenção com Hiperatividade (TDAH) ou outro transtorno de aprendizagem. Diário Oficial da União, Brasília, DF, 1º dez. 2021. Disponível em: https://www.planalto.gov.br/ccivil_03/_ato2019-2022/2021/lei/L14254.htm#:~:text=LEI%20N%C2%BA%2014.254%2C%20DE%2030,ou%20outro%20transtorno%20de%20aprendizagem. Acesso em: 08. jun. 2024.

BRITES, C. *Como lidar com mentes a mil por hora*. São Paulo: Gente, 2021.

CONSELHO FEDERAL DE FISIOTERAPIA E TERAPIA OCUPACIONAL. *Resolução nº 500, de 26 de dezembro de 2018*. Reconhece e disciplina a especialidade de terapia ocupacional no contexto escolar, define as áreas de atuação e as competências do terapeuta ocupacional especialista em contexto escolar e dá outras providências. Brasília, DF, 25 jan. 2019. Disponível em: https://www.coffito.gov.br/nsite/?p=10488. Acesso em: 08 jul. 2024.

COUTO, T. S.; DE MELO-JUNIOR, M. R.; DE ARAUJO GOMES, C. R. Aspectos neurobiológicos do transtorno do déficit de atenção e hiperatividade (TDAH): uma revisão. *Ciênc. cogn.*, Rio de Janeiro, v. 15, n. 1, p. 241-251, abr. 2010. Disponível em: http://pepsic.bvsalud.org/scielo.php?script=sci_arttext&pid=S1806-58212010000100019&lng=pt&nrm=iso. Acesso em: 10 jul. 2024.

RIEF, S. F.; HEIMBURGE, J. A. *How to reach & teach all students in the inclusive classroom:* ready-to-use strategies lessons & activities teaching students with diverse learning needs. [*s.l.*] Jossey-Bass, 1996.

SENADO FEDERAL. *Diagnóstico TDAH - SNAP-IV*. Brasília, DF: Senado Federal, [*s.d.*]. Disponível em: https://www12.senado.leg.br/institucional/sis/pdfs/tdah-snap-criancas. Acesso em: 15 jul. 2024.

05

O PAPEL DE TESTES E PROTOCOLOS AVALIATIVOS PADRONIZADOS NA PRÁTICA DA TERAPIA OCUPACIONAL PEDIÁTRICA

Neste capítulo, veremos a importância do uso de testes e protocolos avaliativos na prática da terapia ocupacional pediátrica, seus benefícios e barreiras. Ao integrar essas ferramentas de maneira reflexiva e centrada no cliente, os terapeutas ocupacionais podem otimizar as práticas, a fim de obter resultados satisfatórios na vida daqueles a quem atendem. Podemos, também, observar que os testes padronizados desempenham papel crucial, proporcionando uma estrutura avaliativa que orienta os profissionais, seus cuidadores e professores na compreensão das necessidades e capacidades de cada indivíduo testado.

ANA CRISTINA SILVEIRA NUNES

Ana Cristina Silveira Nunes

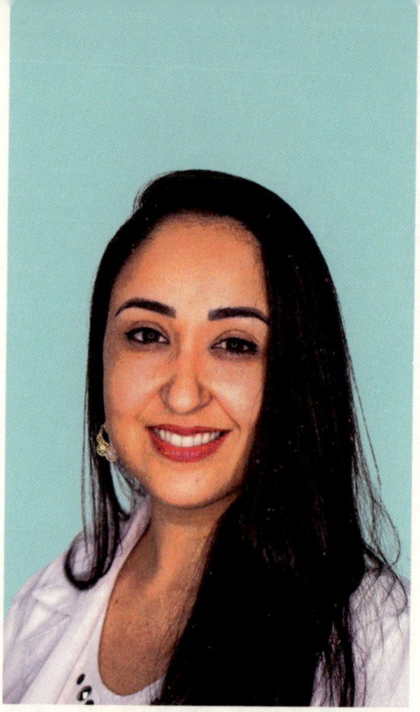

Terapeuta ocupacional pelo IPA/Porto Alegre-RS (2008). Pós-graduação em Saúde Pública pela Universidade Federal do Rio Grande do Sul - UFRGS (2010). Pós-graduação em Saúde Mental: Gestão, Atenção, Controle Social e Processos Educacionais pelo Instituto Federal de Educação, Ciência e Tecnologia do Rio Grande do Sul - IFRS (2013). Formação em Transtorno do Espectro Autista: Intervenção e Inclusão, pelo Instituto Inclusão Eficiente (2021). Formação no Conceito Neuroevolutivo Bobath, pelo Centro de Treinamento Bobath Brasil (2021). Certificação Internacional em Integração Sensorial de Ayres (CLASI, 2022). Formação em diversas escalas e protocolos de análise de desenvolvimento. Formações diversas na área da terapia ocupacional no Chile e nos Estados Unidos. Apresentação de trabalho no Congresso Mundial do Desenvolvimento na África do Sul (2023). Apaixonada pela terapia ocupacional e pelo desenvolvimento infantil. Mestranda em Pediatria na Universidade Federal de Ciências da Saúde de Porto Alegre - UFCSPA.

Contatos
nucleoanato@gmail.com;
terapeutaanacristina@gmail.com
Instagram: @anato.terapiaocupacional
Facebook: www.facebook.com/anacristinanunes.to

O que melhora no atendimento é o contato afetivo de uma pessoa com a outra. O que cura é a alegria. O que cura é a falta de preconceito.

(Nise da Silveira)

Terapia ocupacional pediátrica

A terapia ocupacional pediátrica emerge como um campo essencial no cuidado infantil, concentrando-se no desenvolvimento global e na melhoria da qualidade de vida de crianças que enfrentam desafios físicos, cognitivos, emocionais, sensoriais, sociais etc. Essa abordagem terapêutica busca capacitar os pequenos a participarem plenamente nas atividades cotidianas, auxiliando na promoção da independência e autoestima.

Alguns dos objetivos da terapia ocupacional na área infantojuvenil são:

1. **Desenvolvimento motor:** visa aprimorar habilidades motoras finas e grossas, facilitando a coordenação motora, o equilíbrio e a destreza. Isso é essencial para que as crianças possam realizar tarefas fundamentais, como se vestir, comer e brincar, por exemplo.
2. **Habilidades sociais e emocionais:** visa fortalecer as habilidades sociais e emocionais, auxiliando as crianças a compreenderem e expressarem as emoções, interagirem com os outros de maneira saudável e desenvolverem relações interpessoais positivas.
3. **Autonomia na vida diária:** visa capacitar as crianças a realizarem atividades diárias de forma independente. Isso inclui treinamento para autocuidado, como alimentação, higiene pessoal, vestimenta e organização das tarefas e ambiente.
4. **Estimulação sensorial:** visa oferecer estratégias para lidar com as áreas sensoriais, podendo envolver atividades que estimulem ou acalmem os sentidos, contribuindo para um processamento sensorial mais eficiente.

Dessa forma, a fim de melhor atingir esses objetivos, contamos com abordagens da terapia ocupacional que envolvem práticas como:

1. **Jogo terapêutico:** a utilização de jogos é uma ferramenta central na terapia ocupacional pediátrica. Jogos adaptados de acordo com a idade e as habilidades auxiliam as crianças a desenvolverem experiências enquanto se divertem, tornando o processo terapêutico mais envolvente.
2. **Intervenção precoce:** esta abordagem frequentemente é aplicada na fase inicial do desenvolvimento, pois a intervenção precoce pode maximizar os resultados. Identificar e abordar desafios antes que se intensifiquem é uma abordagem preventiva e eficaz.
3. **Colaboração com famílias e escolas:** a colaboração entre terapeutas, pais e professores é essencial. A terapia ocupacional pediátrica estende-se ao ambiente familiar e escolar para garantir uma abordagem integrada e consistente no suporte ao desenvolvimento da criança.

Em suma, a terapia ocupacional pediátrica desempenha um papel muito importante no apoio ao desenvolvimento infantil, capacitando as crianças a superarem desafios e a alcançarem seu pleno potencial. Ao integrar abordagens lúdicas e colaborativas, essa terapia visa criar um ambiente que fomente o crescimento e a autonomia, promovendo uma base sólida para um futuro saudável e produtivo.

Seus benefícios a longo prazo são melhoria na qualidade de vida, promoção de inclusão e desenvolvimento de habilidades para a vida. Não se limitando ao ambiente terapêutico, elas se estendem à vida cotidiana, escolar e social, preparando as crianças para um futuro mais independente e bem-sucedido.

Desenvolvimento infantil atípico

O desenvolvimento humano é um processo complexo e multifacetado, caracterizado por uma interação intrincada entre fatores genéticos, ambientais e experiências individuais. Enquanto muitos indivíduos seguem padrões típicos de crescimento e aprendizado, alguns apresentam trajetórias atípicas que desafiam as expectativas convencionais. Esse fenômeno, conhecido como desenvolvimento atípico, é objeto de estudo de muitas áreas multiprofissionais, que envolvem pesquisa, saúde, educação, entre outras.

O desenvolvimento atípico engloba uma variedade de condições e características. Cada caso é único, apresentando desafios e oportunidades singulares tanto para os indivíduos quanto para suas famílias e comunidades. Explorar essas trajetórias atípicas é fundamental para compreendermos a diversidade humana e desenvolvermos estratégias eficazes de apoio.

Um aspecto interessante do desenvolvimento atípico reside na compreensão das diferenças individuais e na valorização da neurodiversidade. Em vez de encarar as variações como desvios do padrão normativo, a abordagem centrada na neurodiversidade destaca a riqueza de habilidades e perspectivas que cada indivíduo traz para a sociedade. Isso implica reconhecer e apoiar a diversidade de formas de aprendizado, comunicação e interação social.

Ao examinar o desenvolvimento atípico, é imperativo considerar não apenas os desafios, mas também as potencialidades únicas que essas trajetórias podem oferecer. Muitos indivíduos com desenvolvimento atípico exibem talentos extraordinários em áreas específicas, como habilidades artísticas, habilidades matemáticas ou memória excepcional. A promoção de ambientes inclusivos e adaptativos pode permitir que esses talentos floresçam, contribuindo para a diversidade de realizações humanas.

No entanto, a jornada do desenvolvimento atípico frequentemente envolve obstáculos significativos. A acessibilidade a recursos de saúde, educação e apoio social desempenha um papel crucial na determinação do curso dessas trajetórias. Desenvolver sistemas que reconheçam as necessidades individuais e ofereçam suporte personalizado é fundamental para garantir que cada pessoa, independentemente de sua trajetória atípica, tenha a oportunidade de alcançar seu pleno potencial.

Além disso, a conscientização e a destigmatização do desenvolvimento atípico são passos fundamentais para construir uma sociedade mais inclusiva. Educar a comunidade sobre as diversas formas de desenvolvimento humano reduz o estigma associado a condições atípicas, promovendo a aceitação e a compreensão.

O estudo do desenvolvimento atípico desafia nossas concepções convencionais de normalidade e destaca a necessidade de abordagens mais flexíveis e inclusivas em nossos sistemas sociais. Ao reconhecer e valorizar a diversidade no desenvolvimento humano, podemos construir sociedades mais justas, compassivas e adaptadas às necessidades de todos os seus membros, independentemente de suas trajetórias atípicas.

Mas, enquanto profissionais que habilitam e reabilitam vidas, como podemos ser assertivos e melhorar nossas práticas diante de seres únicos e singulares?

Ao integrar ferramentas avaliativas, os terapeutas ocupacionais podem identificar barreiras específicas que impedem a participação plena da criança em suas atividades diárias. Isso possibilita a formulação de metas terapêuticas realistas e a implementação de estratégias direcionadas, maximizando o impacto positivo na qualidade de vida da criança, de sua família e na sociedade em que ela está inserida.

A utilização de ferramentas avaliativas é indispensável para oferecer intervenções eficazes e centradas na criança. Essas ferramentas não apenas guiam o processo terapêutico, mas também promovem a transparência, o envolvimento dos pais e cuidadores, além de fortalecer a colaboração interdisciplinar. Ao reconhecer a importância dessas ferramentas, a terapia ocupacional pediátrica reafirma seu compromisso em promover o desenvolvimento saudável e melhorias na vida das crianças em seu cuidado.

Avaliações em terapia ocupacional

Desempenhando um papel fundamental na promoção do desenvolvimento saudável e funcional de crianças e utilizando abordagens terapêuticas centradas na ocupação, é essencial realizar avaliações abrangentes que permitam uma compreensão das necessidades e capacidades individuais de cada ser avaliado.

De acordo com a *Estrutura da prática da terapia ocupacional: domínio e processo*, documento publicado pela Associação Americana de Terapia Ocupacional, a avaliação consiste no primeiro passo do processo terapêutico ocupacional, seguida da intervenção e dos desfechos-alvo. Esse documento aponta que o processo avaliativo em terapia ocupacional possui três objetivos principais: (1) descobrir o que o cliente/paciente quer e necessita realizar; (2) determinar o que o cliente/paciente pode fazer; (3) identificar apoios e barreiras à saúde, bem-estar e participação.

Na maioria das vezes, a avaliação inicia-se com uma análise detalhada do contexto familiar. Entender as dinâmicas familiares, o ambiente doméstico e as expectativas dos cuidadores contribui para uma abordagem mais eficaz e centrada na criança. Ela se torna essencial para identificar desafios específicos que a criança enfrenta em suas atividades diárias. Essa compreensão detalhada orienta o estabelecimento de metas terapêuticas realistas e personalizadas.

É um processo contínuo que envolve a coleta, análise e interpretação de informações relevantes para entender as habilidades funcionais, as limitações e os objetivos dos clientes, pode também ser orientada para identificar as atividades diárias que são significativas para o cliente e avaliar como elas estão sendo desempenhadas. Além disso, é essencial para monitorar o progresso ao longo do tempo e ajustar as intervenções de acordo com as necessidades mutáveis dos clientes.

Seguindo os critérios de importância nas análises investigativas dentro do processo avaliativo em terapia ocupacional, podemos sinalizar funcionalidade, ocupação, desenvolvimento global, sensorial, comunicação, motricidade, habilidades escolares, brincar, entre outros.

Instrumentos avaliativos: testes e protocolos padronizados

Os terapeutas ocupacionais podem utilizar uma variedade de instrumentos científicos de avaliação adaptados ou específicos para a população pediátrica. Esses instrumentos são projetados para analisar diversas áreas do desenvolvimento infantil e identificar as necessidades distintas de cada criança.

Os testes padronizados têm sido apontados como importantes ferramentas para os profissionais da saúde, incluindo terapeutas ocupacionais, pois fornecem dados objetivos sobre diversos aspectos do domínio a ser avaliado, que influenciam o envolvimento e o desempenho em papéis ocupacionais. Ribeiro (2014) aponta que o uso de testes padronizados auxilia terapeutas a seguir uma linha de raciocínio lógica e ampla, buscando alcançar respostas claras, objetivas e direcionadas, oferecendo conhecimento acerca da natureza ocupacional dos indivíduos que participarão da intervenção de terapia ocupacional.

O uso de instrumentos padronizados válidos e confiáveis para obtenção de informações fidedignas pode também justificar e colaborar para a necessidade de serviços de terapia ocupacional, bem como para a comprovação da eficácia dos atendimentos e a justificativa da alta terapêutica, sendo apontado como elemento essencial para o avanço da profissão frente às novas discussões em saúde, sobretudo no que se refere ao desenvolvimento da Prática Baseada em Evidências na profissão.

De acordo com um estudo feito em 2021, pela Universidade Federal do Triângulo Mineiro, que refere-se ao uso de testes padronizados e medidas de desfechos por terapeutas ocupacionais brasileiros que atuam com Crianças e Adolescentes (Pelichiero, 2021; Amaral, 2021), os três testes mais utilizados pelos participantes são o inventário de avaliação pediátrica de incapacidade (PEDI), a medida canadense de desempenho ocupacional (COPM) e o perfil sensorial. Mas outros testes também foram citados, como a escala motora infantil de Alberta (AIMS) e a entrevista inicial com pais (EIP).

Vantagens do uso de testes padronizados na terapia ocupacional

1. **Objetividade e consistência**: os testes padronizados oferecem uma abordagem objetiva e consistente na avaliação, reduzindo a subjetividade do terapeuta. Isso é crucial para uma compreensão precisa do nível de desempenho ocupacional do paciente.
2. **Base científica**: a padronização dos testes é fundamentada em pesquisas e normas estatísticas, proporcionando uma base científica para a interpretação dos resultados. Isso permite que os terapeutas comparem os resultados do paciente com uma amostra representativa, identificando áreas de força e fraqueza.
3. **Planejamento de intervenção personalizado**: com base nos resultados dos testes padronizados, os terapeutas ocupacionais podem desenvolver planos de intervenção altamente personalizados. Essa abordagem direcionada ajuda a maximizar o progresso do paciente, concentrando-se nas áreas específicas que necessitam de intervenção.
4. **Compreensão da progressão do tratamento**: avaliação da eficácia do tratamento ao longo do tempo – ao realizar avaliações periódicas, os terapeutas ocupacionais podem medir objetivamente a progressão do cliente, ajustando as intervenções conforme necessário. Isso não apenas fornece um meio de acompanhar o sucesso do tratamento, mas também permite uma abordagem adaptativa, garantindo que a terapia permaneça alinhada com as necessidades do indivíduo em evolução.
5. **Facilitação da comunicação interdisciplinar**: resultados claros e mensuráveis proporcionam uma base comum para a troca de informações entre terapeutas, médicos e outros membros da equipe de saúde. Isso promove uma abordagem colaborativa na qual as intervenções são integradas de maneira sinérgica, maximizando os benefícios para o cliente.

Barreiras encontradas

No Brasil, é comum terapeutas ocupacionais identificarem a escassez de instrumentos padronizados válidos e fidedignos, específicos para a terapia ocupacional, para a aplicação na prática clínica. Entretanto, estudos de tradução e adaptação cultural de testes padronizados utilizados para avaliar a população infantil vêm sendo publicados ao longo dos últimos anos, demonstrando a disponibilização desses instrumentos na língua portuguesa.

Embora os testes padronizados ofereçam muitas vantagens, é fundamental reconhecer seus limites e desafios. Questões culturais, socioeconômicas e de linguagem podem afetar a validade dos resultados. Além disso, a necessidade de atualização constante das ferramentas para refletir a diversidade da população é um desafio contínuo na prática da terapia ocupacional.

Outra questão importante é a ética, já que é imperativo garantir que os testes sejam administrados de maneira justa e que os resultados sejam interpretados com sensibilidade cultural. A terapia ocupacional, como profissão centrada no cliente, deve sempre priorizar a dignidade e respeitar a individualidade de cada pessoa atendida.

É possível identificar que os testes padronizados são ferramentas valiosas na prática da terapia ocupacional, fornecendo uma base objetiva e científica para a avaliação do desempenho ocupacional. Aprimorar capacidades de compreender as necessidades dos clientes e desenvolver intervenções eficazes promoverá resultados satisfatórios e relevantes à vida de seus clientes.

Atualmente, considera-se que esse cenário vem sofrendo transformações, sendo possível observar que, nos últimos dez anos, o interesse na utilização de métodos específicos para avaliar a efetividade das práticas desenvolvidas tem sido crescente, além de maior preocupação com a validação e confiabilidade dos instrumentos adaptados por terapeutas ocupacionais no contexto brasileiro.

Sabemos, portanto, que o constante compromisso com a atualização profissional, tempo para a aplicação e mensuração de dados e a consideração cuidadosa das complexidades éticas garantem que essas ferramentas continuem a ser uma força positiva na prática da terapia ocupacional. Finalizando esse tema, alinhavando com a frase tão reflexiva de Nise da Silveira no início deste capítulo, é importante salientar que não há passo inicial mais certeiro no processo terapêutico de um indivíduo do que o conhecer e se reconhecer dentro de sua história.

Trazer leveza ao processo terapêutico, respeito e um olhar livre de preconceitos tornará qualquer terapeuta ocupacional seguro nas escolhas de suas práticas ao olhar à sua frente um ser "capaz de", seja lá o que for.

Referências

AOTA (*American Occupational Therapy Association*). Occupational therapy practice framework: domain and process 4. ed. *The American Journal of Occupational Therapy*, v. 74, n. 2, ago. 2020.

DOUCET, B. M.; GUTMAN, S. A. Quantifying function: The rest of the measurement story. *American Journal of Occupational Therapy*, 67, pp. 7-9, 2013. Disponível em: http://dx.doi.org/10.5014/ajot.2013.007096. Acesso em: 19 nov. 2024.

DUNCAN, E. A.; MURRAY, J. The barriers and facilitators to routine outcome measurement by allied health professionals in practice: a systematic review. *BMC Health Serv Res.* 2012;12:96. Disponível em: https://doi.org/10.1186/1472-6963-12-96. Acesso em: 19 nov. 2024

MAGALHÃES, L. C. Avaliação de terapia ocupacional: o que avaliar e como avaliar. *In*: CONGRESSO BRASILEIRO, 5. SIMPÓSIO LATINO-AMERICANO DE TERAPIA OCUPACIONAL, 4, Belo Horizonte, 1997. *Horizontes da Clínica à Pesquisa.* Anais. Belo Horizonte, MG, 1997.

MAGALHÃES, L. C. Terapia ocupacional com crianças especiais: uma perspectiva funcional. *In*: SOUZA, A. M. C. *A criança especial.* São Paulo: Roca, 2003.

PASCULLI, A. G.; HIRAGA, C. Y.; PELLEGRINI, A. M. Tradução transcultural do Minnesota Handwriting Assessment para contexto brasileiro. *Cad. Ter. Ocup. UFSCar*, v. 25, n. 1, p. 95-104, 2017.

RIBEIRO, L. R. *Avaliações infantis em terapia ocupacional*: quais avaliações os terapeutas ocupacionais usam no Brasil? 2014. Trabalho de conclusão de curso (Bacharelado em Terapia Ocupacional) – Universidade de Brasília – Faculdade de Ceilândia, Brasília, 2014.

TEDESCO, S. A. O desenvolvimento e estudo de instrumentos de avaliação em terapia ocupacional. *Cad. Ter. Ocup. Centro Universitário S. Camilo*, São Paulo, v. 8, n. 3, pp. 17-26, 2002.

06

A TERAPIA DE MÃO APLICADA ÀS SEQUELAS DE LESÃO DE MEMBROS SUPERIORES EM PACIENTES PÓS-AVE

UTILIZAÇÃO DE ÓRTESES COMO RECURSO TERAPÊUTICO

A terapia ocupacional utiliza abordagens e recursos específicos nos pacientes com sequelas de acidente vascular encefálico por meio de estímulos motores e cognitivos, para o indivíduo readaptar sua forma de executar as atividades de vida diária. Citarei itens importantes, como o plano de tratamento e o programa de intervenção, e algumas orientações sobre o cuidado e manejo das sequelas do AVE.

ANA PAULA ATANAZIO
DE S. EVANGELISTA

Ana Paula Atanazio de S. Evangelista

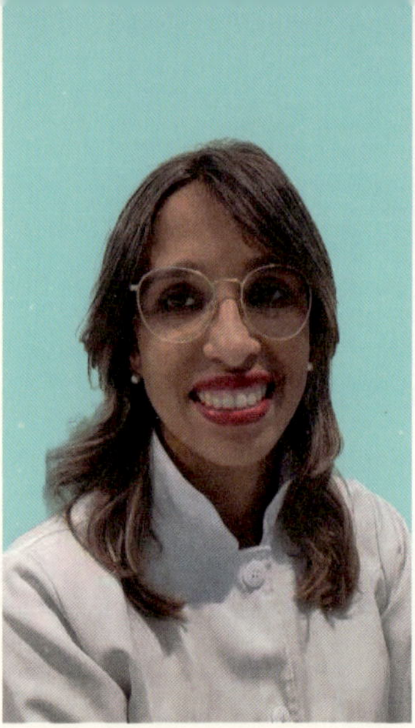

Graduada em Terapia Ocupacional, pela PUC-GOIÁS, em 2006. Especialista em Terapia de Mão, pelo Instituto de Ortopedia e Traumatologia do Hospital das Clínicas da FMUSP, em 2012. Formação no curso de Órteses pela FMUSP, Goiânia/GO, 2010. Membro titular da Sociedade Brasileira de Terapia de Mão (SBTM). Formação no curso de Pilates - Pilates Fisiociência, Goiânia/GO, 2010 e Pilates Suspensus, Belém/PA, 2016. Formação em PediaSuit, Curitiba/PR, 2019. Formação em *Taping* Terapêutico Funcional e Dinâmico, Belém/PA, 2018, 2019 e 2020. Especialista em Terapia do Espectro Autista pela FINAMA, Belém/PA, 2019. Docente no curso de Terapia de Mão, no módulo de Lesões do Ombro, promovido pela FINAMA-PA, em 2020. Certificação Brasileira de Integração Sensorial, Integris/UEPA, 2022. Experiência ambulatorial nos setores de traumato-ortopedia e neurologia. Responsável técnica e proprietária da Movimento Clínica & Studio Pilates, desde 2011.

Contatos

anapaula.atanazio@gmail.com

Instagram: @movimentoclinicastudiopilates

@aatanazio

91 99628 3810

O acidente vascular encefálico é um evento que ocorre no sistema nervoso de modo variável em indivíduos com idade a partir de 30 anos. Na terceira idade, pode apresentar uma diversidade de causalidades, como: cardiopatias, obesidade, hipertensão, diabetes e vida sedentária, resultando em perda de mobilidade em um hemicorpo (membro superior e membro inferior) direito ou esquerdo, dificuldade na independência das atividades de vida diárias (AVD's) e impactos econômicos pela incapacidade laboral.

No consultório, percebemos públicos de faixas etárias diferentes. Apesar da prevalência maior estar relacionada aos pacientes a partir de 50 anos, é importante ressaltar o público presente que vem aumentando de modo a chamar nossa atenção: jovens a partir de 30 anos. Acometidos de forma "silenciosa" a esse diagnóstico, que pode estar atrelado a uma vida estressante, à falta de atividades físicas e com sobrecarga de resultados exaustivos, cobrados em ambientes laborais para alcance de metas, quase sempre extraordinárias e com desorganização em sua saúde mental/emocional, podendo ser considerados gatilhos para um quadro clínico citado neste capítulo, que merece ser estudado e mensurado como evidência científica futura.

A Organização Mundial da Saúde (OMS) define o AVE como sinais clínicos focais ou globais das funções cerebrais, que podem acometer em 24 horas o paciente para a morte ou a manifestação de sequelas motoras e/ou cognitivas dependendo de sua condição: isquêmica ou hemorrágica.

O terapeuta ocupacional sugere que a independência não significa que o paciente deva aprender ou reaprender a fazer tudo sozinho. O objetivo da reabilitação é desenvolver um grau de independência funcional, especificamente para lidar com todos os aspectos individuais, dotado de motivação, interesse e habilidade, promovendo qualidade de vida após o acidente vascular cerebral (OMS, 2007, p. 7).

Sinais e sintomas do AVE: isquêmico e hemorrágico

O AVE isquêmico ocorre quando há a diminuição do fornecimento de sangue no encéfalo em um período superior a 24 horas, podendo ter origem por embolia. Apresentando menor taxa de mortalidade, segundo Figueiredo, Pereira & Mateus, 2020.

No AVE hemorrágico há uma possível ruptura de uma artéria com posterior derrame de sangue para o espaço intracerebral em um dos hemisférios. Por esse sentido, popularmente conhecido como "derrame".

A prevalência do AVE avança em seus episódios e atualmente 90% dos sobreviventes desenvolvem algum tipo de déficit ou sequela crônica, sendo considerado uma das principais causas de incapacidades em adultos (Scalzo, Souza, Moreira & Vieira, 2010).

A terapia ocupacional: órtese de posicionamento como recurso terapêutico

As órteses podem ser de posicionamento estáticas ou dinâmicas, são recursos terapêuticos indicados e confeccionados exclusivamente pelo terapeuta ocupacional com a devida formação para tal.

De acordo com a lesão, será realizada uma avaliação terapêutica ocupacional de forma individualizada, para observar e definir qual modelo confeccionado terá melhor influência na reabilitação do indivíduo. O material utilizado é uma placa de termomoldável de alta temperatura, com a qual se faz o molde conforme tamanho e ângulos em graus previamente definidos no início do tratamento. Futuramente, essa órtese poderá ser remodelada, a partir de uma melhora de movimento e angulação articular, conforme planejados terapeuticamente.

O objetivo das órteses são para minimizar o padrão flexor do membro acometido, diminuindo rigidez articular e espasticidade, contribuindo para o aumento de mobilidade articular em casos de lesões por fraturas, tendinites, ligamentos e inervação, em situações de pós-cirurgia ou para manter a estabilidade.

Nos casos de hemiplegia, a função da órtese de posicionamento será para a articulação do punho e da mão, ainda no período de flacidez articular e com alterações sensoriais. Esse hemicorpo poderá ser do lado direito ou esquerdo. No momento de transição de mobilidade das articulações, o objetivo é preservar ao máximo que o membro não adquira um padrão flexor que tenha a tendência em aumentar a rigidez articular e a espasticidade se não estimulados em tratamento de reabilitação com terapeuta ocupacional. Esses fatores corroboram para diminuição de amplitude de movimento ativa do paciente, prejudicando suas AVD's, como segurar escova de dentes ou talheres, escrever e manter habilidades de coordenação motora fina.

Durante o texto, citei membros superiores, concentrando nossa atenção nas mãos. As figuras 1 e 2 representam a mão esquerda em um padrão flexor, ou seja, "mão caída", que não apresenta resposta motora espontânea ao comando cerebral. Na imagem, pode-se perceber leve desvio ulnar com flexão de metacarpofalangeanas e interfalangeanas. Todos esses fatores são os preponderantes para que o indivíduo não utilize o membro, negligenciado suas funções de forma inconsciente. Poderá haver a possibilidade de dor mesmo com esse membro parcialmente sem movimento, mas a órtese será necessária para inibir processos álgicos.

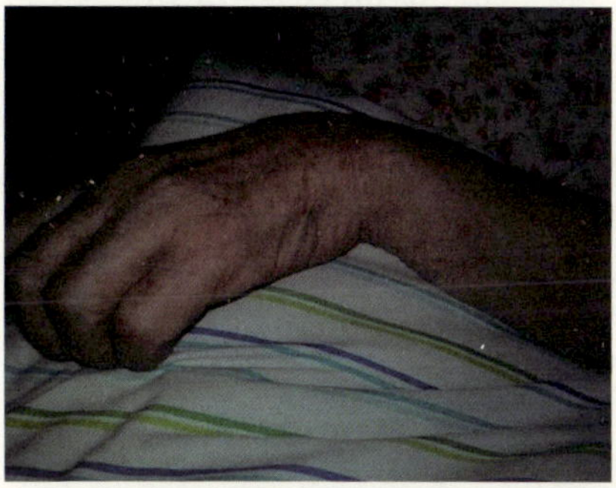

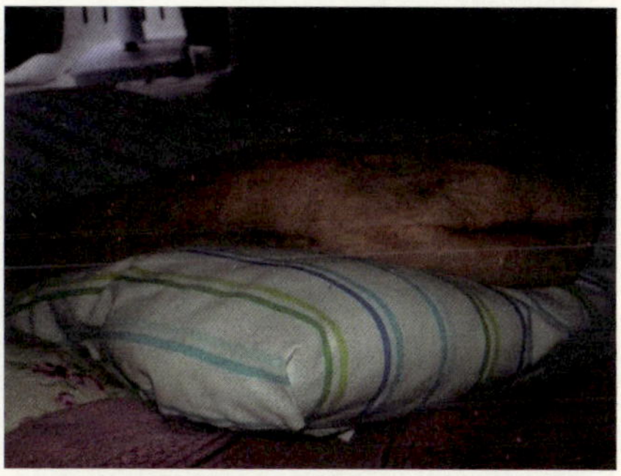

Figuras 1 e 2: paciente idosa com sequela de AVE hemorrágico.

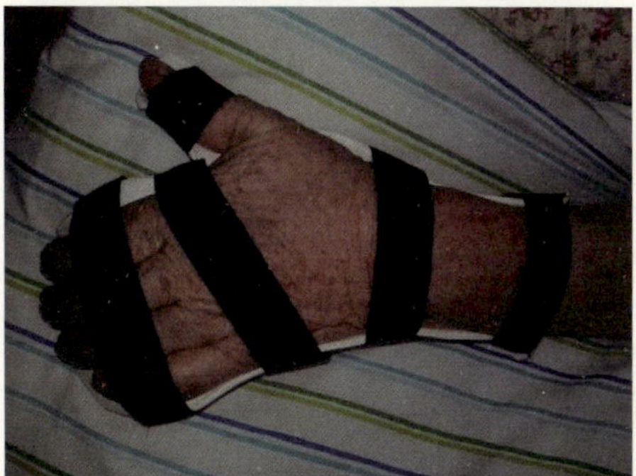

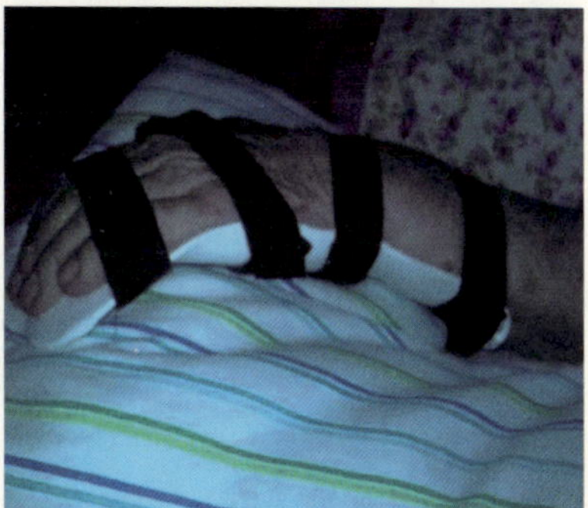

Figuras 3 e 4: posicionamento com a órtese de termoplástico.

Nas figuras 3 e 4, é possível perceber o posicionamento gradual da mesma mão citada anteriormente do membro superior esquerdo com o posicionamento na órtese de termoplástico, que é confeccionada de acordo com as necessidades de cada paciente. Nesse caso, com leve extensão de punho; metacarpofalangeanas, interfalangeanas em semiflexão e abdução de polegar com objetivo de inibir sua adução total pelo fato da espasticidade. A órtese é um recurso terapêutico muito importante durante o processo de reabilitação.

Prognóstico

A depender da extensão da lesão e do tempo que o paciente foi examinado e tratado clinicamente, pode-se argumentar a respeito da reabilitação. Sendo de extrema importância a mobilização passiva ainda no leito hospitalar e orientações pós-alta para início do tratamento com a equipe multidisciplinar – terapeuta ocupacional, fisioterapeuta, fonoaudiólogo, nutricionista, psicólogo, enfermeiro, médico neurologista, além dos processos de orientação sobre cuidados paliativos e demonstração aos cuidadores de como facilitar o acompanhamento domiciliar desses indivíduos.

Serão observadas sobre as possíveis sequelas que podem abranger os aspectos cognitivos, a afasia, paralisia facial ou aspectos motores, como a hemiplegia.

A hemiplegia é a sequela que envolve a negligência das funções parciais de movimento de um hemicorpo – direito ou esquerdo, tanto do membro superior como do membro inferior do indivíduo.

O paciente pode perder a autonomia de mobilidade, o controle de tronco, o equilíbrio, a destreza manual, adquirir alterações sensoriais, diminuição da força muscular e incoordenação motora, isto é, a conexão com o corpo para controle de funções sensório-motoras.

A terapia ocupacional tem o papel de analisar todos as demandas da vida do paciente e, de forma esmiuçada, pontuar, em seu plano de tratamento, os itens que requerem maior urgência e, gradativamente, todos os itens devem passar por avaliações e reavaliações de tempos em tempos, visando ao progresso e à evolução do paciente; consequentemente, seguir e modificar a conduta profissional para os demais objetivos listados no plano de tratamento, influenciando de acordo com os acometimentos associados às sequelas do indivíduo, promovendo a independência em sua atividade de vida diária (AVD), adaptações para utilização de utensílios diários e confecção de órteses de posicionamento ou dinâmicas como um recurso terapêutico, o que é benéfico no processo de reabilitação.

Demonstraremos os cuidados com os membros superiores para uma recuperação mais eficaz e menos dolorosa, por meio de atividades graduais, para estabelecer a precisão dos movimentos das mãos, na flexibilidade de punho, exercícios para interdigitais, oposição e pinças para preensão de objetos e demais utensílios. Para um atendimento completo, o terapeuta ocupacional trata do paciente considerando-o globalmente:

- **A causa e o efeito** do AVE podem constar nos antecedentes clínicos do paciente: se mantinha uma vida pregressa saudável e saúde mental organizada, considerando os níveis de estresse rotineiros e como impactam de forma diferente em cada ser.
- **Fatores que influenciam a recuperação,** como bom cuidado no pós--AVE e orientações aos familiares sobre como estimular o indivíduo no ambiente domiciliar, respeitando o ritmo e hábitos pregressos.
- **É necessário saber detalhes da vida** do paciente para que seja traçado o plano de tratamento de forma perspicaz e condizente com a realidade de vida.
- **Diretrizes do tratamento.** No processo de reabilitação individualizado, levando em consideração as sequelas que o acometeram e como será a aceitação ao tratamento, para que a terapia ocupacional venha agregar benefícios de acordo com as possibilidades.
- **Planejamento do programa de intervenção** para iniciar o protocolo de reabilitação com exercícios passivos, os quais o terapeuta ocupacional vai ajudar ou realizá-los com o paciente devido à hipotonia, que seria a fase inicial de mobilidade do membro, com pouca força muscular e controle motor. Em outro momento, esse mesmo paciente evolui seu quadro clínico para rigidez articular e espasticidade. Com intuito de reabilitar, vamos para exercícios ativos-assistidos, que já são previamente executados pelo paciente com certa independência e monitorados pelo terapeuta ocupacional, realizados em casa para que sejam um estímulo de melhoria nesse ambiente cotidiano.
- **Influência da postura e do tônus muscular**, os quais devem ser pensados devido à perda de equilíbrio, à propriocepção, que é a dificuldade de compreensão do corpo em relação ao espaço enquanto está em sedestação (sentado), posição ortostática (fica em pé) e deambula (caminha). Esses termos citados são de extrema importância, pois norteiam o paciente para iniciar seu processo de independência nas AVD's. É por meio desses fatores que se percebe a negligência do indivíduo, de forma inconsciente, em relação a um hemicorpo. Alterando também o sistema sensório-motor, devido à dificuldade de estabelecer um padrão sensorial correto ao realizar movimentos, como tocar e pegar objetos, com dificuldades de reconhecimento tátil dessas texturas, segurar objetos e perda de força muscular.

- **Abordagem do paciente e outros estímulos sensoriais**, alterações táteis como hipersensibilização, diminuindo as sensações que parecem de fácil percepção, mas, no pós-AVE, podem ocorrer com a dificuldade discriminatória das sensações, como calor/frio, macio/áspero, toque de carinho/dor.
- **Torna-se importante a mudança de decúbito** dorsal (costas no leito), decúbito lateral ou decúbito ventral (ventre no leito), que são as trocas de posição de lado do paciente que ainda está acamado, evitando as lesões por pressão na pele, graus I, II e III, devido à perda de massa muscular e, por conseguinte, pressão do corpo do indivíduo no lençol, que pode estar com "dobras", colchão inadequado, evitando crises álgicas. No momento da mudança de posicionamento, é observado justamente o lado que está em hemiparesia – falta parcial de movimento, que deverá ficar posicionado do lado de cima ao qual esteja deitada, para evitar pressão do próprio corpo.
- **Controle de tronco**, sentado na cama com e sem apoio da paciente.
- **Orientação para transferência da cama**, possivelmente para a cadeira com e sem ajuda. No momento do banho, como posicioná-lo e que o cuidador consiga compreender essa nova necessidade.
- **Não permitir a negligência de um membro**, justamente esse hemicorpo que está parcialmente sem mobilidade, utilizando exercícios conduzidos, recursos terapêuticos para movimento articular e fortalecimento muscular.

Considerando que cada indivíduo e família terão um contexto econômico e de compreensão da importância da reabilitação, há necessidade da divulgação da importância de um amplo e rápido atendimento. É importante conhecermos como devemos agir para perceber em nosso meio pequenos fatores que demonstram que aquele indivíduo está ou já passou pelo processo de AVE para um pronto atendimento em uma urgência médica.

Conclui-se que, quanto mais breve o paciente é estimulado, abordado e posicionado pelo terapeuta ocupacional, otimiza-se a funcionalidade e independência cotidiana. Além de demonstrar a necessidade da ação da equipe multiprofissional em função da saúde e reabilitação.

Esta breve exposição que se apresentou neste capítulo teve a intenção de agregar o valor do profissional da terapia ocupacional à equipe multidisciplinar em mais uma patologia clínica que envolve o programa de reabilitação, demonstrando o embasamento da prática científica com a expertise da prática clínica voltada direta ao paciente e sempre respeitando suas demandas.

Referências

CONCEIÇÃO, M. L.; PIMENTEL, P. H. R. Qualidade de vida de indivíduos pós-acidente vascular cerebral: uma revisão integrativa. Centro Universitário da Amazônia, Brasil. *Research, Society and Development*, v. 10, n. 14, e506101422746, 2021.

FIGUEIREDO, A. R.; PEREIRA, A.; MATEUS, S. Acidente vascular cerebral isquémico vs hemorrágico: taxa de sobrevivência. *Revista Científica da Escola Superior de Saúde Dr. Lopes Dias do Instituto Politécnico de Castelo Branco*. Ano 2, vol. 3, n. 1, p. 35-45, 2020.

OLIVEIRA, R. M. C.; ANDRADE, L. A. F. Acidente vascular cerebral. *Rev. Bras. Hipertens.* v. 8, n. 3, p. 280-90, 2001.

RANGEL, E. S. S.; BELASCO, A. G. S.; DICCINI, S. Qualidade de vida de pacientes com acidente vascular cerebral em reabilitação. *Acta. Paul. Enferm*, vol 6, n. 2, p. 2205-12, 2013.

RODRIGUES, T. A. *et al.* Projeto Diretrizes, Associação Médica Brasileira – AMB. Acidente Vascular Encefálico Agudo: Reabilitação, 2012.

SCALZO, P. L.; SOUZA, E. S.; MOREIRA, A. G. D. O.; VIEIRA, D. A. F. *Qualidade de vida em pacientes com Acidente Vascular Cerebral: clínica de fisioterapia*. Trabalho realizado no Curso de Graduação em Fisioterapia da Pontifícia Universidade Católica de Minas Gerais. *Revista de Neurociência*, Betim-MG, Brasil, 2010.

WHO. Stroke, cerebrovascular accident. *World Health Organization*, c2024. Disponível em: https://www.emro.who.int/health-topics/stroke-cerebrovascular-accident/index.html. Acesso em: 22 nov. 2024.

07

TERAPIA OCUPACIONAL

ORIENTAÇÃO ÀS FAMÍLIAS DE CRIANÇAS COM TEA NO MUNICÍPIO DO RIO DE JANEIRO

O capítulo aborda parte de uma estrutura de atendimento nas unidades municipais, relatando situações vivenciadas pelas terapeutas em sua rotina. É imprescindível orientar às famílias do acolhimento até a alta, especialmente por viverem em situação de vulnerabilidade.

ANA PAULA NASCIMENTO E
SUELI ARANTES

Ana Paula Nascimento

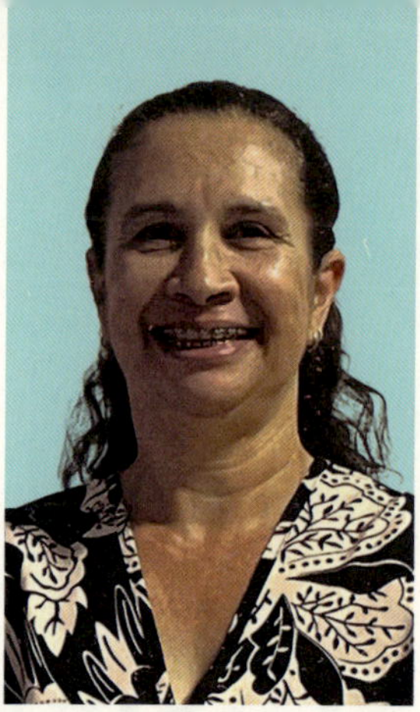

Graduada em Terapia Ocupacional pela UCB/RJ (1992). Pós-graduação em Psicopedagogia pela FSJT/RJ (1997). Terapeuta ocupacional da ABBR por 10 anos. Servidora/SMPD: RBC e CRPD desde 2009. Cursando Certificação Internacional de IS na USC/Ludens-2023 (SP). Atendimento em consultório.

Contato
ninaprin2015@gmail.com

Sueli Arantes

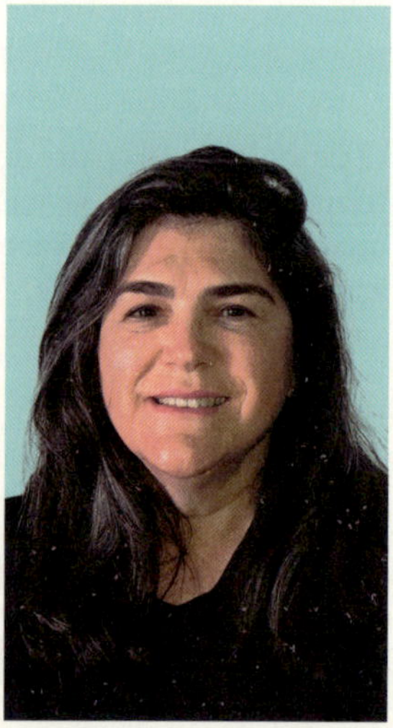

Graduada em Terapia Ocupacional pela SUAM/RJ 1992. Pós-graduação em Psicopedagogia pela IESDE/UCB/RJ-2004. Certificação Internacional I.S. de Jean Ayres/CLASI/PR-2019. Servidora/SMS: atuando na prevenção e reabilitação (1996/2017). Servidora/SMPD: RBC e CRPD (2009-2023). Atendimento em consultório.

Contato
sueliarantes0@gmail.com

Transtorno do espectro autista: TEA

O transtorno do espectro autista, baseado no *Manual diagnóstico e estatístico de transtornos mentais* (DSM-V), é entendido como um transtorno do neurodesenvolvimento e é caracterizado por dificuldades na comunicação, na interação social, no comportamento e por apresentar restrições de interesses, padrões repetitivos e estereotipados.

Considerando o DSM-V e a terapia ocupacional, a criança dentro do espectro autista pode apresentar diversas alterações no processamento sensorial, nas atividades do cotidiano, no sono, no lazer, na relação familiar, na escola e na comunidade.

A terapia ocupacional no TEA planeja estratégias que promovam respostas adaptativas, a fim de desenvolver, estimular e aprimorar o desempenho nas suas relações e ocupações. A orientação familiar é também uma estratégia muito importante, por isso falaremos a seguir.

Acolhimento

A família é recebida pelo Serviço Social, que escuta, acolhe e direciona aos profissionais para uma anamnese. Com frequência, o terapeuta ocupacional participa desse acolhimento à família, para esclarecimento ou até uma intervenção pontual. Após a triagem, são feitos os encaminhamentos. No setor de terapia ocupacional, se possível, a família comparece sem a criança para relatar a história de vida. No próximo atendimento, a criança é avaliada na presença do responsável que, na maioria das vezes, é a mãe.

As mães de crianças com TEA estão sobrecarregadas, com maior nível de estresse do que os pais, tendo em vista que elas se envolvem muito mais com os filhos, o que pode acarretar prejuízos profissionais, como também na saúde mental e emocional. É comum os pais participarem menos da rotina dos filhos em virtude de sua ausência no ambiente familiar, pois, geralmente, estão mais envolvidos com as atividades profissionais. Em outras situações, também é bastante comum por conta do abandono à família (Gaia, 2014).

As famílias atendidas nas unidades que trabalhamos geralmente estão em alguma situação de vulnerabilidade; outras, em extrema vulnerabilidade. A vulnerabilidade social é um conceito multidimensional que se refere à condição de indivíduos ou grupos em situação de fragilidade, que os tornam expostos a riscos e a níveis significativos de desagregação social (Ximenes, 2010).

A rede de apoio é quase inexistente, as famílias moram em comunidades de risco social e faltam recursos para acessar a educação, saúde e outros atendimentos específicos necessários, renda insuficiente ou dependem da renda do governo, o que compromete ainda mais quando se tem uma criança dentro do espectro.

É importante citar que, após a pandemia da Covid-19, aumentou a demanda de atendimento à criança com diagnóstico de TEA. Esse período exigiu o distanciamento entre as pessoas e, por medida de proteção, muitas atividades foram suspensas e passaram a ocorrer sob a modalidade remota. As crianças deixaram de frequentar as escolas, especificamente no trabalho de reabilitação e estimulação desenvolvido nas unidades, visto que seria necessário inserir essas famílias em um atendimento social em grupo, enquanto aguardavam a sua vaga. E nesse grupo, havia muitos relatos de responsáveis que não sabiam lidar com dificuldades do cotidiano.

Então, a terapia ocupacional trouxe a ideia de um projeto de atendimento grupal, cujo objetivo geral foi capacitar e empoderar os responsáveis das crianças atendidas sobre como conduzir seus filhos, auxiliar no desenvolvimento de suas atividades e minimizar as perdas ocorridas naquele período. Queremos ressaltar que a escuta é de extrema importância para o terapeuta ocupacional: entender a dinâmica familiar, ouvir as queixas e saber como a família lida no dia a dia com a criança.

Anamnese/avaliação

É realizada uma entrevista do terapeuta ocupacional junto à família (que geralmente é composta ou representada pela mãe), com a finalidade de ouvir a história do desenvolvimento da criança, conhecer hábitos e rotina. A partir da escuta, inicia-se o estabelecimento do vínculo, traçando o plano de tratamento e fazendo possíveis **orientações.**

Seguimos passo a passo a avaliação, respeitando as queixas apresentadas e relacionando com a fase do desenvolvimento neuropsicomotor de cada criança. Observamos como é a interação com o responsável, com o ambiente e o terapeuta, a forma que a criança se comunica, se há interesse e função no brincar, se compreende ordens simples e complexas, se há alterações sensoriais e comportamentais, o que interfere diretamente nas habilidades sociais.

Considerando as dificuldades dessas famílias a respeito da aceitação do diagnóstico, é importante valorizar os pontos positivos, mostrando na prática o potencial do filho, solicitando a colaboração e validando os progressos no ambiente familiar.

Atendimento clínico da terapia ocupacional

Os atendimentos são semanais com duração de 50 minutos, e o responsável é convidado pelo terapeuta para receber um feedback e, se for necessário, participar de toda a sessão.

É importante deixar claro que a família chega para o atendimento de terapia ocupacional por ter uma queixa e, a partir dela, "que deve ser funcional", trabalharemos algumas estratégias no decorrer da prática e durante as orientações.

Queixas

As queixas funcionais estão relacionadas às dificuldades do cotidiano. Por exemplo: "Meu filho não sabe brincar", "Meu filho sobe em tudo, não para e não presta atenção", "Meu filho não come sozinho", "Meu filho não aceita a palavra *não*", "Meu filho não pisa na areia".

Orientação

Não há uma receita pronta para as orientações, que são diferentes para cada caso e ocasião, cada família, cada criança. Se duas famílias trazem uma mesma queixa, não significa que a orientação seja a mesma. É importante dizer que usamos uma linguagem simples para que a informação chegue até as famílias e faça a diferença. É comum fazer orientação durante a prática para que a família visualize, compreenda melhor e reproduza as atividades em casa, favorecendo o processo terapêutico.

Para orientar adequadamente, é preciso ouvir com atenção, investigar, criando alertas em relação ao que pode estar acontecendo e raciocinar em cima de cada queixa. Seguem alguns exemplos:

"Meu filho não sabe brincar" – que tipo de brinquedo, de que forma é oferecido, se a criança escolhe o brinquedo, em que ambiente brinca e se há participação dos pais no brincar.

Alerta: o brinquedo pode não ser o adequado, o ambiente com muitos brinquedos à disposição, oferecido com telas ligadas e sem a participação dos pais.

Orientação: organizar os brinquedos em caixas oferecendo um de cada vez a partir da escolha da criança, promovendo, inclusive, a comunicação. Os pais devem separar no mínimo 20 minutos do seu dia para estimular o brincar com o filho, explorando todas as possibilidades dos brinquedos.

"Meu filho sobe em tudo, não para, não presta atenção" – saber a idade (idade escolar), se dorme bem, se faz uso de medicação, se está matriculado na escola, se tem prejuízos no cotidiano, coloca-se em risco etc.

Alerta: pode haver alterações sensoriais, desequilíbrio da rotina, questões comportamentais, alterações fisiológicas e ou medicamentosas.

Orientação: nesse caso, as orientações são específicas e devem ser minuciosamente observadas pela família, pela escola, pelo terapeuta, por outros espaços de atendimento, no convívio social e se há necessidade de encaminhamentos.

Permanecem as orientações para os pais brincarem com a criança, oferecendo como dica o uso da *Cartilha de orientações de brincadeiras para famílias com criança com transtorno do espectro autista* (2020), do governo federal: capítulos referentes à propriocepção e brincadeiras vestibulares.

Independentemente de qualquer orientação específica, sempre orientaremos o brincar, porque é o primeiro desempenho ocupacional a ser desenvolvido.

O brincar é o principal recurso da terapia ocupacional com a criança, um caminho para iniciar o vínculo terapêutico, perceber a relação com o ambiente e o objeto. É brincando que a criança aprende, se comunica, se realiza, se expressa e amplia seu universo de experiências.

A brincadeira é proposta como atividades com caráter de experiência, qualificadas e significativas por quem as realiza e em consonância com sua história pessoal e forma de ser. No contexto dessa experiência, a criança vai desenvolver capacidades e habilidades, pois esse é o percurso do processo de desenvolvimento de qualquer ser humano no seu dia a dia (Takatori, 2012).

Segundo alguns relatos dos pais, a vulnerabilidade social interferiu diretamente em sua infância, por isso não aprenderam a brincar. Assim, eles não têm referências para ensinar o filho. Comentam com os terapeutas e se disponibilizam em aprender no espaço terapêutico.

Alta

Quando todos os objetivos forem alcançados, iniciamos um preparo para a alta, baseada também em orientações, principalmente em casos de resistência da família. Oferecendo orientações e atividades a serem realizadas em domicílio, podendo fazer até quatro agendamentos de retorno para acompanhamento.

As orientações, no geral, são:

- Atividades de manutenção das funções adquiridas.
- Encaminhamentos para oficinas de acordo com o perfil de cada criança.
- Encaminhamentos para atividades esportivas nas vilas olímpicas.
- Projetos musicais e teatrais.
- Retorno, se houver uma nova demanda.

Considerações finais

Sabendo que a família tem papel significativo na terapia, é preciso exercer nossa empatia, respeitando aspectos culturais e de compreensão do responsável, construindo o vínculo.

A família precisa estar disposta a contribuir, e o primeiro passo é sensibilizarmos esses responsáveis estimulando a ser empáticos com os filhos, desenvolvendo maior afetividade e cumplicidade no processo. É comum ter relatos de alterações sensoriais (táteis, auditivas e olfativas) de forma branda em algum familiar, que passa despercebido, até que toma consciência quando esclarecido nas orientações, o que favorece o entendimento e a empatia com a criança.

Levando em consideração as vulnerabilidades apresentadas, o brinquedo não precisa ser necessariamente comprado, e sim confeccionado. Devemos explorar todas as possibilidades desse objeto que, mesmo simples, tem valor na construção do desenvolvimento da criança.

A partir das brincadeiras e atividades orientadas, é possível promover, desenvolver e aprimorar a autonomia e a independência para as habilidades do dia a dia, desde que a família siga as orientações e respeite o processo. É necessário ter uma rotina preestabelecida, podendo usar recursos como, por exemplo, um quadro de atividades de rotina diária, com uso de imagens, descrevendo os fatos, que tipo de transporte vai utilizar, que pessoas estão envolvidas etc. Essas orientações ajudam o responsável a antecipar os acontecimentos da rotina, melhor entendimento de regras e limites para o filho.

No atendimento em grupo, além de orientador, o terapeuta torna-se um mediador. As trocas de experiências são mais ricas, a ajuda é mútua, o que cria uma proximidade entre os pais.

Relatos dos responsáveis

"Eu pude perceber a mudança com as orientações que recebia a cada atendimento. Foi um trabalho de união com a ajuda da terapia ocupacional. E assim foi acontecendo a evolução a cada dia, trazendo resultados positivos e em todos os momentos". **A, mãe de H., 4 anos.**

"A orientação me ajudou muito. Manias para mim desconhecidas, aprendi e venho aprendendo a lidar com os desafios diários. Na rotina, estou vendo melhoras, mas têm dias difíceis demais". **L, mãe de K., 4 anos.**

"A criança aceitou comer arroz e feijão, porque foi apresentado com uma textura mais consistente". **C, mãe de T., 5 anos.**

"A criança aceitou escovar os dentes com uma escova mais simples, com um cabo mais fino, diferente das escovas que a mãe comprava com motivos infantis, de cabo engrossado e emborrachado". **C, mãe de E., 3 anos.**

Referências

AMERICAN PSYCHIATRIC ASSOCIATION. *Manual diagnóstico e estatístico de transtornos mentais*: DSM-5. 5. ed. Porto Alegre: Artmed, 2014.

BRASIL. *Orientações de brincadeiras para famílias com crianças com transtorno do espectro autista – 2020*. Secretaria Nacional dos Direitos da Pessoa com Deficiência – Governo Federal. Organização: ABIS. Apoio: ABRATO. Disponível em: https://www.gov.br/mdh/pt-br/assuntos/noticias/2020-2/setembro/cartilha-da-dicas-de-brincadeiras-para-familias-de-criancas-com-transtorno-do-espectro-autista/CARTILHA_INTEGRACAOSENSORIALNOISOLAMENTOSOCIAL2020__FINAL.pdf/view. Acesso em: 21 nov. 2024.

GAIA, C. Autismo infantil: proposições para minimizar impactos do transtorno enfrentado pelos pais. *Revista Margens*, v. 8, n. 10, pp.291-301, 2014.

XIMENES, D. A. Vulnerabilidade social. *In*: OLIVEIRA, D. A.; DUARTE, A. M. C.; VIEIRA, L. M. F. *Dicionário*: trabalho, profissão e condição docente. Belo Horizonte: Grupo de Estudos de Política Educacional e Trabalho Docente. UFMG/ Faculdade de Educação, 2010.

TAKATORI, M. *O brincar na terapia ocupacional:* um enfoque na criança com lesões neurológicas. São Paulo: Zagodoni, 2012.

08

INTEGRAÇÃO SENSORIAL E OCUPAÇÃO HUMANA

Este capítulo trata de uma proposta de leitura sobre um dos segmentos que formam o campo de atuação da terapia ocupacional (TO), tendo a abordagem integração sensorial (IS) como base para o desenvolvimento das atividades e dos papéis ocupacionais dos indivíduos. Dessa forma, apresentaremos não somente as definições de TO e IS, mas também as características e perspectivas que influenciam e constroem os múltiplos espaços de ação da TO. Discorreremos sobre a IS, levando em consideração seus fundamentos básicos, desde como o corpo recebe as informações até seu processamento, além dos impactos no desempenho ocupacional. Contudo, desejamos que sua leitura seja prazerosa e enriquecedora, assim como o processo foi para nós.

ANAHI REIS ROMERO E FERNANDA VALENTIM

Anahi Reis Romero

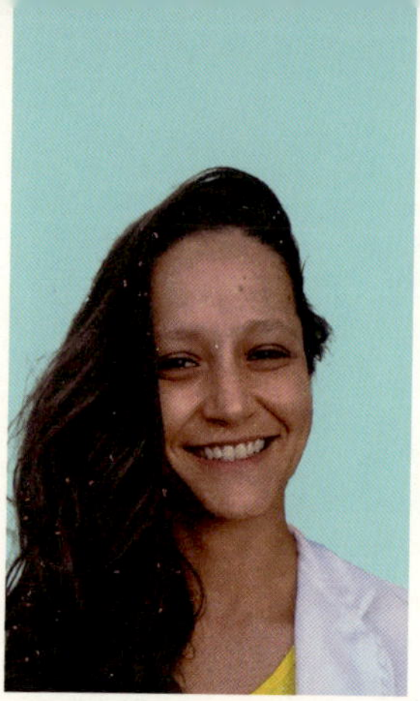

Mexicana naturalizada no Brasil e terapeuta ocupacional graduada pela UFPR. Pós-graduada em Desenvolvimento Infantil e certificada em Integração Sensorial pela Universidade do Sul da Califórnia (USC). Trabalha na prática clínica inserida nas áreas de desenvolvimento infantojuvenil voltadas aos transtornos do neurodesenvolvimento. Atua também com consultoria e orientação familiar e/ou aos cuidadores.

Contatos
areisromero@gmail.com
Instagram: @falecomato
LinkedIn: https://br.linkedin.com/in/anahiromero

Fernanda Valentim

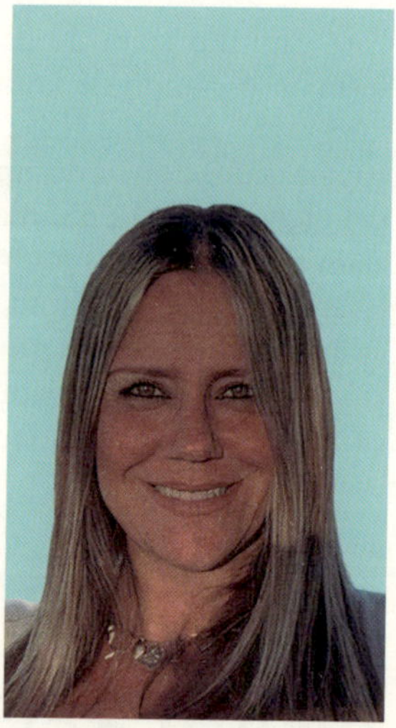

Terapeuta ocupacional graduada pela FAESA (Faculdades Integradas São Pedro). Pós-graduação em Desenvolvimento Infantil e Principais Transtornos. Certificação internacional em Integração Sensorial (Clasi). Curso profissional avançado em Excelência em Avaliação e Tratamento em Integração Sensorial - *Pro Workshop and Therapy West*, Inc. / Play Studios - Los Angeles/CA. Certificação internacional *DIR/Floortime Therapist* pela Profectum. Supervisão de terapia ocupacional na clínica Serum, Serra/ES.

Contatos
fernandavalentim04@gmail.com
Instagram: @fernanda_valentim_to

O presente capítulo almeja apresentar e contextualizar os pontos atuais da intervenção da terapia ocupacional, tendo como base os princípios da integração sensorial, de forma resumida e com linguagem mais acessível. O conteúdo apresentado foi pautado em pesquisas, artigos e estudos científicos confiáveis, a partir das experiências profissionais das autoras. Dessa forma, daremos enfoque à importância das bases da ciência ocupacional associada ao uso da IS como meio de intervenção prática. Ou seja, discutiremos aqui de que forma e em quais aspectos TOs podem intervir em objetivos diretamente ligados às disfunções de bases sensoriais.

Em sua última edição, o *DSM-V* (American Psychiatric Association-APA) elenca os critérios de diagnósticos que foram revisados e as características correspondentes, tais como: dificuldades na comunicação e interação social em ambientes distintos; presença de padrões repetitivos e restritos de comportamento; incluindo também a hiper e hiporresposta à entrada sensorial ou interesse incomum em aspectos sensoriais do ambiente.

Nota-se que, atualmente, no Brasil, há um aumento significativo na procura por terapeutas ocupacionais especializados e que trabalham com a IS. Segundo Serrano, as atividades e tarefas que desempenhamos em nosso cotidiano nos expõem a experiências sensoriais, no entanto indivíduos que apresentam alterações no processamento das informações sensoriais tendem a ter dificuldades sociais, motoras, de comunicação e de aprendizagem (Serrano, 2016).

Ademais, são notórios os anseios por resultados satisfatórios e positivos, que estejam em comunhão com o plano terapêutico individual e as demandas do cliente, diretamente relacionadas com suas ocupações. Contudo, qualquer intervenção deve ser feita por profissionais éticos, capacitados e que respeitem, acima de qualquer abordagem, o contexto e os fatores do cliente.

Desenvolvimento

Terapia ocupacional: ciência, atividade e ocupação

Para podermos correlacionar de forma assertiva e didática o uso da IS pela terapia ocupacional, acreditamos ser fundamental relembrar quais são as premissas que embasam a profissão e suas possibilidades intervencionistas. De acordo com a *Estrutura da prática da terapia ocupacional: domínio e processo*, 3ª edição, podemos considerar a definição como o uso terapêutico de atividades diárias (ocupações), em indivíduos ou grupos, com a finalidade de melhorar ou possibilitar a participação em papéis, hábitos e rotinas nos mais diversos ambientes, são eles: casa, escola, local de trabalho, comunidade etc. Além disso, identifica e classifica as ocupações como: atividades de vida diária (AVD); atividades instrumentais de vida diária (AIVD); descanso e sono; educação; trabalho; brincar; lazer; participação social (Aota, 2015).

Por meio de pesquisas e estudos, Figueiredo, Gomez e Martinez (2020) ressaltam o reconhecimento da terapia ocupacional na pluralidade em que as práticas profissionais se concretizam e direcionam os indivíduos para a autonomia e independência em suas atividades e ocupações cotidianas, o que afirma e corrobora a importância da atividade para a terapia ocupacional, já que ela é usada como elemento de referência nas etapas do processo terapêutico.

Na atualidade, a maior parte do público-alvo dos atendimentos clínicos de IS são crianças e adolescentes. Contudo, faz-se necessário o aumento de estudos, documentação dos resultados e pesquisas científicas que possam respaldar ainda mais não só a sua aplicabilidade no cenário infantojuvenil, como também nas intervenções com o público adulto que manifesta problemas sensoriais relevantes dos quais merece investigação e acompanhamento. Campos reitera a assimilação do brincar como uma ocupação basilar para a criança e para TOs, que também deve compreender sua funcionalidade como recurso terapêutico essencial, do qual objetiva o desenvolvimento das habilidades correspondentes a cada faixa etária e a seu respectivo desempenho ocupacional (Campos *et al.*, 2017).

A teoria da integração sensorial

Nesta etapa, falaremos com mais detalhes sobre a IS e em como os aspectos sensoriais podem interferir na execução de tarefas e na qualidade de vida dos indivíduos. Por isso, vamos elucidar sobre as competências e características da integração sensorial, termo utilizado pela primeira vez em 1963 pela terapeuta ocupacional Anna Jean Ayres. Segundo Ayres e Dunn, a IS é elucidada como um processo neurofisiológico que identifica a função do sistema nervoso central em organizar, interpretar, processar e modular as informações advindas dos sistemas sensoriais, que são divididos em: visual, olfativo, gustativo, tátil, auditivo, vestibular e proprioceptivo. Todos associados à aprendizagem e às memórias anteriores retidas pelo cérebro (Ayres, 1979) (Dunn, 2001).

Desse modo, com base na integração desses sistemas, podemos ser capazes de responder de forma esperada aos estímulos e a situações cotidianas. Entretanto, quando esse processamento sensorial não acontece adequadamente, há a possibilidade de manifestação de sinais que podem indicar disfunção do processamento sensorial (DPS) (Ayres, 1979).

A seguir, esmiuçamos os sistemas sensoriais, suas especificidades e os déficits ocupacionais que podem ocorrer em virtude dos prejuízos do transtorno do processamento sensorial (TPS), com base em trabalhos científicos e teorias atuais.

Sistema tátil

Segundo Hatch-Rasmussen:

> O sistema tátil inclui nervos sob a superfície da pele que enviam informações para o cérebro, tais como toque leve, dor, temperatura e pressão. Esses exercem papel indispensável na percepção do ambiente, do mesmo modo que nas reações de proteção para a sobrevivência. Na teoria, quando o sistema tátil é imaturo e funciona inadequadamente, sinais neurais anormais são enviados ao córtex cerebral, podendo afetar outros processos cerebrais e fazer com que o cérebro seja demasiadamente estimulado, podendo levar a uma atividade cerebral excessiva, que não pode ser desligada nem organizada.

A mesma autora discorre que:

> a disfunção no sistema tátil pode ser observada em sinais; são eles: retraimento ao ser tocado; recusa ao comer alimentos 'texturizados' e/ou ao usar alguns tipos de tecidos/roupas; opor-se a lavar cabelo e/ou rosto; evita sujar as mãos com cola, areia, lama, tinta; faz uso das pontas dos dedos para manipular objetos. Para mais, pode apresentar percepções imprecisas com relação ao toque e/ou à dor (hiper ou hipossensibilidade), ao isolamento autoimposto, irritabilidade generalizada, distrações e hiperatividade (Hatch-Rasmussen, 1995).

Segundo Ayres:

> Correlacionando as características das disfunções do sistema tátil, podemos citar prejuízos frequentemente vistos em atividades comuns correlacionadas às AVDs e AIVDs, participação social e em atividades que englobam o âmbito escolar, devendo ser fundamental sua adaptação conforme as demandas sensoriais do analisado e o contexto que o cerca. Contudo, as rotinas diárias comuns podem tornar-se traumáticas para as crianças com defesa tátil e seus cuidadores, sendo provável que, na escola, sejam equivocadamente interpretadas como indivíduos que têm atitudes com perfil de rejeição, agressividade ou negatividade (Ayres, 1964).

Sistema vestibular

De acordo com Lane:

> Os receptores vestibulares são formados no início do desenvolvimento fetal e funcionam desde o nascimento. Esse sistema contém dois tipos de receptores: os canais semicirculares que detectam o movimento angular da cabeça e os órgãos otólitos, que captam o movimento linear e a força da gravidade. Em consequência, o sistema vestibular responde enviando ao cérebro informações críticas sobre a velocidade, a direção do movimento da cabeça e a posição estática da cabeça em relação à gravidade. Esse sistema opera inconsciente e continuamente no contexto da rotina diária (Lane *et al.*, 2019).

Segundo Hatch-Rasmussen:

> As disfunções dentro desse sistema podem se manifestar de duas maneiras distintas. Por exemplo, algumas crianças podem ser hipersensíveis aos estímulos vestibulares e terem reações de medo em atividades que incluem movimentos comuns como balançar, escorregar, caminhar em rampas e inclinações. Além disso, podem ter dificuldade para aprender a subir ou descer escadas, ter um andar apreensivo, rastejar em superfícies irregulares ou instáveis. Em uma perspectiva no sentido contrário, a criança pode demonstrar sinais de um sistema vestibular hiporreativo e procurar ativamente experiências sensoriais, tais como pular e/ou girar excessivamente o corpo com o propósito de estimular incessantemente seu sistema vestibular (Hatch-Rasmussen, 1995).

Sistema proprioceptivo

As autoras Bundy e Lane elucidam a propriocepção como:

> "As sensações musculares, movimento (ou seja, velocidade, taxa, sequência, tempo e força) e posição articular. O feedback proprioceptivo surge principalmente de receptores nos músculos, com algumas contribuições feitas por receptores na pele e articulações" (Lane, 2020).

Informação esta que se completa pela pesquisa de Hatch-Rasmussen, a qual traz como exemplo que:

> O sistema proprioceptivo é responsável por fornecer ao corpo os sinais necessários para nos permitir sentar adequadamente numa cadeira e descer suavemente do meio-fio, assim como manipular objetos usando movimentos motores finos, como: escrever com um lápis, usar uma colher para tomar sopa e abotoar a camisa. Além de citar sinais comuns de disfunção proprioceptiva, como: desastrado, tendência a cair, falta de consciência da posição do corpo no espaço, postura corporal inadequada, atrasos nos marcos de desenvolvimento motor (engatinhar pouco), dificuldade de manipular pequenos objetos (botões, fechos), comer de maneira desleixada e resistência a novas atividades motoras de movimento (Hatch-Rasmussen, 1995).

As características do transtorno do processamento sensorial (TPS)

Como elucidado anteriormente, já sabemos que o cérebro precisa analisar as informações de todos os sistemas sensoriais para que possa organizar respostas satisfatórias e correspondentes ao que está acontecendo no meio. Falhas e/ou alterações no decorrer desse processo podem provocar o surgimento de indícios que apontam para demandas referentes ao TPS.

Relativo aos problemas mais comuns na área do processamento sensorial, Magalhães explicita e cita: falhas no registro sensorial; tendências à procura de estímulos; e hiper-reação a estímulos. Atualmente, é possível encontrar estudos que buscam explicar o diagnóstico das disfunções de integração sensorial e suas manifestações. São eles: a modulação sensorial, a discriminação sensorial e as disfunções motoras de base sensorial (Magalhães, 2008) (Bundy; Lane, 2019; Serrano, 2016; Schaaf & Mailloux, 2015).

No que tange à disfunção de modulação sensorial, Serrano a descreve pelas características de reatividade em excesso ou resposta insuficiente aos estímulos sensoriais, "tendo dificuldade em responder apropriadamente à intensidade, natureza e grau do estímulo". A autora ainda classifica a disfunção por:

- Hiper-responsivos: quando exibem reações exageradas aos estímulos.
- Hiporresponsivos: não respondem ou têm menor resposta aos estímulos.
- Comportamentos de busca sensorial: necessitam de grande quantidade de informações para ativar os sistemas sensoriais.

Sobre a disfunção de discriminação sensorial, Serrano e Costa descrevem a dificuldade para interpretar as qualidades do estímulo sensorial e suas distinções. Em indivíduos que apresentam disfunções motoras de base sensorial, estas podem ser subdivididas em dois grupos classificatórios: a disfunção motora, "caracterizada pela dificuldade em estabilizar o corpo durante o movimento", e a dispraxia, "caracterizada pela dificuldade em planejar, sequenciar e executar uma nova ação ou uma série de ações motoras" (Serrano, 2016; Costa, 2017).

A respeito dos déficit práticos, Roley cita Parham (2006) descrevendo que "são áreas específicas de disfunção e que podem ser um dos fatores contribuintes para a dificuldade de uma criança em participar nas ocupações diárias". A autora do artigo ainda completa que as áreas comuns associadas ao transtorno do processamento sensorial incluem: desempenho acadêmico, identidade pessoal, atividades da vida diária, comportamento e participação social (Roley, 2006).

Em conclusão, ratificando com todo o conteúdo exposto anteriormente sobre as qualidades da Abordagem de IS e aplicabilidades do TO, Roley coloca que a TO tem como objetivo atingir a independência do indivíduo, assegurando suas áreas de ocupação humana e seus fatores, que incluem: atenção, compreensão e organização das entradas sensoriais, socialização nos esportes e na escola, capacidade de realizar as habilidades motoras finas e grossas, planejar, sequenciar e organizar o tempo, autorregulação da emoção, atenção, capacidade de lidar com mudanças e estresse que resultam em problemas de controle emocional e social (Roley, 2006).

Considerações finais

Neste capítulo, tanto estudantes e profissionais quanto os familiares, professores e cuidadores poderão compreender melhor como se dá a relação e o olhar sobre a IS. Dessa forma, nos debruçamos em esclarecer brevemente a atuação da TO no campo da IS e sua relação com o desempenho ocupacional.

Posto isto, vimos que a característica essencial da TO é o envolvimento ativo dos indivíduos no processo terapêutico, pois foca e utiliza como recurso e objetivo terapêutico as atividades e as ocupações humanas para prevenir e tratar demandas específicas e individuais.

Contudo, vale expor que, para obter bons resultados, essa abordagem requer uma adaptação individualizada para atender às necessidades específicas de cada criança, considerando sua subjetividade, habilidades e limitações, a fim de desenvolver estratégias orientadas que auxiliam na regulação das suas respostas sensoriais. Sendo necessário identificar os padrões de modulação e discriminação apresentados, é indispensável saber como tais aspectos podem interferir na qualidade de vida e independência do sujeito.

Por fim, devido aos benefícios alcançados pelo método, as autoras deste capítulo salientam a relevância em implementar a prática em salas de aula regulares da educação infantil, podendo desempenhar um papel de considerável destaque no cenário da inclusão e aprendizagem de estudantes típicos e atípicos que apresentam desafios no processamento sensorial.

Referências

AYRES, A. J. *Sensory integration and the child.* Los Angeles: WP, 1979.

AYRES A. J. *The development of sensory integrative theory and practice*: a collection of the works of A. Jean Ayres, Kendall Hunt Publishing Company, 1974.

AMERICAN PSYCHIATRIC ASSOCIATION. *Diagnostic and statistical manual of mental disorders.* 5. ed. Arlington, VA: American Psychiatric Association, 2014.

ASSOCIAÇÃO AMERICANA DE TERAPIA OCUPACIONAL. Estrutura da prática da terapia ocupacional: domínio & processo. 3. ed. *Rev. Ter. Ocup. Univ.* São Paulo, 2015.

BUNDY A. C.; LANE S. J. Sensory integration: theory and practice 3. ed., p. 117-118, 2020.

CAMPOS, S. D. F. *et al.* O brincar para o desenvolvimento do esquema corporal, orientação espacial e temporal: análise de uma intervenção/Play for the development of body schema and spatial and temporal orientation: analysis of an intervention. *Cadernos Brasileiros de Terapia Ocupacional*, p. 275-285, 2017.

COSTA, A.P.F. Abordagem de integração sensorial em crianças de 0 a 4 anos com autismo. *In*: JUNIOR, W.C. *Intervenção precoce no autismo*: guia multidisciplinar – de 0 a 4 anos. Belo Horizonte: Artesã, 2017.

DUNN, W. The sensations of everyday life: empirical, theoretical, and pragmatic considerations. *The American Occupational Therapy Association*, v. 55, n. 6, p. 608-62, 2001.

FIGUEIREDO, M. O.; GOMES, L. D.; SILVA, C. R. & MARTINEZ, C. M. S. A ocupação e a atividade humana em terapia ocupacional: revisão de escopo na literatura nacional. *Cadernos Brasileiros de Terapia Ocupacional*, 2020.

HATCH-RASMUSSEN, C. Sensory integration. Torrance, CA; Sensory Integration International, 1995.

MAGALHÃES, L. Terapia de Integração Sensorial uma abordagem específica da terapia ocupacional. *In*: DRUMMOND, A. F.; REZENDE, M. B. *Intervenções da terapia ocupacional.* Editora UFMG: Belo Horizonte. 2008.

LANE, S. J.; MAILLOUX L, Z.; SCHOEN, S.; BUNDY, A.; MAY-BENSON, T. A.; PARHAM, L. D.; ROLEY, S. S.; SCHAAF, R. C. Neural foundations of ayres sensory integration®. *Brain Sciences*, 9(7):153 2019.

SCHAAF, R.C.; ROLEY, S. S. *SI*: applying clinical reasoning to practice with diverse populations. Austin: TX: ProEd, Inc, 2006.

SERRANO, P. *A integração sensorial no desenvolvimento e aprendizagem da criança.* Lisboa: Papa-letras, 2016.

SCHAAF, R.; MAILLOUX, Z. *Clinician's guide for implementing ayres sensory integration®*: promoting participation for children with autism. [*S.l.*] AOTA Press, 2015.

09

A IMPORTÂNCIA DA TERAPIA OCUPACIONAL

EDUCAÇÃO, INCLUSÃO E AUTISMO

A terapia ocupacional é uma profissão da saúde que permeia a educação, podendo contribuir para a inclusão escolar das crianças. Neste capítulo, vamos falar sobre estratégias e recursos para auxiliar os professores em sala de aula no manejo de crianças com TEA, sugestões de confecções e adaptações, adequação de mobiliário e equipamentos da escola, do ambiente físico, auxílio da consultoria colaborativa do terapeuta ocupacional e a sugestão de uma sala multissensorial. São alguns instrumentos para auxiliar a criança nesse processo de inclusão escolar.

BIANCA YIDA DA SILVA E JOSIANE RIBEIRO PAULA

Bianca Yida da Silva

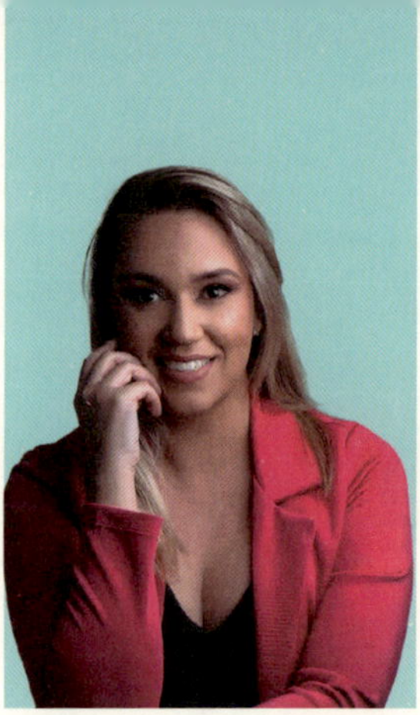

Graduada em Terapia Ocupacional pela Universidade Federal do Triângulo Mineiro (UFTM). Pós-graduada em Reabilitação Cognitiva. Atuando há seis anos na área pediátrica, com ênfase no desenvolvimento das competências que permitem à criança brincar, comunicar-se e relacionar-se com os outros de maneira eficaz, cuidar de si mesma e aprender utilizando, se necessário, dispositivos e estratégias adequadas às suas necessidades.

Contatos
bianca-yida@hotmail.com
@terapeuta_biancayida
34 99205 3003

Josiane Ribeiro Paula

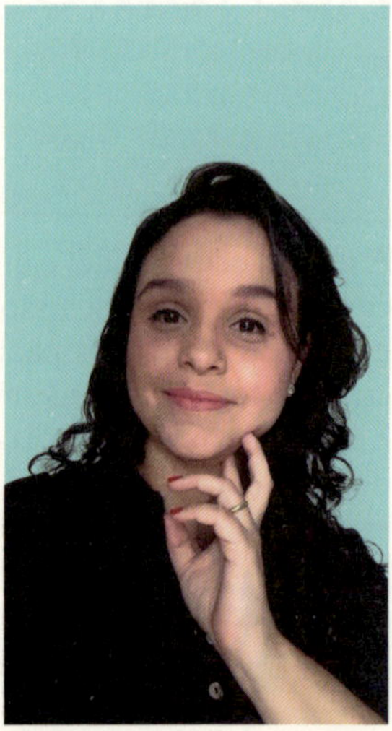

Graduada em Terapia Ocupacional pela Universidade Federal do Triângulo Mineiro (UFTM), em 2011. Pós-graduada em Educação Especial com ênfase em Autismo, pela Faculdade São Fidélis (RJ). Tem experiência na área de neurologia infantil e adulto, em atendimento de crianças e adolescentes com TEA e TDAH, habilitação e reabilitação visual de crianças com baixa visão, atuando na interface saúde e educação, tanto no setor público como no privado; possui diversos cursos na área: Integração Sensorial, Bobath, Balance, Treinamento de Contensão Induzida, Bandagem Terapêutica, entre outros.

Contatos
josi_belizario@hotmail.com
@josianeribeiro_to
34 99183 1792

A terapia ocupacional é uma profissão da área da saúde, que também permeia a educação, visto que é uma das áreas da ocupação do ser humano, buscando auxiliar como facilitador dessa interface saúde e educação. A inserção da terapia ocupacional na educação especial acompanhou a transição do paradigma da história da educação especial no Brasil (Bianchini, 2022).

O processo de inclusão refere-se à necessidade de atender as demandas educacionais específicas de cada aluno preferencialmente na escola regular, sendo necessário promoção de medidas para garantir o princípio de equidade ao acesso à educação (Unicef, 1990; Marcelino, 2013).

Com a política nacional de educação especial na perspectiva da educação inclusiva, houve abertura de espaço para profissionais da saúde comporem a equipe multidisciplinar da educação inclusiva no Brasil (Brasil, 2008).

Considerando que a escola é um ambiente educacional especializado, os terapeutas ocupacionais são profissionais parceiros nesse processo de inclusão, nesse caso, atuando não na condição clínica, mas sim no desempenho ocupacional do aluno. Portanto, terapeutas ocupacionais em ambiente escolar não devem fazer uso de protocolos, técnicas ou procedimentos de avaliação utilizados em ambientes clínicos para fins de reabilitação. A escola não é e não deve ser um ambiente preparado para tais serviços porque esse não é seu papel (Souza, 2021).

Quando citado desempenho ocupacional, o terapeuta ocupacional observará os alunos em suas respectivas ocupações: educação, brincar, recreação, participação social, atividades da vida diária, atividades instrumentais da vida diária, descanso e sono, além da observação em respectivos ambientes como sala de aula, refeitório, biblioteca, pátio, entre outros (Souza, 2021).

Se for percebida a necessidade de intervenção clínica, é desejável que o terapeuta ocupacional forneça orientação à equipe escolar e à família sobre o assunto e encaminhe o aluno para atendimento com outro colega de profissão. Isso é fundamental para evitar conflitos éticos e de interesse (Souza, 2021).

A inclusão da criança com autismo é um direito adquirido por lei, que garante o acesso de crianças com necessidades especiais nas escolas regulares. Essas devem fornecer todo o suporte para os professores. Para que a inclusão seja efetiva, é importante realizar a detecção precoce, comunicação com família, equipe e escolas (Lemos *et al.*, 2014).

Inclusão escolar na prática

Os alunos vivenciam o processo de aprendizagem de diferentes formas e muitos encontram obstáculos, sendo parte do cotidiano escolar. Dessa forma, é importante transpor essas barreiras, evitando o fracasso escolar (Brasil, 2005).

A educação inclusiva é uma tarefa de uma equipe multidisciplinar, é uma missão coletiva oferecer à escola a habilitação para promover o convívio de todos, independente das diversidades (Munguba, 2007).

Dessa forma, a atuação do terapeuta ocupacional inclui a informação e a sensibilização da família, da escola e da comunidade para viabilizar a inclusão social, além de intervir com informações sobre o desenvolvimento infantil, a importância do fazer humano e da autonomia, aprendizagem, acessibilidade e oportunidades de integração social. Intervindo com indivíduos com TEA, auxilia na compreensão do seu cotidiano, seus costumes, sua rotina, planejar conjuntamente estratégias que minimizem as dificuldades e respondam às demandas familiares (Minatel & Matsukura, 2014; Munguba, 2007).

O terapeuta ocupacional auxilia a equipe com intervenções facilitadoras do processo de inclusão e consultoria colaborativa para os professores auxiliarem esses alunos na criação de estratégias para facilitar o acesso deles na escola, garantindo meios para melhorar a qualidade do desempenho acadêmico, sendo um processo de capacitação contínua desses professores, com cursos de capacitação, extensão, especialização, na seleção de conteúdo para as licenciaturas ou em movimentos de formação em serviço (Carvalho & Tavares, 2011; Mantovani & Caiado, 2011).

Podem ser realizadas adaptações ambientais, favorecendo acessibilidade e disposição ergonômica do aluno (posicionamento do aluno dentro e fora da sala de aula) na confecção e adaptação de recursos e na implementação da comunicação alternativa (Borges & Galvão, 2010; Mantovani & Caiado, 2011).

Aluno sentado e aprendendo

São diversas as estratégias para que a criança permaneça em sala por mais tempo em bom nível de alerta. Lembrando que cada criança é única; é necessário observar como ela reage a tais estímulos, observando a intensidade, duração e velocidade. Vamos a alguns exemplos.

Se a criança está com nível de alerta baixo, cansada após o recreio, ou debruçada sobre a mesa, podem ser usadas brincadeiras como rolar de um lado para outro em cima do colchonete, de movimento rápido com bola. Uso de caixa sensorial com bolinha de texturas variadas, grama, areia, bolinhas de gel, arroz colorido, feijão, entre outros. Em sala, pode ser utilizado antiderrapante na cadeira, ou mesmo texturas variadas e o uso de disco proprioceptivo, uma boia fininha, ou o uso da bola terapêutica para sentar-se. Podem ser utilizados velcros na carteira ou outras texturas como referência sensorial. Outra opção é cantar músicas com a criança (Ayres, 1979).

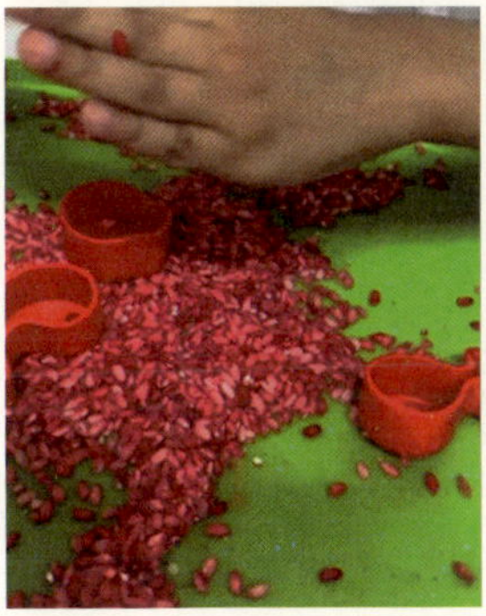

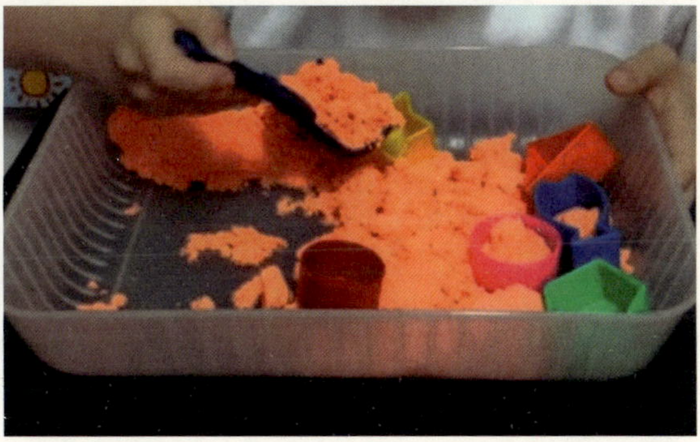

Fonte: arquivo pessoal

Se a criança grita ou baba (sialorreia), podem ser usadas bolinhas de sabão ou mesmo soprar catavento. Se tiver crise ou vontade de morder, podem ser utilizadas estratégias de pressão profunda, como apertar massinha, massagem profunda, sanduíche com almofadas.

Mas se está eufórica ou agitada, podem ser utilizadas caneleiras na perna, no colo, ou mesmo o uso de almofadas e coletes ponderados (peso) ou de Neoprene e o uso de pufes. Podem ser utilizadas brincadeiras com circuito, pula-pula, escorregador, balanço, rede, além do uso de músicas mais lentas.

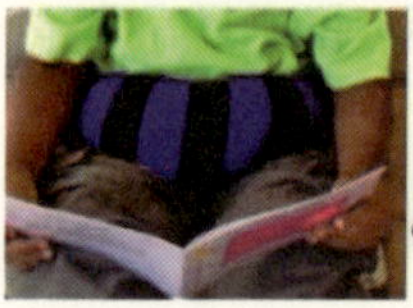
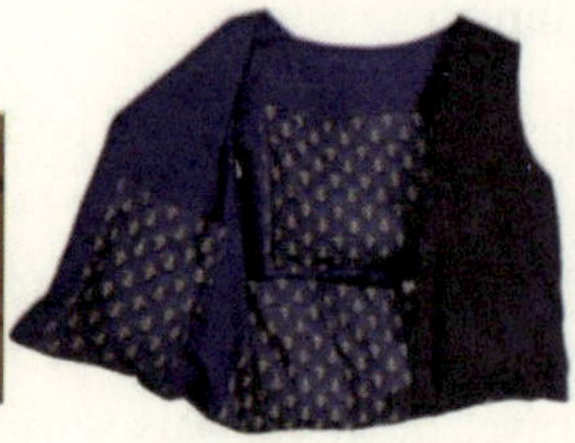
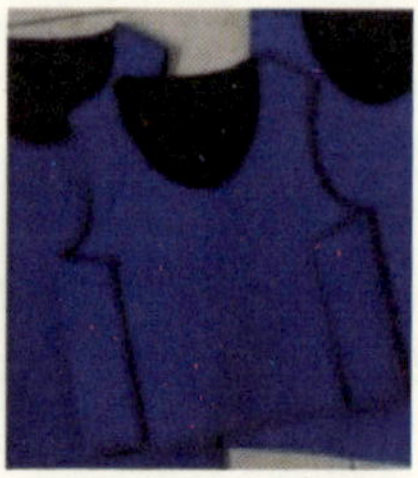

Fonte: Google.

Para auxiliar a manter o nível de alerta, podemos utilizar estratégias de posicionamento/ergonomia, como livros para apoio de pé, uso de planos inclinados para leitura, cotovelos e costas apoiadas, com uso de espumas e almofadas, se necessário. É importante fazer pausas para retornar às tarefas de maior atenção e concentração (Ayres, 1979).

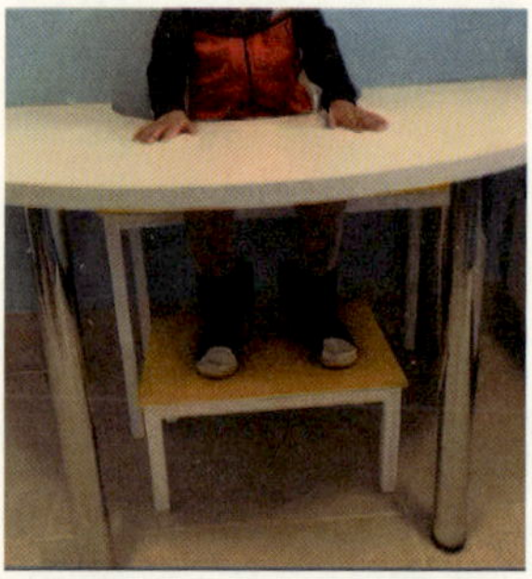
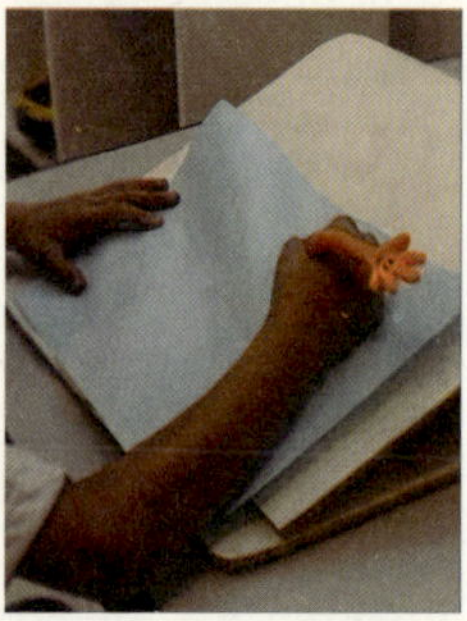

Fonte imagem 1: arquivo pessoal./ Fonte imagem 2: Google.

Se a criança tem dificuldade de compreender as rotinas em sala de aula, podem usar algumas dicas visuais, com figuras/fotos da sequência das atividades, como forma de antecipação. É importante também ter uma figura que identifique possíveis intercorrências ou alterações de rotina repentina.

Uma nova perspectiva de acolhimento e inclusão

Atualmente, a terapia ocupacional pode atuar de diversas maneiras no campo da educação inclusiva, oferecendo suporte a alunos e professores, com ações de consultoria colaborativa, confecções de adaptações, elaboração de atividades, facilitando o acesso de alunos com deficiência, realizando adequações do ambiente físico, de mobiliários e equipamentos da escola. Pode atuar também na introdução da tecnologia assistiva, comunicação alternativa, ampliação do entorno social, autonomia do indivíduo, melhoria na qualidade de vida e encaminhamentos de saúde ou reabilitação quando necessário (Souto, Gomes & Folha, 2018).

Pensando em nossa prática clínica, além de todas as possibilidades no campo educacional, nosso maior objetivo é realizar ações colaborativas (consultorias), favorecendo a melhor compreensão da criança, além de auxiliar a equipe a ter um bom manejo com ela (Grace, 2020).

Para que isso seja solucionado, podemos auxiliar a equipe na montagem de uma sala multissensorial, ou seja, espaço que proporcionará às crianças vivências sensoriais individualizadas para se autorregularem, a fim que, então, possam estar melhor preparadas para aprender e interagir com os outros. É importante ressaltar que a sala multissensorial não é o mesmo que realizar intervenção de integração sensorial, porém é um espaço adaptável para atender as necessidades individuais dos alunos (Grace, 2020).

Estudos demonstram que, ao oferecermos experiências sensoriais diversas, crianças e adolescentes melhoram o desempenho acadêmico, pois conseguem reduzir o estresse, o comportamento estereotipado, a agressão e autoagressão, aumentando o foco e a concentração, melhorando a interação social e a motivação à aprendizagem (Grace, 2020).

Dentro de uma sala multissensorial, proporcionamos estímulos:

- Orais: estímulos que servem para auxiliar aquelas crianças que mordem os colegas, por exemplo, utilizando a brincadeira de soprar bolhas de sabão.
- Vestibulares (movimentos): para aquelas crianças com níveis de alerta baixo ou crianças agitadas ao extremo, por exemplo, brincar de rodopiar.
- Proprioceptivos: brincar de carrinho de mão, jogar boliche com bolas de pesos.
- Pressão profunda: estímulos que servem principalmente para aquelas crianças que estão em crises, por exemplo, massagem com bolas.

Diante das experiências vivenciadas pelas autoras no ano de 2023, planejar uma sala multissensorial é apoiar o aluno no que condiz a desenvolver estratégias de autorregulação. É importante consultar um terapeuta ocupacional periodicamente para os estímulos serem efetivos e, assim, termos a inclusão escolar. O projeto é desenvolvido e acompanhado pelo terapeuta ocupacional, assim como todas as orientações referentes aos materiais e estímulos necessários.

Referências

AYRES, A. J. *Sensory integration and the child.* Los Angeles: WPS., 1979.

BIANCHINI, G. V. *As contribuições e possibilidades de intervenção da terapia ocupacional na educação inclusiva: revisão narrativa.* Trabalho de conclusão de curso (Graduação em Terapia Ocupacional) – Instituto de Saúde e Sociedade, Universidade Federal de São Paulo, Santos, 2022. Disponível em: https://repositorio.unifesp.br/handle/11600/63187. Disponível em: 21 nov. 2024.

BRASIL. Secretaria de Educação Especial. *Política Nacional de Educação Especial na Perspectiva da Educação Inclusiva.* Brasília, DF, jan. 2008

BRASIL. Ministério da Educação. Secretaria de Educação Infantil e Fundamental. *Fracasso escolar no Brasil*: políticas, programas e prevenção ao fracasso escolar, 2005.

CARVALHO, M. F.; TAVARES, D. B. S. *A capacitação profissional como instrumento facilitador no processo de inclusão de indivíduos autistas na rede pública de ensino e na sociedade.* X Congresso da Educação, nov. 2011.

GRACE, J. Multisensory rooms: essential characteristics and barriers to effective practice. *Tizard Learning Disability Review*, v. 25, n. 2. p 67-75, 2020.

LEMOS, E. L. de M. D.; SALOMAO, N. M. R.; AGRIPINO-RAMOS, C. S. Inclusão de crianças autistas: um estudo sobre interações sociais no contexto escolar. *Rev. bras. educ. espec.* [on-line]. 2014, v. 20, n. 1, p. 117-130, 2020.

MANTOVANI, J. V. CAIADO K. R. M. Formação de professores para a escola inclusiva: contribuições da terapia ocupacional ao aluno com deficiência física. *Revista de Educação PUC Campinas,* Campinas, v. 16, n. 1, p. 79-89, jan./jun., 2011.

MARCELINO, J. F. de Q. A diferença no cenário familiar, a inclusão escolar e a terapia ocupacional. *Cadernos Brasileiros de Terapia Ocupacional* (UFSCAR) v. 21, 2013.

MINATEL M. M.; MATSUKURA T. S. Famílias de crianças e adolescentes com autismo: cotidiano e realidade de cuidados em diferentes etapas do desenvolvimento. *Rev. Ter. Ocup. Univ. São Paulo*, v. 25, n. 2, p 126-34, maio/ago., 2014.

MUNGUBA, M. C. Educação Inclusiva. *In*: CAVALCANTI, A.; GALVÃO, C. R. C. *Terapia ocupacional:* fundamentação e prática. 1ª ed. Rio de Janeiro: Guanabara Koogan, 2007.

SOUTO, M. S.; GOMES, E. B. N.; FOLHA, D. R. S. C. Educação especial e terapia ocupacional: análise de interfaces a partir da produção de conhecimento. *Revista Brasileira de Educação Especial*. v. 24, n. 4, p. 583-600, 2018.

SOUZA, J. R. B. *Terapia ocupacional na educação*: composição e delineamento do campo profissional. Tese de Doutorado – Universidade Federal de São Carlos, Campus São Carlos, São Carlos, 2021.

UNICEF. *Declaração Mundial sobre Educação para todos*. 1990. Disponível: https://www.unicef.org/brazil/declaracao-mundial-sobre-educacao-para-todos-conferencia-de-jomtien-1990. Acesso em: 21 nov. 2024.

10

A IMPORTÂNCIA DA ATUAÇÃO DO TERAPEUTA OCUPACIONAL NO CONTEXTO DOMICILIAR COM A PESSOA IDOSA

Sendo o terapeuta ocupacional o profissional que visa à promoção da saúde e ao bem-estar por meio da ocupação, voltando o seu olhar para o desempenho ocupacional, neste capítulo, iremos abordar a importância da intervenção terapêutica ocupacional, bem como o diferencial que o atendimento domiciliar oferece às pessoas idosas, que já não conseguem desempenhar muitas atividades significativas, vindo, os atendimentos domiciliares, de encontro a essas necessidades; estando o terapeuta ocupacional inserido no domicílio, ele consegue obter uma visão integral, um melhor engajamento familiar e/ou do cuidador e uma atuação assertiva.

CAMILA OLIVEIRA E
DÉBORA PACHECO

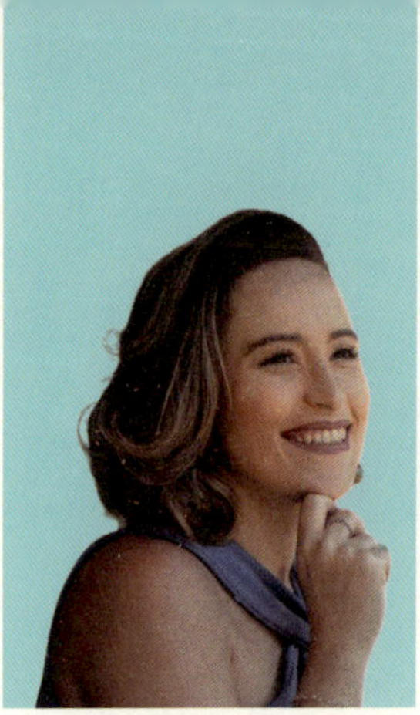

Camila Oliveira

Terapeuta ocupacional gerontóloga. Bacharelado em Terapia Ocupacional (USP). Especialização em Gerontologia pelo Hospital Alemão Oswaldo Cruz. Especialização em Saúde Integrativa e Bem-Estar pelo Hospital Israelita Albert Einstein. Aprimorada em cuidados paliativos e finitude. Criadora da formação e comunidade Terapeuta Ocupacional no Domicílio. Mentora de gestão e estratégia de marca para terapeutas ocupacionais. Fundadora e gestora da empresa Domiciliare: Cuidado Integral Domiciliar no Envelhecimento. Vice-presidente da ABRATO MS – Associação Brasileira dos Terapeutas Ocupacionais do Estado do Mato Grosso do Sul, gestão 2024-2028.

Contatos
tocamilaoliveira@gmail.com
Instagram: @tocamilaoliveira

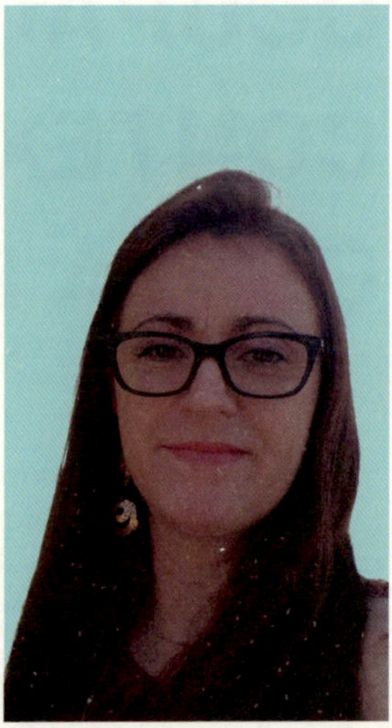

Débora Pacheco

Bacharel em Terapia Ocupacional pela Universidade Católica Dom Bosco. Especialização em Terapia Ocupacional – Uma Visão Dinâmica Aplicada à Neurologia. Formada há 22 anos. Atualmente, atua na área de neurologia em gerontologia domiciliar e na área da neuropediatria. Presidente da ABRATO MS – Associação Brasileira dos Terapeutas Ocupacionais do Estado do Mato Grosso do Sul, gestão 2024-2028. Conselheira suplente do CREFITO 13 – Conselho Regional de Fisioterapia e Terapia Ocupacional, gestão 2023-2027.

Contatos
deboraspsobral@gmail.com
Instagram: @to.deborapacheco

O mundo está passando por uma mudança significativa: está envelhecendo. Segundo a OMS (Organização Mundial de Saúde, 2011), o número de sexagenários em 2010, no Brasil, era de 19,6 milhões de pessoas, o que representa 10,2% da população brasileira. Estima-se que, em 2050, essa porção aumente para 30% da população.

O envelhecimento é um fenômeno natural de alterações fisiológicas do corpo do sujeito, não decorrente de doenças, relacionadas com a evolução no tempo (SBGG-SP, 2016). Tais alterações, chamadas de *senescência*, acontecem em âmbito molecular e celular, contribuindo para a diminuição do funcionamento dos órgãos e do organismo de modo geral.

Alguns exemplos naturais do processo de envelhecimento correspondem à queda ou ao embranquecimento dos cabelos, à perda de flexibilidade da pele e ao aparecimento de rugas, não provocando um encurtamento da vida ou alteração funcional (SBGG-SP, 2016).

Porém, quando há condições físicas e/ou psicossociais que acometem o indivíduo no decorrer da vida baseadas em mecanismos fisiopatológicos, ou seja, doenças que comprometem a qualidade de vida desses sujeitos, mas que não são comuns a todas eles em uma mesma faixa etária, este aspecto é chamado de **senilidade** (SBGG-SP, 2016), como osteoporose, diabetes, depressão e outros.

Dessa forma, são inúmeros os fatores que contribuíram para o aumento populacional de pessoas acima de sessenta anos. Porém, com o avanço da idade, aumenta a incidência de doenças crônicas, como hipertensão arterial sistêmica, diabetes mellitus, acidente vascular encefálico, insuficiência vascular periférica, catarata, neoplasias, doenças oncológicas, fibromialgia, artrite reumatoide e outras (Santos, 2011).

Segundo o Conselho Regional de Fisioterapia e Terapia Ocupacional de São Paulo (CREFITO-3), a:

> Terapia ocupacional é uma profissão da saúde centrada no usuário, à qual compete a promoção da saúde e bem-estar por meio da ocupação. A finalidade primordial da terapia ocupacional é possibilitar a participação das pessoas nas atividades da vida cotidiana. Os terapeutas ocupacionais alcançam este resultado trabalhando com pessoas e comunidades para ampliar sua capacidade de se envolverem nas ocupações que desejam e necessitam realizar ou que se espera que elas realizem; ou mediante a modificação da ocupação ou do ambiente para possibilitar maior apoio ao seu compromisso ocupacional.

Dessa forma, o terapeuta ocupacional busca promover, potencializar e restaurar habilidades e os componentes do desempenho ocupacional. Para isso, o profissional utiliza a atividade como recurso terapêutico para o tratamento, melhora e recuperação da capacidade funcional do sujeito, focando no entendimento dele sobre suas reais necessidades e orientando-o a perceber seu desenvolvimento e seu desempenho no cotidiano (Caldas & Facundes, 2011).

Para ajudar os sujeitos a alcançar os resultados desejados, o terapeuta ocupacional facilita a interação entre o cliente, seus ambientes e contextos e as ocupações que desenvolve. Para isso, realiza-se a análise de desempenho ocupacional, compreendendo a complexa e dinâmica interação entre a pessoa, as ocupações e o ambiente. Segundo o Modelo Canadense de Desempenho Ocupacional (COPM), cada um desses aspectos possui influência sobre o outro, seja individual ou coletivamente (Caldas & Facundes, 2011).

O desempenho ocupacional refere-se à capacidade do indivíduo de realizar as tarefas ocupacionais de maneira satisfatória e adequada ao estágio de desenvolvimento, cultura e ambiente em que se encontra. Enquanto categoria analítica, o desempenho ocupacional é composto por três aspectos: áreas, componentes e contextos. Ressaltando-se que as características individuais da pessoa, tais como o afeto, a cognição, o corpo físico e a espiritualidade são igualmente consideradas (Law *et al.*, 2009).

As áreas de desempenho compreendem o autocuidado (tarefas de cuidados pessoais: pentear-se, alimentar-se, hidratar-se, higiene, suprir-se, vestir-se etc.; mobilidade, socialização, comunicação e expressão sexual); a produtividade (trabalho remunerado ou voluntário, administração da casa, cuidados com outras pessoas, atividades educacionais e vocacionais); e o lazer (recreação e socialização) (Law *et al.*, 2009).

Os componentes de desempenho, atributos especificamente do indivíduo, correspondem aos aspectos sensório-motores, aos aspectos físicos, à integração cognitiva e aos componentes cognitivos e afetivos, às habilidades psicossociais, aos componentes psicológicos e aos aspectos religiosos e espirituais. Um desenvolvimento neurofisiológico adequado e um funcionamento integrado desses componentes de desempenho são básicos para a capacidade de um indivíduo realizar as atividades compreendidas nas áreas de desempenho (Law *et al.*, 2009).

Por fim, os contextos de desempenho configuram-se a partir das dimensões temporais, como a idade do indivíduo, o estágio de desenvolvimento ou fase de maturação e o momento prioritário da vida – paternidade, educação ou carreira –, além do grau de deficiência, caso ela exista. Já as dimensões ambientais manifestam-se em três categorias: física, social e cultural.

> Estas áreas de contextos do desempenho da pessoa são vistas dentro de uma dimensão de cuidado que envolvem as ocupações do cliente, o ambiente em que ele vive e a sua própria pessoa com suas experiências e vivências diárias de autocuidado, de trabalho e de lazer (E-journal, 2013).

O idoso interage com todas as esferas do seu dia a dia, suas ocupações, ambiente e participação social (Law *et al.*, 2009). Dessa forma, cada uma gera consequências e repercussões nas outras, dependendo das condições de saúde e das oportunidades de participação, envolvimento e desenvolvimento de capacidades de desempenho funcionais ou até mesmo residuais.

Pode-se pensar que o idoso que deixou de fazer suas ocupações na vida diária não deixou simplesmente de realizar suas ocupações, sobretudo, deixou de interagir com as tarefas diárias, com o ambiente ou também com as pessoas com quem vive no cotidiano (E-journal, 2013).

Dessa forma, entende-se que o referencial teórico (COPM), como abordagem centrada no cliente, permite ao terapeuta ocupacional, em sua atuação com idosos, promover conforto físico, suporte emocional e facilita a relação sujeito/ambiente/ocupação (Besse, 2009).

A atividade humana é um espaço de criação, recriação e reprodução do cotidiano, repleta de intenções, vontades, desejos e necessidades. Por isso, é importante ter um profissional que possa ter a tarefa de construir, ativar, auxiliar, enaltecer e ressignificar as atividades do cotidiano interrompido ou inexistente junto ao sujeito para melhoria na qualidade de vida e bem-estar

(Besse, 2009). "(...) O fazer, para construir ou reconstruir cotidianos (...) apesar da doença ou da deficiência." (Benetton, 2000 *apud* Takatori, 2001).

A terapia ocupacional promove assistência às famílias e cuidadores, porém se faz necessário elencar e definir alguns conceitos, de forma a justificar, considerar e compreender a importância do presente estudo.

Família é um fenômeno que correspondia, no passado, às relações entre os sujeitos dadas pela consanguinidade, aos direitos, valores, deveres e afetos; hoje, a família compõe-se da construção do relacionamento cotidiano entre seus membros, funcionando como um sistema vivo, no qual tudo que acontece com um membro repercute nos demais (Othero, 2010).

Esse núcleo de cuidado tem vivenciado novos arranjos em suas composições, como a mulher, antes figura do papel do cuidar e do lar, participa ativamente no mercado de trabalho; a diminuição do tamanho das famílias em decorrência da redução do número de filhos; a ênfase nos projetos individuais modificou significativamente as interações entre os membros das famílias; entre outros aspectos da modernidade que romperam e modificaram as estruturas e dinâmicas tradicionais familiares (Othero, 2010).

Dessa forma, o adoecimento de um familiar também resulta em situações de impacto e repercussões. Ocorrem rupturas na vida e no cotidiano, mudam-se os papéis exercidos pelos membros, o aparecimento de sofrimentos psíquicos e emocionais relacionados ao novo panorama (Othero, 2010).

Diante dessas mudanças nas dinâmicas da modernidade sobre as famílias, a presença e a necessidade de lidar com o adoecimento de um familiar são aspectos, dentre outros, determinantes e contribuintes para a contratação de cuidadores formais para o auxílio a esse cuidado (Othero, 2010).

O ato de cuidar, destinado ao cuidador, significa ter "atitude constante de ocupação, preocupação, responsabilidade, envolvimento e ternura" com o paciente (Abreu & Pires, 2009, p.13). E, assim, como algo inerente e natural ao ser humano, o cuidador auxilia o idoso, de acordo com este estudo, em todas as suas dimensões: física, psíquica, ocupacional, relacional, social e espiritual; e a desempenhar suas atividades de vida diária, tais como alimentação, higiene pessoal, oferecimento da medicação, mobilização, participação social, sejam dependente leve, parcial ou total de cuidado dos familiares, cuidadores formais ou informais (Othero, 2010).

Para a terapia ocupacional, a assistência ao familiar e ao cuidador deve fazer parte do plano terapêutico do paciente, de modo a orientar acerca dos cuidados ao paciente: treinar o cuidador como facilitador da independência e autonomia do paciente; facilitar a comunicação entre familiar e paciente; acolher as próprias demandas e sofrimento; oferecer apoio, escuta e acolhimento; e resgatar as atividades significativas do cotidiano do cuidador (Othero, 2010).

A atuação de terapia ocupacional se baseia em manter a máxima independência e autonomia no processo do envelhecimento, além de identificar riscos domiciliares, auxiliando com ideias para aumentar a segurança. O terapeuta ocupacional atua na manutenção e promoção dos componentes de desempenho, para que o idoso continue a exercer suas atividades, sem perder a motivação e o engajamento, visando sempre manter o desempenho ocupacional.

A intervenção do terapeuta ocupacional no contexto domiciliar contribui para a melhoria da qualidade de vida do paciente, continuidade da vida ocupacional e do seu núcleo de cuidado.

No atendimento domiciliar, o terapeuta ocupacional tem melhor condição de compreender a sua história, manter as atividades significativas do cotidiano, contribuir na qualidade das relações familiares, prevenir situações de apatia, minimizar a ansiedade, prevenir incapacidades, manter a independência nas atividades de vida diária, promover novas experiências, orientar e dar suporte a familiares e cuidadores focando na qualidade de vida, nos valores e na satisfação do paciente no contexto familiar.

> O terapeuta ocupacional, no domicílio, tem maior contato com a família do idoso. Isso facilita a aproximação da terapia com a realidade do paciente e colabora para a promoção e a manutenção de laços afetivos. Há, portanto, garantia de apoio, uma vez que é proporcionado à família esclarecimento acerca das maneiras de lidar com o idoso possuidor de limitações, ou seja, uma ação educativa. A relação da família com o idoso possibilita ao terapeuta ocupacional compreender que espaço esse idoso tem no lar e perceber quais pessoas, dada sua melhor convivência com o idoso, poderão colaborar diretamente com a terapia (Ferrari & Mota, 2004, p. 302).

A atuação do terapeuta ocupacional baseia-se em manter a máxima independência e autonomia do desempenho ocupacional da pessoa idosa no processo do envelhecimento, além de identificar riscos domiciliares, auxiliando em adaptações e recursos terapêuticos para melhorar e promover a segurança dela. O terapeuta ocupacional atua na manutenção e promoção das habilidades cognitivas para que a pessoa idosa continue a exercer suas atividades, sem perder a motivação e o engajamento, visando sempre prevenir, promover e reabilitar o desempenho ocupacional.

> (...) Muitas limitações encontradas por pessoas idosas saudáveis, durante a realização de tarefas domésticas, podem ser prevenidas ou reduzidas por soluções relativamente simples e inexpressivas (Fasoli, 2013, p.856).

Referências

ABREU, C. B. B. de; PIRES, N. R. O papel do cuidador. *In*: ABREU, C. B. B. de; PIRES, N. R.; RIBEIRO, M. I. *Cuidando de quem já cuidou*. São Paulo: Atheneu, 2009.

BURLÁ, C. Paliação: cuidados ao fim da vida. *In*: FREITAS, E. V.; PY, L. (eds.). *Tratado de geriatria e gerontologia.* 2ª ed. Rio de Janeiro: Guanabara Koogan; 2006. p. 732-739.

DRUMMOND, A. de F. Fundamentos de terapia ocupacional. *In*: CAVALCANTI, A.; GALVÃO, C. *Terapia ocupacional:* fundamentação e prática. Rio de Janeiro: Guanabara Koogan S.A., 2007.

DRUMMOND, A. F.; REZENDE, M. B. *Intervenções da terapia ocupacional.* Belo Horizonte: UFMG, 2008.

FASOLI, S. E. Restaurando a competência para os papéis relacionados ao cuidar da casa e dos filhos. *In*: RADOMSKI, M. V.; LATHAM, C. A. T. *Terapia ocupacional para disfunções físicas.* São Paulo: Livraria Santos Editora, 2008, p. 856.

GIACOMIN, K. C.; UCHOA, E.; LIMA-COSTA, M. F. F. Bambuí: a experiência do cuidado domiciliário por esposas de idosos dependentes. *Cad. Saúde Pública* 2005; v. 21, n. 5, p. 1509-1518.

LAW, M.; BAPTISTE, S.; McCOLL, M. A.; OPZOOMER, A.; POLATAJKO, H.; POLLOCK. N. The Canadian Occupational Performance Measure: an outcome measure for occupational therapy. *Can. J. Occup. Ther.*, v. 57, n. 2, p. 82-87, 1990.

LAW, M.; BAPTISTE, S.; CARSWELL, A.; McCOLL, M. A.; POLATAJKO, H. L.; POLLOCK, N. *Medida Canadense de Desempenho Ocupacional (COPM)*. Trad. Lívia de Castro Magalhães, Lilian Vieira Magalhães e Ana Amélia Cardoso. Belo Horizonte: Editora Universidade Federal de Minas Gerais, 2009.

MOTTA, M. P. e FERRARI, M. A. C. Intervenção terapêutica ocupacional junto a indivíduos com comprometimento no processo de envelhecimento. *In*: DE CARLO, M. M. R. P. e LUZO, M. C. M. *Terapia ocupacional*: reabilitação física e contextos hospitalares. São Paulo: Roca, 2004, p. 302.

OMS. Organização Mundial de Saúde. *Envelhecimento populacional*. 2011.

SAITO, C. M.; CASTRO, E. D. Práticas corporais como potência de vida. *Cadernos de Terapia Ocupacional da UFSCar*. São Carlos, SP, v. 19, n. 2, p. 177-188, mai-ago, 2011.

SBGG-SP. *Envelhecimento, senescência e senilidade*. São Paulo: Sociedade Brasileira de Geriatria e Gerontologia, 2016.

11

ESPAÇO TERAPÊUTICO REDÁRIO

RECURSO HUMANIZADO EM UMA INSTITUIÇÃO DE LONGA PERMANÊNCIA

Este capítulo aborda a rica experiência de trazer o redário como um recurso terapêutico da terapia ocupacional para uma instituição de longa permanência, com o objetivo de beneficiar a maior parte de seus moradores com melhor qualidade de vida em um atendimento humanizado, de lazer, proporcionando mudança de ambiente, favorecendo o bem-estar, em um lugar arborizado e com diversos estímulos sensoriais. Vivências reais que elevaram a autoestima e o bem viver dos pacientes da instituição contemplados com uma magnífica e diferenciada abordagem da terapia ocupacional.

CLEUSA ALMEIDA

Cleusa Almeida

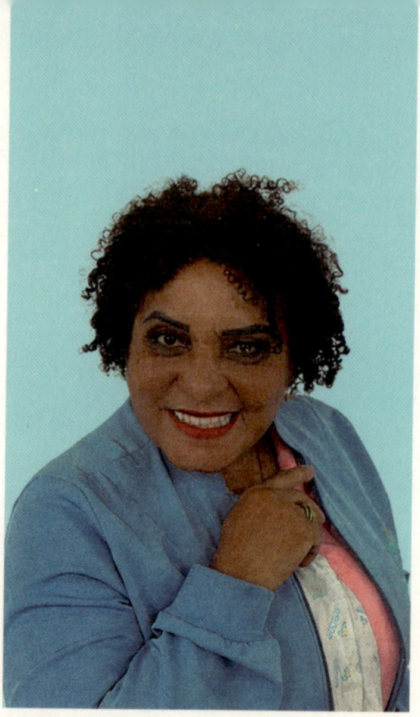

Graduada em Terapia Ocupacional pela PUC-GO. Pós-graduada em Saúde da Família. Pós-graduada em Saúde Mental pela Universidade Federal de Goiás. Participa dos cursos: Reabilitação Cognitiva na Atenção Integral à Saúde da Pessoa Idosa e Integração Sensorial de Ayres. Idealizadora do projeto: Espaço Terapêutico Redário. Atualmente, atua na área infantil, em Trindade e Palmeiras de Goiás.

Contatos
cleusato2024@gmail.com
62 99272 3426

Neste capítulo, relato uma experiência vivenciada na Vila São Cottolengo, uma instituição filantrópica de longa permanência e atendimentos médicos hospitalares à comunidade, na cidade de Trindade-GO, cujo propósito foi o atendimento, enquanto terapeuta ocupacional, de forma humanizada a pacientes de uma das unidades que estavam sob minha responsabilidade.

A terapia ocupacional é definida como o uso terapêutico de atividades diárias (ocupações) em indivíduos ou grupos, com o propósito de melhorar ou possibilitar a participação em papéis, hábitos e rotinas em diversos ambientes como casa, escola, local de trabalho, comunidade e outros lugares.

O tratamento da terapia ocupacional visa favorecer maior grau de autonomia para a pessoa, porém isso só se torna possível se as rotinas institucionais e as práticas dos profissionais se colocam como agentes de transformação para melhorar a saúde e promover mudanças positivas da qualidade e do cuidar.

No ano de 2011, atuando como terapeuta ocupacional em uma das unidades da instituição, deparei com 30 mulheres com grandes limitações físicas e cognitivas, quase todas cadeirantes, a maioria delas dependentes nas AVDs, necessitadas de uma intervenção diferenciada, sob o olhar da terapia ocupacional. Desenvolvi esse projeto pensando em proporcionar a essas mulheres, de faixa etária de 37 a 82 anos, um desempenho ocupacional significativo em bem-estar físico, social e humanizado nas suas rotinas semanais, visando, especificamente, à humanização.

Humanizar significa tornar humano, dar condição humana a alguma ação ou atitude, humanar. Também quer dizer ser benévolo, afável, tratável, realizar qualquer ato considerando o ser humano como um ser único e complexo, em que estão inerentes o respeito e a compaixão com o outro (Mascarenhas, 2015).

Humanização, em saúde, não só atende à necessidade do indivíduo em determinada instituição, como também passa a vê-lo como um ser humano completo, que necessita de acolhimento para uma qualidade de vida satisfatória, com sua história de vida, seus sentimentos (Oliveira *et al.*, 2006).

Com o compromisso de promover um atendimento favorável ao bem-estar daquelas mulheres, descobri no "redário" um recurso significativo naquele momento em que me vi diante de um desafio enquanto terapeuta ocupacional para realizar uma forma diferente de atendimento em uma instituição tão rica de espaços ambientais que favoreciam a flora e a fauna. Por que não as pessoas moradoras de lá?

Um redário é um tipo de espaço ao ar livre em que se coloca redes para descansar, relaxar e aproveitar a natureza. É muito comum em regiões tropicais e litorâneas (hotéis, pousadas, resorts), proporcionando uma maneira confortável de desfrutar do ambiente ao ar livre favorável para o ocupante do espaço. Sabendo dos benefícios que propicia às pessoas que se hospedam nesses lugares, surgiu em mim a ideia de desenvolver o projeto do redário como forma de propiciar às pacientes mudança de rotina, atendimentos específicos adequados com resultados satisfatórios, assim como acrescentar ao espaço a possibilidade de lazer.

A terapia ocupacional pode ajudar ou direcionar as pessoas a terem uma vida melhor desenvolvendo habilidades, elevando a autoestima, lidando com as emoções e promovendo a participação social em diferentes contextos. Nesse sentido, este projeto foi por mim idealizado como terapeuta ocupacional autorizada pela instituição em agosto de 2011 a implementar o projeto Espaço Terapêutico Redário, com o apoio das coordenadoras da unidade e da equipe multiprofissional. A partir daí e em equipe, fomos em busca de um lugar apropriado dentro da instituição para iniciarmos a elaboração do cronograma dos atendimentos.

Três redes foram doadas pela comunidade, e foi dado início aos atendimentos duas vezes por semana para contemplar a maioria das pacientes pelo revezamento. Nem todas gostavam de estar na rede (devido a algum desconforto, como o medo do movimento), porém todas queriam ir ao local para apreciar a natureza, ter uma mudança de ambiente, aproveitar a saída como um passeio ou até mesmo um lazer.

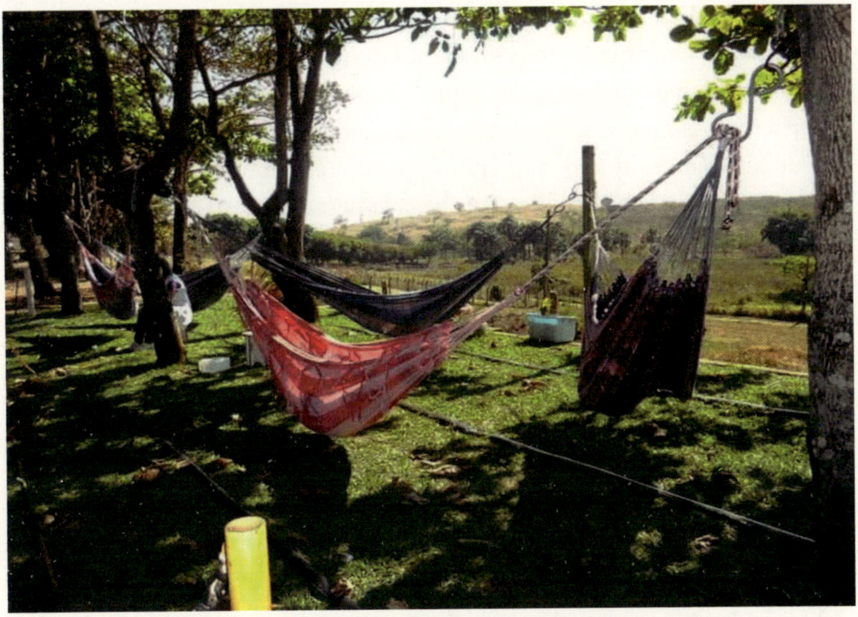

Fonte: acervo da autora.

Os resultados positivos logo foram percebidos pela equipe. Outros profissionais vieram nos procurar para agregarmos mais pacientes e a organização da agenda para pacientes de outras unidades surgiu forte. Muitos necessitavam, assim como gostariam de participar também da experiência tão rica em prol da saúde humana. Porém, não havia redes suficientes para atender.

Diante desse fato, com a autorização da coordenação, foi feito um pedido a uma emissora de televisão de Goiânia (capital de Goiás) para uma fazer campanha para arrecadação de mais redes. Obtivemos sucesso absoluto com a divulgação.

Uma instituição de longa permanência no ambiente contém vários significados ricos em simbolismo de rotinas, de costumes, crenças e rituais. Para compreendê-los, faz-se necessário observar, sentir, interpretar o comportamento das pessoas que ali residem com um novo desenvolvimento da arte da escuta para entender as expressões no seu cotidiano (Marisco, 2012).

Mudanças significativas nos aspectos físicos, cognitivos, sensoriais e comportamentais foram acontecendo no decorrer do processo terapêutico ocupacional: redução de edema, diminuição de movimentos involuntários, relaxamento corporal, aumento de autonomia, autoestima e ganho nos aspectos cognitivos como melhora na memória e atenção.

Por meio dessa abordagem terapêutica, que gerou tanto significado no cotidiano das pacientes, não poderíamos deixar de relatar uma situação que ocorreu espontaneamente, com a qual ficamos satisfeitos pela desenvoltura e por ser até engraçado. As pacientes sabiam que, quando as sacolas com as redes estavam no pátio, alguém iria para o redário. Então, uma pegava a sacola e a colocava no colo; outra chegava perto e queria segurar também; às vezes, tomava a sacola da outra; ou ficavam enfileiradas, aguardando a vez já que quase todas eram cadeirantes, mesmo que uma lista dos nomes do grupo daquele dia já estivesse previamente organizada.

Nesse sentido, a terapia ocupacional foi capaz de propiciar uma estratégia humanizada de atendimento, conforme propõe Rios (2009), ao dizer que:

> A humanização se fundamenta no respeito e valorização da pessoa humana e constitui um processo que visa à transformação da cultura institucional por meio da construção coletiva de compromissos éticos e de métodos para ações de atenção e promoção de saúde e de gestão de serviços.

No decorrer de quase dez anos de atendimento no Espaço Terapêutico Redário, foram percebidos ganhos satisfatórios na qualidade de vida da maioria dos pacientes da instituição, que tinham o lugar como um espaço "de lazer" constante nas ocupações e atividades de vida diária. Todos que por ali passavam usufruíam de momentos de relaxamento, alívio de estresse, entre outros.

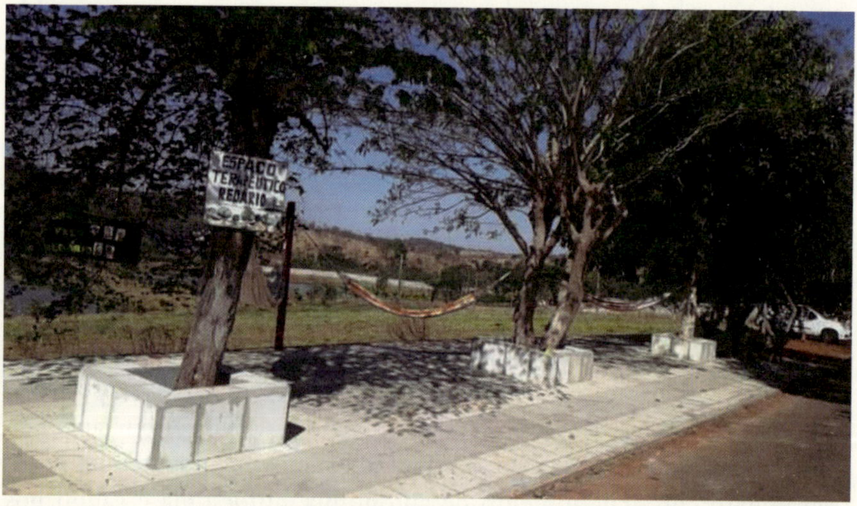

Fonte: acervo da autora.

Entre o período de agosto de 2011 a agosto de 2016, o Redário esteve em 3 lugares diferentes dentro da instituição, devido a vários fatores e uma intercorrência ambiental. O Redário, no ano de 2017, mudou novamente de lugar, para também contemplar as unidades masculinas da instituição. Desde então, como terapeuta ocupacional de uma dessas unidades até janeiro de 2023, estive à frente da reorganização do projeto em cada necessidade como, por exemplo, mudança, adaptações e reorganização do espaço para que, como idealizadora, fosse dada continuidade aos benefícios de humanização, acolhimento e de lazer aos pacientes.

Considerações finais

A atuação e criação da terapia ocupacional e do Espaço Terapêutico Redário promoveu um atendimento humanizado, uma atividade prazerosa, significativa e de lazer, favorecendo diversas possibilidades diante de tantas limitações.

A intervenção no espaço terapêutico ficou em destaque para todos que dele usufruíam ou o conheciam por meio de visitas à instituição, como referência na criação de um ambiente favorável à saúde, que acolhe, trata e recebe os que tanto dela necessitam.

Referências

CAVALCANTI, A. *Terapia ocupacional:* fundamentação & prática. Alessandra Cavalcanti: Cláudia Galvão. Rio de Janeiro: Guanabara Koogan, 2007.

MATSUKURA, T. S.; SALLES, M. M. (orgs.) *Cotidiano, atividade humana e ocupação*: perspectivas da terapia ocupacional no campo da saúde mental. São Carlos: Edu UFSCar, 2016.

AMERICAN OCCUPATIONAL THERAPY ASSOCIATION. Estrutura da prática da terapia ocupacional: domínio e processo. 3. ed. *Rev. Ter. Ocup. Univ*. v. 26 (ed. Esp.), p. 1-49. São Paulo, jan.-abr., 2015.

MARISCO, N. da S. *et al.* Ações em saúde para a promoção de qualidade de vida dos idosos de uma instituição de longa permanência. *Cataventos*: Revista de Extensão da Universidade de Cruz Alta, v. 4, p. 168-181, 2012.

MASCARENHAS, M. O. Os benefícios do cuidado humanizado na Unidade de Tratamento Intensivo em uma perspectiva Holística. *Cadernos de Ciência e Saúde*. v. 5, n. 2, p 88, 2015.

OLIVEIRA, B. R. G.; COLLET, N.; VIEIRA, C. S. A humanização na assistência à saúde. *Revista Latino-Americana de Enfermagem*, 2006.

QUEIROZ, A. G. (org.). *Lazer, uma ocupação necessária:* reflexões terapêuticas ocupacionais. Belo Horizonte: Saci, 2021.

12

PREVENÇÃO DE LESÕES RELACIONADAS À MÃO E PUNHO EM ATLETAS E ESTRATÉGIAS PARA RETORNO AO ESPORTE

O terapeuta ocupacional atuante na reabilitação de membros superiores encontrará evidências científicas e experiências dos autores sobre estratégias na prevenção e tratamento de atletas, buscando minimizar sintomas e lesões reincidentes no punho e na mão, maximizando o desempenho desses indivíduos.

DANIELE S. SCARCELLA E
GUSTAVO FITARONI

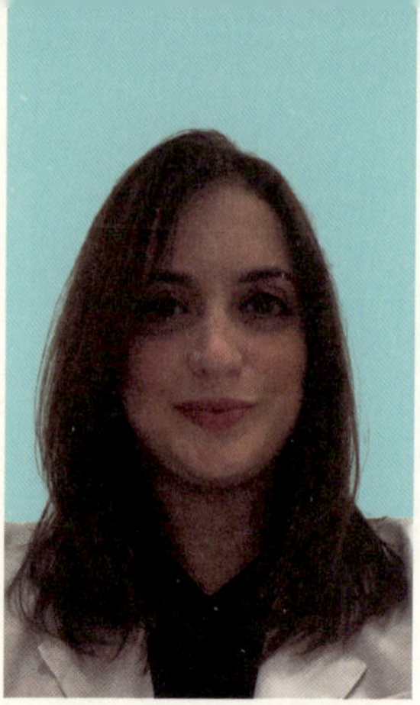

Daniele S. Scarcella

Terapeuta ocupacional graduada pelo Centro Universitário São Camilo (2008). Especialização em Terapia da Mão pelo Instituto de Ortopedia e Traumatologia - Hospital das Clínicas - FMUSP (2012). Especialização em Terapia Ocupacional nos Contextos Hospitalares pela Irmandade da Santa Casa de Misericórdia de São Paulo - ISCMSP (2010). Mestre em Ciências da Reabilitação pela Faculdade de Medicina da Universidade de São Paulo - FMUSP (2018). Membro Titular da Sociedade Brasileira de Terapia da Mão e do Membro Superior (SBTM). Atuou como terapeuta ocupacional no Instituto de Ortopedia e Traumatologia - Hospital das Clínicas - FMUSP, Hospital Santa Marcelina e Instituto Vita. Atualmente, é terapeuta ocupacional nos consultórios André Fernandes Pires - Ortopedia e Cirurgia da Mão; e Keep Your Health. Possui experiência com ênfase em reabilitação de membros superiores e confecção de órteses. Atuou com adequação e prescrição de cadeira de rodas e reabilitação cognitiva do idoso.

Contatos
daniscarcella@gmail.com
Instagram: @daniscarcella
Linktree: @Daniele_Scarcella

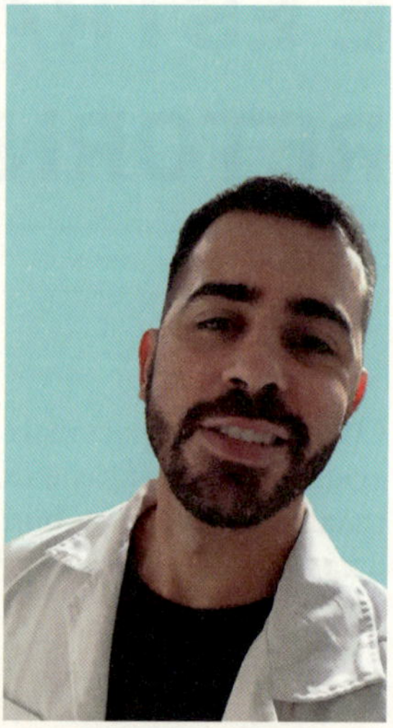

Gustavo Fitaroni

Terapeuta ocupacional graduado pela Universidade Federal do Espírito Santo - UFES (2014). Especialização em Promoção da Saúde e Cuidado na Atenção Hospitalar do Adulto e do Idoso pela Faculdade de Medicina da Universidade de São Paulo - FMUSP (2018). Especialização em Terapia da Mão e Reabilitação do Membro Superior pelo Instituto de Ortopedia e Traumatologia do Hospital das Clínicas da Universidade de São Paulo - IOT-HCFMUSP (2019). Mestre em Ciências da Saúde pela USP (2023). Terapeuta ocupacional no Instituto Vita.

Contatos
gustavofitaroni@usp.br
Instagram: @gustavofitaroni

Tratar uma doença e tratar uma pessoa são preocupações muito diferentes, porque a recuperação depende em grande parte da mente e do espírito do paciente. O sofrimento, um estado de espírito, envolve a pessoa inteira.

Paul Wilson Brand

A prevenção de lesões relacionadas à mão e ao punho em atletas é um tema de grande relevância em diversos contextos. O plano terapêutico deve objetivar uma recuperação com o mínimo comprometimento do rendimento em sua modalidade, seja recreativa ou profissional, considerando ainda as expectativas e as exigências de comissões, delegações, federações, treinadores e patrocinadores.

Uma abordagem multiprofissional e especializada é fundamental para a manutenção e/ou reabilitação e recuperação da saúde do atleta.

Quanto à terapia ocupacional, a prática deve ser pautada pela aplicação do raciocínio clínico terapêutico, análise do desempenho ocupacional e avaliação das atividades de vida diária (Gomes *et al.*, 2021). A atuação do terapeuta ocupacional no desporto e paradesporto está amparada pela resolução do COFFITO, número 495, do ano de 2017.

Tratando-se de um livro que reúne os mais diversos contextos de prática da terapia ocupacional, neste capítulo, enfatizamos as ações do terapeuta da mão na complexidade das lesões comuns à mão e ao punho, abordando as estratégias de prevenção, tratamento e retorno aos esportes, como: ciclismo, tênis, tênis de mesa, *beach tennis*, handebol, voleibol, futebol, judô, taekwondo, badminton, beisebol, softbol, arco e flecha, boxe, remo, canoagem, vela, equitação, esgrima e ginástica artística.

Temos como objetivo promover insights valiosos para atletas, terapeutas ocupacionais e agentes da saúde esportiva. Embora os protocolos de reabilitação sejam individuais e personalizados, discutir questões como modificações nas rotinas, análise da atividade esportiva e preparação para o retorno ao esporte pode qualificar o atendimento especializado ao atleta.

Aqui, descreveremos a prática de atuação nas fases da cicatrização e listaremos algumas lesões mais comuns nas modalidades esportivas, considerando movimentação repetitiva, descarga de peso e lesões previsíveis a cada modalidade.

Na prática esportiva, é fundamental manter a capacidade funcional da musculatura, estabilizar e resgatar harmonicamente a mobilidade das articulações da mão e do punho para a qualidade de vida dos atletas.

Compreender esses aspectos é crucial para promover a segurança e o sucesso de indivíduos envolvidos em atividades esportivas recreativas e de alto desempenho.

Neste espaço, gostaríamos de mencionar terapeutas ocupacionais que associam sua expertise no atendimento e conhecimento baseado em evidências na literatura e lançam mão sistematicamente de estratégias para atendimento ao desporto/paradesporto e que se tornaram referências na cidade de São Paulo e Grande São Paulo (e por que não dizer, no âmbito nacional), assim, agradecemos às doutoras Daiene Dalla Pria Araujo e Aline Paz Perussi pela dedicação e generosidade em divulgar e ensinar técnicas, na prática cotidiana e em eventos da Sociedade Brasileira de Terapia da Mão e correlatos, sobre a terapia da mão e terapia ocupacional na reabilitação ortopédica e esportiva.

Um questionamento comum na nossa prática clínica: lesões do punho da mão ocasionadas por esportes, como prevenir?

Avaliações devem seguir os *guidelines* atualizados, considerando as características do atleta quanto à classificação em sua modalidade, à idade, ao gênero, à dominância, ao peso e à constituição física.

Durante nossa prática clínica, utilizamos mais comumente avaliações de amplitude de movimento, dinamometria, escala de avaliação da força muscular (MRC – Medical Research Council), testes de sensibilidade e questionários de medidas de sintomas e função em indivíduos com patologias musculoesqueléticas nos membros superiores, com foco na função física, como o questionário DASH (*The Disabilities of the Arm, Shoulder and Hand*), que possui o módulo de atividades esportivas.

As lesões mais comuns em cotovelo e antebraço, segundo o artigo de Silva (2010), são a epicondilite medial e a lateral, a tendinite tricipital, as lesões condrais do capítulo umeral, a síndrome compressiva do interósseo posterior e sinovites de cotovelo. Já em punho e mão, são comuns a lesão da fibrocartilagem triangular, a tendinite do extensor ulnar do carpo, a sobrecarga óssea do carpo de maneira geral e a fratura da ulna por estresse.

As lesões do ligamento escafo-semilunar, lesão da articulação rádio ulnar distal, subluxação do extensor ulnar do carpo, tendinites, lesão de fibrocartilagem triangular, fratura e lesões ligamentares de dedos estão dentro do escopo de lesões mais comuns na prática clínica dos autores.

Pensando na estabilização geral do membro superior, deve-se priorizar o fortalecimento de *core,* posicionamento postural e cinesia adequada da cintura escapular e fortalecimento de estabilizadores dinâmicos do punho.

O desenvolvimento da memória e a hipertrofia muscular é uma importante estratégia para evitar prejuízos nas situações de maior estresse e sobrecarga mecânica.

Segundo Chen (2019), é necessário promover a estabilidade do complexo da fibrocartilagem triangular com o fortalecimento do extensor ulnar do carpo, para que não ocorra a migração dorsal da ulna. Desta forma, deve-se fortalecer a musculatura pronadora do antebraço, considerando que a cabeça superficial do pronador quadrado tem origem na ulna, atravessa transversalmente e se insere no rádio (pronador do abdutor curto de polegar) e que a cabeça profunda do pronador quadrado origina-se na ulna, atravessa obliquamente e se insere no rádio distal.

Portanto, extensor ulnar do carpo e pronador quadrado são estabilizadores dinâmicos da articulação radiocárpica, que previnem lesões da fibrocartilagem triangular.

No tênis, faz-se necessário corrigir a empunhadura no *forehand* e no *backhand*, verificar a tensão da raquete, a necessidade de acolchoamento ou alargamento com fita *hand grip* e a restrição de desvios acentuados[1].

A esparadrapagem de dedos, como bandagem de proteção, pode promover maior suporte às articulações nos pontos em que o tendão mantém a maior distância das falanges na flexão das articulações interfalangianas proximais (Algar & Moschetto, 2018).

---

1. https://www.rptenis.com.br/10-dicas-fundamentais-para-o-saque e https://revistatenis.uol.com.br/artigo/o-estilo-das-empunhaduras_1975.html.

Nos esportes com bicicletas, deve-se analisar a angulação do punho, minimizando desvios radial ou ulnar. Quanto ao ajuste do banco, quando a tendência é de posicionar mais alto, nota-se o aumento de descarga de peso e anteriorização do centro de gravidade nas mãos e punhos; quando baixo, promove maior descarga de peso para o joelho. Iniciar treino de *bike fit* considerando o ajuste postural e de forças dessas diferentes articulações[2].

Lépori (2008), no manual de *Atividades esportivas: lesões mais frequentes*, descreve lesões mais comuns de acordo com as seguintes modalidades esportivas.

Tiro com arco

É um esporte estático, que requer muito do tronco e dos membros superiores, especialmente da articulação do ombro.

Na mão e no punho do membro que dispara, são comuns o surgimento de bolhas, hipertrofia dos dedos, lesões compressivas ou tendinites. Portanto, uma reabilitação preventiva deve focar no fortalecimento muscular, sobretudo no membro que atira, no correto balanço muscular de cintura escapular e na flexibilidade da coluna (é comum surgir dor ou rigidez na coluna cervical e lombossacra devido à postura assimétrica e ao desequilíbrio muscular demonstrado por arqueiros).

Badminton, *beach tennis*, tênis, tênis de mesa

Em esportes que exigem velocidade, agilidade, coordenação e condicionamento físico, incluem movimentos rápidos e mudanças de direção bruscas, a lesão mais comum, relacionada ao membro superior, é a epicondilite lateral. Portanto, recomenda-se o fortalecimento da musculatura extensora do carpo.

Basquetebol

Hiperextensão e entorses do cotovelo, punho e dedos são comuns. O fortalecimento da musculatura intrínseca e extrínseca do carpo e dedos auxilia na estabilização articular.

Beisebol e softbol

Esportes de impacto, que podem provocar entorses de punhos ou mãos, lesões por arremesso, feridas por colisão ou quedas (fraturas de dedos e dedo em martelo).

2. https://adrianoleonardi.com.br/artigos/bike-fit-como-ajustar-bike/.

Lesões associadas à sobrecarga incluem epicondilite e tendinite do manguito rotador.

Boxe

Nesse esporte, são comuns traumatismos na mão, sobretudo lesões articulares, e fratura de ossos do metacarpo, devido ao mau enfaixamento prévio ao vestir a luva ou ao direcionamento do golpe.

Canoagem

No punho, estão presentes as tendinites e tenossinovites, a síndrome do túnel do carpo, as rupturas musculares e hiperqueratose dos dedos. A hiperqueratose é um espessamento da parte mais externa da epiderme, o *stratum corneum*, com o aparecimento de calos e espessamento articular.

Ciclismo

Lesões de sobreuso e compressivas são frequentes nos membros superiores, incluindo neuropatias do nervo ulnar e mediano, dedo em gatilho, sobretudo 4º e 5º quirodáctilos. Traumatismos com fraturas, contusões, luxações e abrasão da pele também são comuns.

Equitação

As lesões mais comuns do membro superior são fraturas de clavícula, no carpo, sobretudo no osso escafoide e nas falanges, relacionadas, por exemplo, a traumatismos pela patada do animal ou peso do corpo dele.

Esgrima

As lesões mais comuns são traumáticas, em relação ao *overuse*. Contusões, lacerações e feridas provocadas pelas armas do oponente envolvem, em maior medida, os membros superiores. É também comum a tendinite da musculatura de antebraço, carpo e mão no membro que realiza a empunhadura do florete, da espada ou do sabre. São descritas doenças provocadas pelo calor, por conta da vestimenta e dos elementos de proteção utilizados.

Futebol e handebol

As lesões nos membros superiores são mais comuns em goleiros, com fraturas e luxações no punho, dedos e mão, podendo ocorrer na recepção do passe de bola, nas quedas e colisões entre jogadores.

A esparadrapagem pode ser protetiva para jogadores de handebol e goleiros em geral.

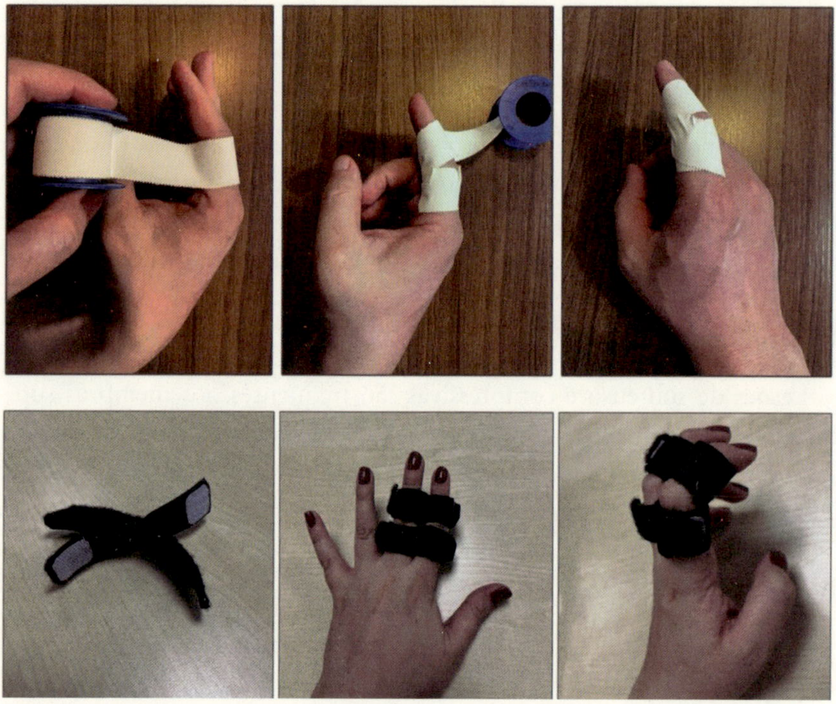

Figura 1: passo a passo de técnica comum de esparadrapagem. Exemplo de uso de *buddy tape* (amiguinho) realizando estabilidade articular com apoio de um segundo dedo. Fonte: acervo dos autores.

Fraturas dos ossos da face, nasais, oculares e dentárias são comuns, e terapeutas ocupacionais podem ser solicitados, tanto para ortetizar e tratar membros superiores quanto para confeccionar máscaras faciais protetivas durante os treinos na fase de cicatrização ou na proteção da região acometida, sem comprometimento de desempenho do atleta (uma vez que as fraturas de face os obrigariam a evitar impacto durante os treinos até sua total consolidação).

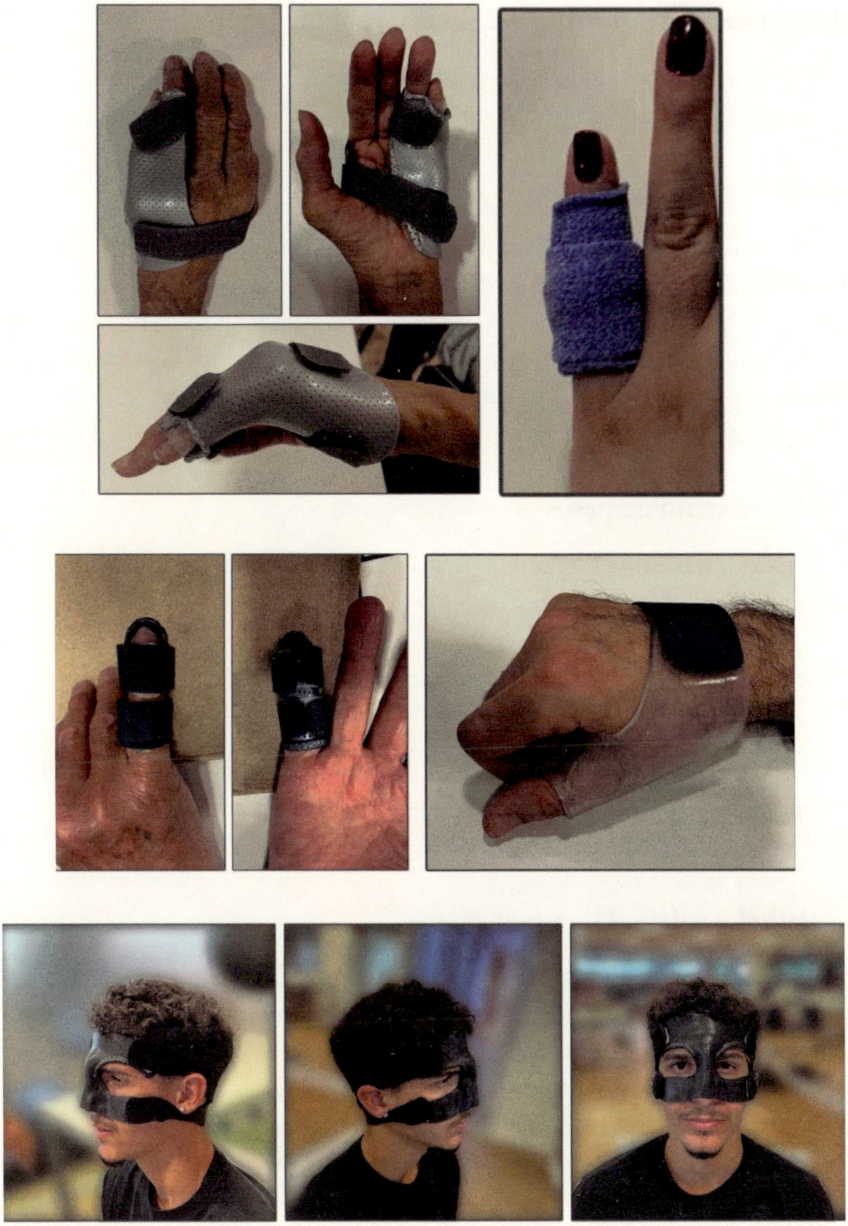

Figura 2: exemplo de órteses de imobilização para dedos, estáticas e relativas. Exemplo de órtese do tipo máscara facial. Fonte: acervo dos autores.

Ginástica artística, rítmica e no trampolim

No punho e nos dedos, são comuns entorses, fraturas ou lesões por sobrecarga mecânica, sobretudo no cavalo com alças, barras e argolas.

Judô

Por requerer mudanças rápidas do centro de gravidade para poder derrubar e manter indefeso o oponente no chão, pode provocar lesões ao bloquear articulações ou quando o atleta é pego pelo pescoço (durante pegada no quimono).

Podem ocorrer lesões nos ombros, cotovelos e dedos, geralmente por quedas ou bloqueios de alto impacto.

A esparadrapagem de punho ou dedos pode ser protetiva para lutadores.

Levantamento de pesos

Lesões por overuse no punho e mãos, resultando em epicondilite, tendinite de De Quervain e túnel do carpo.

Taekwondo

As lesões nesse esporte podem ocorrer ao se bloquear um golpe de maneira incorreta e quando não é utilizado o equipamento adequado. No membro superior, as lesões mais comuns são no antebraço com entorses e rupturas dos tendões supinadores.

Voleibol e voleibol de praia

Em comparação com outros esportes de equipe, o voleibol apresenta menor incidência de lesões, sendo o voleibol de praia ainda mais seguro. Na mão, são comuns entorses das falanges, contusões e lesões por abrasão na pele.

Aqui, ocultamos o relato de lesões de membros inferiores nos esportes supracitados, que são mais comumente tratadas pela fisioterapia e possuem recursos de imobilização e proteção pré-fabricados, com design aceitável para suas finalidades.

No entanto, o terapeuta ocupacional pode ser acionado para atender alguns protocolos de fraturas, ou lesões tendíneas de pé, por exemplo, seja realizando imobilização específica ou como agente do processo de reabilitação (por exemplo, de uma lesão de tendão de extensor longo do hálux, nervo fibular, dedos em garra por lesões neuromusculares).

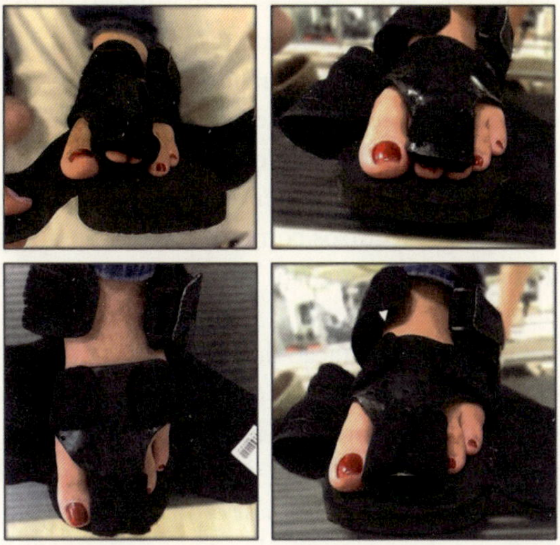

Figura 3: exemplo de órtese de posicionamento antigarra para segundo e terceiro pododáctilos com uso associado de sandália pré-fabricada, visando à estabilidade de musculatura intrínseca. Fonte: acervo dos autores.

Quanto às estratégias para retorno ao esporte, dentro do processo de reabilitação, é importante encontrar o equilíbrio entre imobilização inicial e mobilização precoce, processos que consideram a avaliação particular de cada atleta atendido (Gomes *et al.* 2021).

Segundo Russel (2015), os princípios-chave da reabilitação devem respeitar as fases de cicatrização dos tecidos, utilizar dispositivos de proteção, priorizar o treino e orientação de estratégias compensatórias e fortalecimento para estabilizadores dinâmicos musculares.

Na fase 1 inicial inflamatória (0-48 horas a 10 dias), prioriza-se a imobilização (uso de gesso ou órtese), educação ao paciente, cuidados com edema e cicatriz, mobilização de articulações livres adjacentes.

Na fase 2, fibroblástica (10-14 dias a 4 semanas), ocorre a retirada da imobilização, inicia-se a mobilização ativa controlada e mobilização passiva leve, exercícios isométricos e proprioceptivos, o condicionamento físico associado ao treino do gesto esportivo e treino dirigido no ginásio com proteção (órtese flexível ou bandagem).

Na fase 3, considerada de maturação (4 a 6 semanas), há reforço no ganho de arco de movimento total, retorno gradual ao treino esportivo (órtese no repouso). Objetiva-se o melhor nível funcional possível.

Com 6 a 10 semanas, ainda na fase de maturação, realiza-se o fortalecimento progressivo. Pode-se adicionar resistência aos movimentos (por exemplo, de arremesso de dardos), quando há presença de rigidez, diminuição de movimentos ou sequelas e se pensar na deformação plástica dos tecidos por meio de órtese progressiva ou de órtese seriada. Em se tratando da deformação elástica e do deslizamento de tecidos, considerar o uso da órtese dinâmica, Taping e recursos como o MAPS Therapy para exercícios de deslizamento distal ou proximal dos tendões com associações de técnicas autopassivas ou resistidas.

Nos consensos sobre a reabilitação do punho, o uso do protocolo de *dart thrower motion* (DTM – movimento de arremesso de dardos) deve ser o mais precoce no protocolo de atendimento pós-cirúrgico e após 4 semanas no conservador. O retorno gradual ao treino prevê manter fortalecimento prévio de punho, diminuindo quantidade e/ou evitando golpes, arremessos e lançamentos, que exijam maior amplitude na prono-supinação do antebraço, diminuindo a velocidade da bola e iniciando retorno ao esporte com menos tempo de jogo pelas primeiras duas semanas.

Feehan e Fraser (2016) corroboram com bons resultados no tratamento com reabilitação nas lesões do ligamento escafo semilunar com movimentação precoce com *dart thrower motion.*

Carvalho *et al.* (2017) referem pouca recidiva da reconstrução ligamentar por artroscopia com enxerto de palmar longo, com retorno ao trabalho em 4,42 meses, com somente um caso com SLAC (colapso avançado escafo-semilunar evoluindo para resolução de artrodese de quatro cantos).

Corella *et al.* (2013) referem que, se realizada cirurgia de enxerto fixo com parafuso, permite a mobilização precoce na segunda semana, realizando exercícios durante 30 minutos, quatro vezes ao dia (intercalando com órtese de repouso). Na sexta semana, já iniciam treinos de propriocepção.

Yao *et al.* (2016) já indicam exercícios de *dart thrower motion* e prono-supinação no pós-cirúrgico de cirurgia aberta com enxerto de palmar longo na sexta semana.

Para Salva-Coll *et al.* (2011) e Esplugas *et al.* (2016), evidencia-se o fortalecimento de supinadores do escafoide como o abdutor longo do polegar, o extensor radial longo do carpo e o flexor ulnar do carpo e alerta sobre o fortalecimento do flexor ulnar do carpo – tendão frágil e pronador.

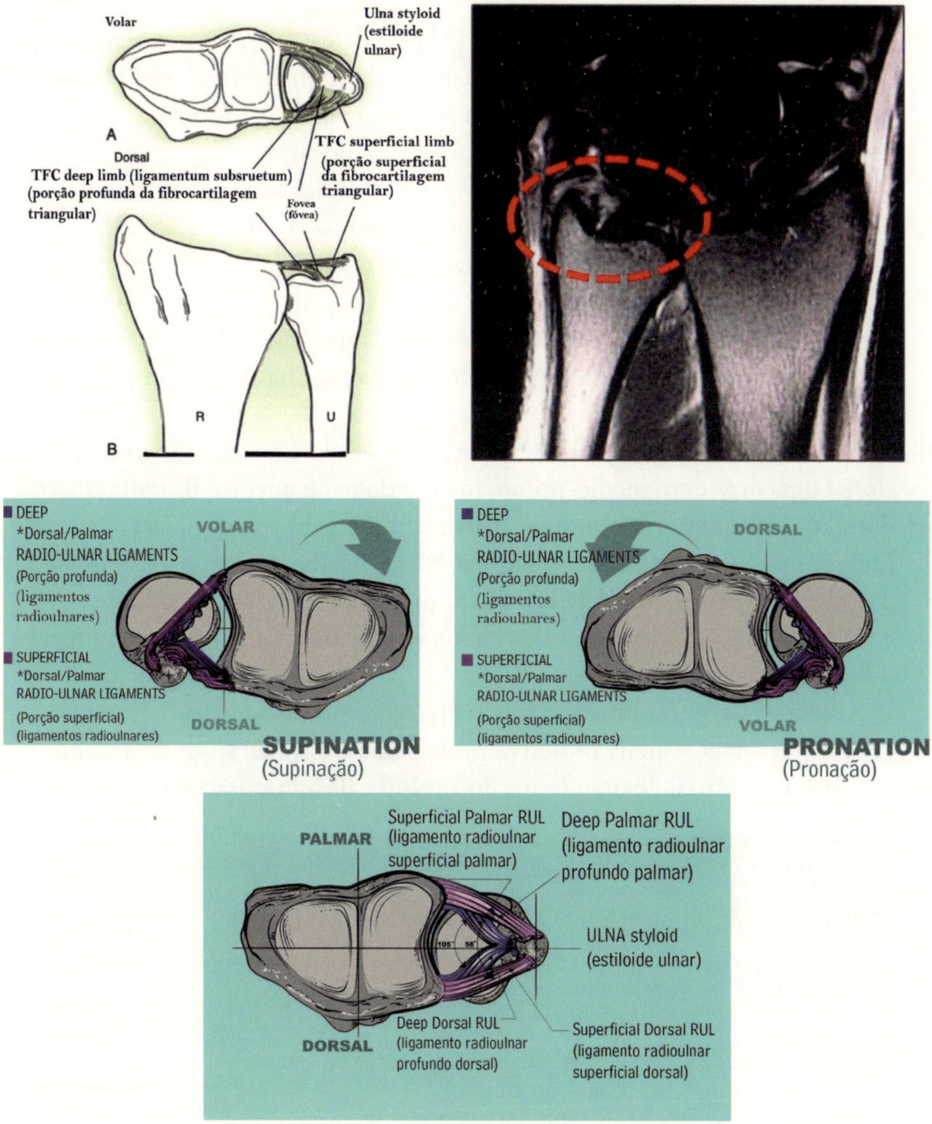

Figura 4: imagem ilustrando fibrocartilagem triangular hígida e imagem de ressonância magnética com destaque para a lesão de fibrocartilagem triangular. Acervo: Dra. Renata Paulos. (https://renatapaulos.com.br/). Ilustração com destaque para posicionamento da fibrocartilagem triangular durante a movimentação do antebraço (supinação e pronação), seguida de estabilização com antebraço em posição neutra. Fonte: Altman (2016).

Segundo Hincapie *et al.* (2016), o DTM é definido como um plano no qual o movimento funcional do punho ocorre da extensão radial para a flexão ulnar do punho, assim o movimento ocorre na articulação mediocárpica com um mínimo movimento da articulação radiocárpica.

Também muito presente nas lesões tratadas na nossa experiência clínica, a fibrocartilagem triangular (FCT) ganha destaque (RETTIG, 2003).

Para Mesplié *et al.* (2017), a reabilitação do complexo da FCT tem como objetivos principais: (1) estabilizar as articulações ulnocarpal e radioulnar distal; (2) distribuir as forças entre a ulna e o carpo, absorvendo o impacto do lado ulnar do punho; e (3) permitir movimentos harmônicos suaves de rotação de punho e antebraço.

Para Hagert e Hagert (2010), na fase de imobilização, devemos confeccionar uma órtese em médio-prono, mantendo os ligamentos da radioulnar dorsal e volar em posição neutra, mantendo também a congruência óssea. Em supinação, a radioulnar volar estaria alongada (tensa), a radioulnar dorsal estaria encurtada (frouxa). Já em pronação, estaria alongada (tensa) e, na pronação, a radioulnar volar estaria encurtada (frouxa) e a radioulnar dorsal estaria alongada (tensa).

Altman (2016) traz uma justificativa para o uso do Muenster Splint, pois uma órtese longa é mais protetiva protegendo as articulações do punho, antebraço e cotovelo, evitando prono-supino e flexoextensão do punho.

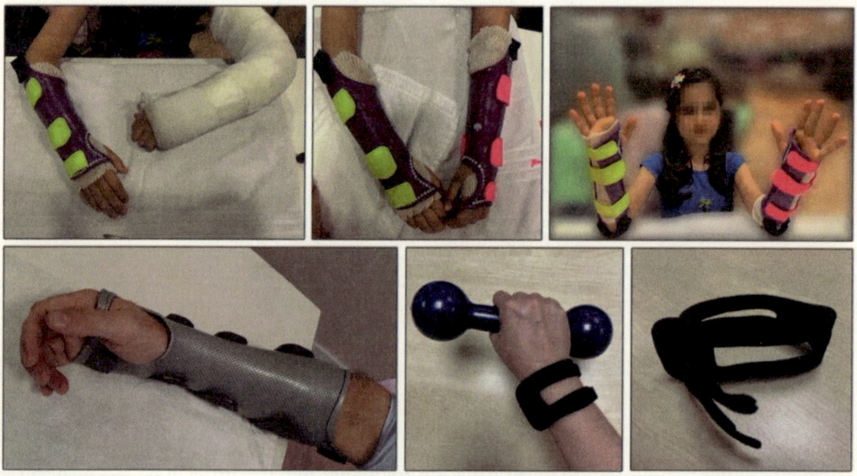

Figura 5: fotos evidenciando a troca da imobilização gessada por órteses tipo Muenster e seu uso. Recurso de WristWidget® para conforto proprioceptivo na fase final, de fortalecimento pós-lesão/reparo da fibrocartilagem triangular.
Foto: acervo dos autores.

Barlow (2016) defende que, nos estágios finais da reabilitação, se utilize o Wrist Widget Brace, permitindo a melhora da instabilidade da articulação radioulnar distal, permitindo melhora da amplitude de movimentos e função, usada ao final em tratamentos, por exemplo, na 12ª semana, com paciente assintomático já suportando cargas.

Na experiência dos autores, a órtese é restritiva sem imobilizar, promovendo um estímulo proprioceptivo para proteção ao punho (lembrando que o mesmo pode ser utilizado, porém sem movimentos extremos). Encorajamos o desmame ou substituição com retirada progressiva da esparadrapagem do punho.

Sobre lesões nos dedos, temos uma grande incidência das fraturas, luxações e lesões ligamentares. Durante e após o tratamento de reabilitação, quando o atleta iniciar o treino com gesto esportivo, as técnicas de bandagem podem ser usadas para prevenir ou tratar lesões de tecidos moles (Fedorczyk, 2020).

Embora as técnicas de bandagem para a mão e o punho sejam teorizadas para ajudar na recuperação de lesões e fornecer suporte durante o jogo, há uma escassez de evidências revisadas por pares que mostram o valor de seu uso pretendido (Williams *et al.* 2012).

A escolha das fitas é amplamente determinada pela preferência e experiência de terapeutas, médicos, treinadores esportivos e atletas. O suporte oferecido pela fita diminui com o uso funcional, portanto a reaplicação durante o jogo pode ser necessária (Fedorczyk, 2020).

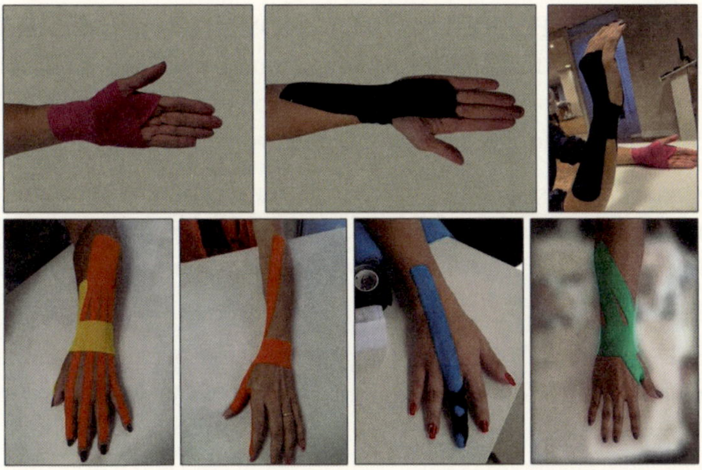

Figura 6: fotos com uso de bandagens autoadesivas tipo COBAN®, Kinesio Tape® e funcional durante curso de *Taping* terapêutico funcional e dinâmico de Claudia Antello.
Foto: acervo dos autores.

A motivação para este capítulo foi de forma geral abordar estratégias de prevenção de lesões e reabilitação de atletas e esportistas, descrevendo as lesões previsíveis, considerando fases de cicatrização e citando abordagens para algumas lesões ligamentares das quais despertaram mais interesses e contradições na linha do tempo em pesquisas clínicas.

É preciso recordar, no entanto, que o programa terapêutico deve ser adaptado às necessidades individuais dos atletas quanto a seus diagnósticos e nas particularidades de sua vida cotidiana, não incluindo somente a atividade esportiva, mas atividades de vida diária, trabalho e/ou escola, e deve considerar as especificidades de suas rotinas de treino, preparação para competição ou retorno ao esporte.

Referências

ALGAR, L.; MOSCHETTO, M. Pulley injuries in rock climbers: Hand therapy clinical application. *Journal of Hand Therapy: Official Journal of The American Society of Hand Therapists*, v. 31, n. 3, p. 416-420, 2018.

ALTMAN, E. The ulnar side of the wrist: Clinically relevant anatomy and biomechanics. *Journal of Hand Therapy: Official Journal of The American Society of Hand Therapists*, v. 29, n. 2, p 111-22, 2016.

BARLOW, S. J. A Non-surgical Intervention for Triangular Fibrocartilage Complex Tears. *Physiother Res Int*, v. 21, n. 4, p. 271-276, 2016.

CARVALHO, V. B.; FERREIRA, C. H. V.; HOSHINO, A. R.; BERNARDO, V. A.; AITA, G. M. R. M. A. Capsulodese dorsal associada à reconstrução assistida por artroscopia do ligamento escafossemilunar com enxerto do tendão do músculo palmar longo. *Rev. Bras. Ortop.*, vol. 52, n. 6, p. 676-84, 2017.

CHEN, Z. A novel staged wrist sensorimotor rehabilitation program for a patient with triangular fibrocartilage complex injury: A case report. *Journal of Hand Therapy: Official Journal of The American Society of Hand Therapists*, v. 32, n. 4, p. 525-534, 2019.

CORELLA, F. *et al.* Arthroscopic ligamentoplasty of the dorsal and volar portions of the scapholunate ligament. *The journal of hand surgery*, v. 18, n. 12, p. 2466-77, 2013.

ESPLUGAS, M. *et al.* Role of muscles in the stabilization of ligament-deficient wrists. *Journal of Hand Therapy: Official Journal of The American Society of Hand Therapists*, v. 29, n. 2, p. 166-74, 2016.

FEDORCZYK, J. M. Therapy Considerations for Getting Athletes to Return to Play. *Clinics in sports medicine,* v. 39, n. 2, p. 481-502, 2020.

FEEHAN, L.; TREVOR, F. Early controlled mobilization using dart-throwing motion with a twist for the conservative management of an intra-articular distal radius fracture and scapholunate ligament injury: a case report. *Journal of Hand Therapy: Official Journal of The American Society of Hand Therapists,* v. 29, n. 2, p. 191-8, 2016.

TIVOLLI, F. *Tire o máximo da raquete com encordoamento híbrido:* 10 dicas para melhorar o seu saque. Disponível em: https://ligaalphavilledetenis.com.br/10-dicas-para-melhorar-o-seu-saque/. Acesso em: 21 nov. 2024.

GOMES, R. A.; SILVA, P. G. & PERUSSI, A. P. Terapia ocupacional na área do desporto e paradesporto: referências sobre domínios e práticas no campo de atuação. *In*: DA SILVA, F. J. A. *Educação física, fisioterapia e terapia ocupacional:* evidências. Fabio José Antônio da Silva (organizador). Ponta Grossa: Aya, 2021.

HAGERT, E.; HARGET, C-G. Understanding stability of the distal radioulnar joint through an understanding of its anatomy. *Hand clinics,* v. 26, n. 4, p. 459-66, 2010.

HINCAPIE, O. L. *et al.* Proprioception retraining for a patient with chronic wrist pain secondary to ligament injury with no structural instability. *Journal of Hand Therapy: Official Journal of The American Society of Hand Therapists* v. 29, n. 2, p. 183-90, 2016.

LEONARDI, A. *Bike fit:* como ajustar a sua bike ao seu corpo e prevenir lesões. Disponível em: https://adrianoleonardi.com.br/artigos/bike-fit-como-ajustar-bike. Acesso em: 21 nov. 2024.

LÉPORI, L. R. Atividades esportivas: lesões mais frequentes. São Paulo: Soriak Comércio e Promoções SA, 2008.

MESPLIÉ, G. *et al.* Rehabilitation of distal radioulnar joint instability. *Hand Surgery & Rehabilitation*, v. 36, n. 5, p. 314-321, 2017.

OMAKI, C. Instrução técnica: artigos sobre instrução e dicas de tênis para melhorar seu jogo por COT (Carlos Omaki Treinamento). *Revista Tênis.* 2009. Disponível em: https://revistatenis.uol.com.br/artigo/100-dicas-para-melhorar-o-seu-jogo_8140.html. Acesso em: 8 jul. 2024.

OMAKI, C. O estilo das empunhaduras. *Revista Tênis*. 2009. Disponível em: https://revistatenis.uol.com.br/artigo/o-estilo-das-empunhaduras_1975.html. Acesso em: 21 nov. 2024.

RETTIG, A. C. Athletic injuries of the wrist and hand. Part I: traumatic injuries of the wrist. *The American Journal of Sports Medicine*, v. 31, n. 6, p. 1038-48, 2003.

RUSSEL, C. R. Therapy challenges for athletes: splinting options. *Clinics in Sports Medicine*, v. 34, n. 1, p. 181-91, 2015.

SALVA-COLL, G. *et al.* Effects of forearm muscles on carpal stability. *The Journal of Hand Surgery*, vol. 36, n. 7, p. 553-9, 2011.

SILVA, R. T. Lesões do membro superior no esporte. *Revista Brasileira de Ortopedia*, v. 45, n. 2, p. 122-131, 2010.

TRIA. *Common sports-related wrist and hand injuries:* what to look for and how to prevent them. Disponível em: https://www.healthpartners.com/blog/sports-related-hand-and-wrist-injuries/. Acesso em: 21 nov. de 2024.

WILLIAMS, S. *et al.* Kinesio taping in treatment and prevention of sports injuries: a meta-analysis of the evidence for its effectiveness. *Sports Medicine* v. 42, n. 2, p. 153-64, 2012.

YAO, J.; ZLOTOLOW, D. A. & LEE, S. K. (2016). ScaphoLunate Axis Method. *Journal of Wrist Surgery*, v. 5, n. 1, p. 59-66.

13

TERAPIA OCUPACIONAL, ACOMODAÇÕES SENSORIAIS E A ROTINA DA CRIANÇA AUTISTA

Neste capítulo, vamos relacionar a disfunção de integração sensorial às acomodações sensoriais e à rotina das crianças autistas.

FABIANA GISELE KANO

Fabiana Gisele Kano

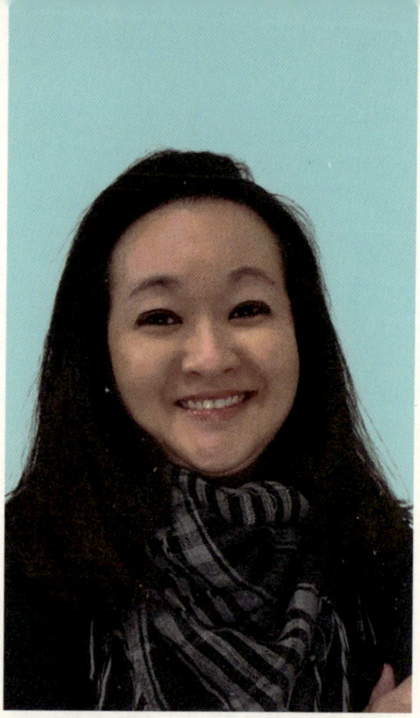

Terapeuta ocupacional graduada pela Universidade do Sagrado Coração de Jesus. Pós-graduada em Terapia Ocupacional: Uma Visão Dinâmica Aplicada à Neurologia, Centro Universitário Católico Salesiano "Auxilium". Formações: Tapping Terapêutico Funcional – Reabilitação MMSS. Terapia ABA no Autismo para Pais e Aplicadores (Academia do Autismo); Comunicação Alternativa no TEA (Academia do Autismo); Alfabetização no TEA (Academia do Autismo); Formação em ABA Avançada (Academia do Autismo); nível básico em Integração Sensorial de Ayres (CBI of Miami); Treinamento Master em Integração Sensorial de Ayres (Fernanda Carneiro); Integração Sensorial: Como Intervir com Crianças Desorganizadas e Autismo Severo Nível 3 (Fernanda Carneiro); Seletividade Alimentar (CBI of Miami); Método Poli: Imersão Para Intervenção da Interocepção com Base na Integração Sensorial (Neurosense); Interocepção: Introdução ao Método Poli (Neurosense); Dispraxia: Transtornos do Desenvolvimento dos Neurônios Motores e Sensoriais (Maude Le Roux). Coautora no livro *Autismo: uma maneira diferente de ser*. Pós-graduada em Terapia Ocupacional e Reorganização Sensorial no Autismo (CBI of Miami).

Contatos
fgk_to@hotmail.com
Instagram: @fabianagisele

Sabemos que algumas crianças se incomodam em ambientes movimentados, com barulhos, luzes, cheiros e, geralmente, a reação pode vir seguida de esquiva por meio de choros intensos, gritos, autoagressão e agressões se alguém se aproximar. Esses comportamentos prejudicam o dia a dia dessas crianças, a vida social delas e sinalizam que os sistemas sensoriais não estão em conexão, a chamada disfunção de integração sensorial (DIS).

O que fazer quando essa situação ocorrer na escola, na festinha, em casa ou locais públicos?

A terapeuta ocupacional, Ph.D e docente na University of Southern Califórnia, Dra. Anna Jean Ayres (1920-1988) nasceu na Califórnia (EUA) e foi quem desbravou, por meio de estudos, o método de integração sensorial para indivíduos com Disfunção de Integração Sensorial.

Ayres (1972) definiu a integração sensorial como um processo neurológico que organiza a sensação do próprio corpo e do meio ambiente e torna possível usar o corpo eficientemente no meio.

Serrano (2016) ainda diz que a integração sensorial é o processo neurológico que organiza as nossas sensações para que possamos viver no mundo e isso faça sentido para nós.

Segundo Carneiro (2022), em 2020, foi validada a importância da Terapia de Integração Sensorial na vida da pessoa com transtorno do espectro autista (TEA) e incluída como prática baseada em evidências científicas pela National Clearinghouse for Autism Evidence and Practice (NCAEP). Nesse mesmo ano, Dra. Ayres completaria 100 anos.

A terapia ocupacional com método integração sensorial de Ayres estuda e relaciona a neurociência e a integração sensorial para tratar a disfunção de integração sensorial e gerar resposta adaptativa do indivíduo para o ambiente.

Disfunção de integração sensorial

A disfunção de integração sensorial é a dificuldade de o sistema nervoso central (SNC) processar a informação sensorial (Serrano, 2016).

Um cérebro imaturo não consegue processar as informações vindas do ambiente, ou seja, os estímulos (sejam luzes, barulho, cheiro, movimentos) que chegam de forma intensa nesse cérebro, sem "filtrar" as informações sensoriais recebidas, ou seja, as informações não se integram ocasionando os comportamentos disruptivos.

A ineficiência do cérebro em processar as informações pode ocorrer em diversos sistemas sensoriais: tátil, visual, auditivo, proprioceptivo, vestibular, gustativo, olfativo, interoceptivo, límbico, reticular e nos neurotransmissores.

A base sensorial nos traz o conhecimento individualizado dos sistemas sensoriais da criança e auxilia o profissional a ajudá-la a gerar as respostas adaptativas, regulação e autorregulação, ofertando suporte nessa base, diminuindo os comportamentos disruptivos.

O tratamento adequado para a disfunção de integração sensorial (DIS) é o método de integração sensorial de Ayres (ISA), desenvolvido pela Dra. Jean Ayres como citado na introdução deste capítulo, em que somente o terapeuta ocupacional capacitado vai avaliar e estudar a criança, a qualidade da integração sensorial que ela apresenta, bem como a capacidade de discriminação adequada e desempenho ocupacional. Após avaliação, com a base sensorial em mãos, é iniciado o tratamento para estruturar os sistemas que estão desregulados e responder às situações do ambiente adequadamente.

Acomodações sensoriais ou dieta sensorial

As acomodações sensoriais ou dieta sensorial são estratégias de atividades elaboradas por terapeutas ocupacionais e auxiliam como suporte para as crianças que se desregulam em casa, na escola e no convívio social. Essas estratégias são individualmente planejadas para elas após a avaliação. O terapeuta ocupacional, com formação em integração sensorial de Ayres, deve estudar e conhecer o perfil sensorial, a rotina e a base sensorial de cada criança.

Uma resposta comportamental está diretamente ligada à autorregulação. Uma criança com nível de alerta elevado responderá de forma mais intensa ou mais rápida aos estímulos.

Carneiro (2022) cita que as crianças com transtorno do espectro autista (TEA), muitas vezes, apresentam dificuldades nesse processo de integração sensorial, o que explica alguns dos problemas de aprendizagem e comportamento. É importante compreender e abordar os processos de integração sensorial dessas pessoas para influenciar na inclusão educacional e social.

Dunn (2017) cita que cada indivíduo é capaz de encontrar estratégias sensoriais que permitem maior controle sobre a forma de responder ao estímulo. Ela ainda diz que nossa autorregulação pode acontecer de duas formas: ativa e passiva.

A forma ativa ocorre quando há modificação do estímulo, ou seja, quando o indivíduo consegue conter a intensidade do estímulo, modificá-lo ou até mesmo extingui-lo. A forma passiva, quando o indivíduo aguarda essa informação recebida desaparecer, agindo passivamente.

Para elaborar a acomodação ou dieta sensorial, o terapeuta ocupacional deve conhecer a criança, saber qual tipo de disfunção de modulação que ela apresenta hiporreativa, hiper-reativa ou buscadora sensorial ou disfunção de discriminação sensorial dispraxia ou disfunção postural, compreender como esses estímulos estão sendo processados no cérebro em tal situação específica, modular e organizar seja com a mudança ou readaptação do ambiente.

A rotina da criança autista

Em casa e na escola, pais e professores trazem as queixas: quando uma criança não consegue sentar para prestar atenção na aula, fica andando de um lado para o outro; permanece sentada, porém distraída absorvendo pouco conteúdo; de repente, começa a chorar ou emitir sons mais intensos, suspeitamos de disfunção de integração sensorial.

O terapeuta ocupacional vai analisar detalhadamente o comportamento, as queixas, o processamento sensorial, a disfunção de integração sensorial, os estímulos do ambiente e, junto da base sensorial da criança, elaborar atividades e/ou estratégias nesse local que a criança está intensificando ou reduzindo os estímulos sensoriais para que os neurotransmissores sejam produzidos e liberados, potencializando os sistemas que estão desregulando e ocasionando os comportamentos disruptivos que foram exemplificados acima.

Atividades sensoriais fornecidas em intervalos regulares são a base da dieta sensorial (Ayres, 1972).

Por meio dos estímulos inibitórios ou excitatórios propostos dentro da dieta sensorial individualizada e aplicada na rotina da criança, será possível adequar o nível de alerta nesse ambiente para o desenvolvimento do aprendizado.

Uma criança diagnosticada com transtorno do espectro autista (TEA), nível de suporte 3, com três anos e seis meses de idade, tem como base sensorial o sistema proprioceptivo, sistema tátil hiper-reativo e alterações no sistema vestibular, gosta de carinho e contato físico, mas não gosta de texturas ásperas, rugosas nem movimentos bruscos, porém aceita brincar no pula-pula. Faz atendimento na terapia ocupacional com o método integração sensorial de Ayres (ISA) para tratamento da disfunção de integração sensorial (DIS) e uma das queixas da mãe é a dificuldade que tem na hora de dormir: muito agitada (nível de alerta alto) e com sono interrompido várias vezes na madrugada.

Para essa criança, foi elaborado um plano de intervenção com as acomodações sensoriais no ambiente: diminuir os estímulos sensoriais (som, luz, movimentos) pelo menos uma hora antes de deitar, oferecer um banho com água morna; ao deitar, não oferecer celular; borrifar suavemente o perfume da criança na fronha, utilizar lençol macio, tipo malha, ou lençol sensorial; se houver necessidade, cobertor ponderado e massagens com pressão profunda.

Após pouco mais de uma semana realizando essas estratégias elaboradas para a criança, o nível de alerta foi normalizando, passando, dia após dia, a dormir melhor, acordando nas madrugadas somente quando doente ou extremamente cansada.

Essas estratégias de acomodação sensorial, no caso dessa criança, serão suporte no processo de regulação e autorregulação em casa, acompanhadas pelo terapeuta ocupacional e não substitui o tratamento de integração sensorial de Ayres.

Na escola, se uma criança demonstra muitos incômodos, também deve-se observar o nível de alerta, a base sensorial e o excesso de estímulo que o ambiente proporciona no momento: diminuir som, iluminação, cheiros, movimentos, até mesmo a roupa que está usando (mais apertada, áspera) e comunicar (caso tenha) o terapeuta ocupacional para estudar e elaborar recursos para esse local.

As atividades (sensoriais) podem ser breves e fornecer um tipo específico de entrada sensorial. A dieta sensorial também inclui adaptações ao ambiente para promover o funcionamento ideal e reduzir a interrupção (Ayres, 1972).

O uso adequado das acomodações sensoriais poderão ajudar a criança no processo de autorregulação, mantendo nível de alerta ideal para gerar resposta adaptativa ao ambiente.

Conclusão

Este capítulo traz a contribuição da terapia ocupacional por meio do método de integração sensorial de Ayres, desenvolvido pela terapeuta ocupacional Dra. Anna Jean Ayres e as acomodações sensoriais ou dieta sensorial elaboradas como recurso complementar para crianças com disfunção de integração sensorial prescritas e acompanhadas por um terapeuta ocupacional capacitado.

O objetivo da dieta sensorial é levar informação aos responsáveis sobre os manejos em situação de desregulação sensorial e ofertar às crianças suporte para o processo de regulação e autorregulação sensorial em casa, na escola e no convívio social.

Segundo Aranha (2003), a inclusão social não diz respeito somente à pessoa com deficiência, e sim a todos os cidadãos. Não haverá inclusão se a sociedade não for inclusiva, tendo suporte necessário para viabilizar a participação. Deve haver a reorganização do acesso imediato da pessoa com as adaptações que se mostrarem necessárias.

A inclusão social da criança especial no Brasil, portanto, é um projeto a ser constituído por todos: família, diferentes setores da vida pública e população leiga. Necessita de planejamento, experimentação, de forma a identificar o que precisa ser feito em cada comunidade, para garantir o acesso das pessoas com deficiência aos recursos e serviços disponíveis (Aranha, 2003).

Referências

AYRES, A. J. *The development of sensory integrative theory and practice*: a collection of the works of A. Jean Ayres. Dubuque: Kendall publishing, 1974.

DUNN, W. *Vivendo sensorialmente:* entendendo seus sentidos. São Paulo: Pearson Clinical, 2017.

KERCHES, D.; CARNEIRO F.; PERES, A. *Autismo ao longo da vida*. São Paulo: Literare Books International, 2022.

SERRANO, P. *A integração sensorial no desenvolvimento e aprendizagem da criança*. Portugal: Papa Letras, 2016.

STRAVOGIANNIS, A. L.; GISELE, F. *Autismo:* uma maneira diferente de ser. São Paulo: Literare Books International, 2023.

SOUZA, A. M. C. de; ARANHA, M. S. F. *A criança especial*. São Paulo: Roca, 2003.

14

INTEGRAÇÃO SENSORIAL
A MODULAÇÃO SENSORIAL E O TEA

Este capítulo visa discutir o processo de modulação e como a criança com transtorno do espectro autista (TEA) responde aos estímulos sensoriais do ambiente.

FERNANDA CARNEIRO

Fernanda Carneiro

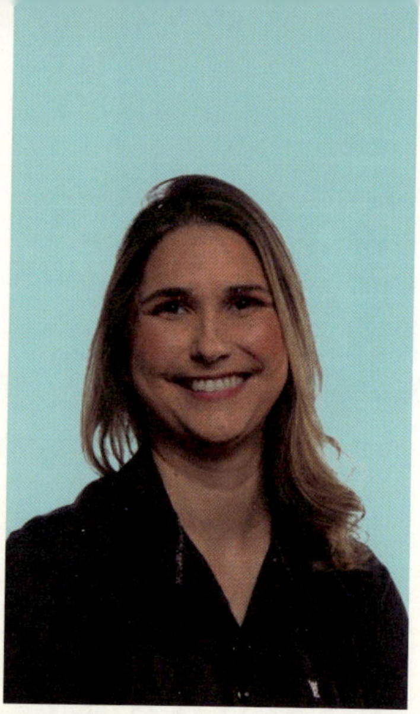

Terapeuta ocupacional. Docente do Instituto Federal de Educação, Ciência e Tecnologia do Rio de Janeiro - IFRJ. Certificada em Integração Sensorial pela Universidade Sul da Califórnia - EUA. Especialidade em atendimento com crianças e adolescentes dentro do espectro autista há mais de 15 anos. Formação do Conceito Neuroevolutivo Bobath Infantil - BRA. Consultora e mentora em diversas clínicas de terapeutas ocupacionais do Brasil/USA/Irlanda. Professora convidada da pós-graduação do CBI of Miami. Professora convidada da pós-graduação da Academia do Autismo. Professora convidada e consultora da pós-graduação do ISAFAC. Formação internacional no modelo Dir/Floortime - ARG. Formação em Seletividade Alimentar e Desfralde - ESP. Formação Internacional de Práxis - EUA. Formação em Neurociência Integrada na Teoria de Integração Sensorial de Ayres USA. Capacitação do Treinamento da Medida de Fidelidade - EUA. Membro da Associação da Caminho Azul. Coautora dos livros: *Autismo ao longo da vida; Pais de autistas* e *Simplificando o autismo: para pais, familiares e profissionais.*

Contatos
afernandacarneiro.to@gmail.com
YouTube: Fernanda Carneiro
Instagram: @integracao_sensorial
21 98734 8285

A integração sensorial é o processo neurológico que promove a capacidade de organizar, interpretar sensações e responder de maneira apropriada ao ambiente (Ayres, 1972). A modulação é a capacidade do cérebro de regular a inibição ou propagação da sinalização neural. A modulação sensorial reflete ajustes feitos em resposta a processos fisiológicos contínuos para garantir a adaptação a informações sensoriais novas ou em mudança. Ela é fundamental para nossa capacidade de nos envolvermos em ocupações diárias (Kilroy, Zadeh, Cermak, 2019).

Na disfunção de integração sensorial (DIS), o cérebro não processa ou organiza o fluxo de impulsos sensoriais de maneira que a criança tenha informações precisas de si e do mundo (Ayres, 1976 *apud* 2005). Quando ocorre uma imaturidade ou uma desorganização, a criança pode apresentar dificuldade em gerar modulação e respostas adaptativas.

A disfunção de integração sensorial (DIS) é classificada em tipos e subtipos, tais como: modulação (subtipos – hiper-reatividade, hiporreatividade e busca sensorial), falha de pobre discriminação (em todos os sistemas), disfunção postural e a dispraxia.

As taxas de prevalência estimadas de problemas de processamento sensorial entre crianças com TEA variam de aproximadamente 40% a 90% (Schaaf & Miller, 2005).

A criança com TEA pode apresentar dificuldade em desempenhar as tarefas que fazem parte da sua rotina, devido à falha de modulação sensorial que compromete seu desempenho ocupacional, como as atividades de vida diária (AVDs), o brincar, as atividades escolares, o comportamento e o social.

Os componentes da integração sensorial e o TEA

São as experiências externas que vão solicitar determinadas organizações neurais, musculares e fisiológicas que facilitarão a adaptação do sujeito às exigências de um meio (Almeida, 2004).

O sistema nervoso central (SNC) pode ser magistral em sua capacidade de "multitarefa". À medida que o SNC amadurece, desenvolve mais conexões, passa pelo processo de mielinização e aumenta a capacidade de modular a entrada do sistema sensorial para outros sistemas. Quando adequado, esse processo possibilita interações eficientes e efetivas do indivíduo com o mundo (Bundy & Lene, 2020).

Essa interação inicia com a percepção, discriminação e a consciência corporal. A consciência corporal é a capacidade do indivíduo de organizar novos estímulos e incorporá-los em informações previamente armazenadas no domínio motor. Isso está relacionado à integração sensorial, à interpretação da estrutura corporal e do ambiente (Ahn, 2022).

Ayres observou que o TEA pode apresentar problemas nos componentes da integração sensorial: registro (detecção e interpretação de sinais), de modulação (inibição ou propagação de sinais), de interação com determinados objetos e/ou de motivação.

O registro é o primeiro componente a ser discutido, pois é como se detectam as sensações sensoriais no SNC. A partir da detecção inicial de um estímulo, ocorre o reconhecimento do significado da estimulação sensorial (Kilroy, Zadeh & Cermak, 2019).

A criança com TEA apresenta comprometimento no processo de aprendizagem devido à falta de atenção durante as atividades, muitas vezes causada pela pobre capacidade de registrar e interpretar as informações sensoriais do ambiente, dos objetos e das pessoas. Exemplo: perceber uma luz mais forte, a presença de uma pessoa no ambiente ou um brinquedo novo.

Em relação ao segundo componente, que é a modulação, Ayres o definiu como a capacidade do cérebro de regular a própria atividade. Faz parte da modulação filtrar as sensações e atender àquelas que são relevantes, manter um nível ideal de excitação e manter a atenção à tarefa requerem modulação (Bundy & Lene, 2020).

A chave do processo neurofisiológico relacionada com a modulação é a habituação e a sensibilização. Habituação é considerada a forma mais simples de aprendizagem do SNC e ocorre quando as células nervosas e os sistemas do SNC reconhecem o estímulo como familiar, havendo uma diminuição da transmissão da informação às células para continuarem a responder ao estímulo.

Já a sensibilização se dá por uma resposta exagerada das células. Durante esse processo, o SNC reconhece o estímulo como importante ou potencialmente ameaçador e gera uma resposta exagerada. As crianças usam esse processo para se manterem em alerta e atentas ao que se passa à sua volta (Reis, 2019).

O terceiro componente é a motivação, que Ayres descreveu como o desejo ou intenção de responder a um estímulo que foi registrado ou ignorado. A criança com TEA pode ter déficits na motivação, interesse limitado em realizar atividades intencionais ou construtivas e, nos casos em que apresenta capacidade motora adequada, ainda assim pode não ter motivação suficiente para realizar algumas atividades (Kilroy, Zadeh, Cermak, 2019).

A motivação é fundamental para a maturação e o desenvolvimento da práxis, que está integrada na base sensorial. Ao realizar uma atividade ocupacional, a criança está realizando a práxis, isto é, ela tem a capacidade de idealizar, planejar e executar ações não familiares.

A base sensorial do TEA é composta por 8 sistemas sensoriais que podem estar alterados. Sem a integração entre eles, principalmente os sistemas do núcleo da teoria de Integração de Ayres (tátil, proprioceptivo e vestibular), pode acontecer uma pane no desenvolvimento.

As alterações nos outros sistemas secundários da base, como o visual, auditivo, gustativo, olfativo e interoceptivo, podem causar desordens que incluem: pobre modulação e perdas significativas na construção da resposta adaptativa, tais como: alterações no esquema corporal, postura, equilíbrio, integração bilateral, discriminação da sensação intrínseca, alterações nos componentes de práxis e, por consequência, a imaturidade do cérebro social e a inflexibilidade cognitiva. Os comportamentos "anormais" de base sensorial são características definidoras do TEA (Kilroy, Zadeh, Cermak, 2019).

A criança com TEA sem capacidade de modulação, habituação ou uma estratégia de acomodação sensorial está fadada a viver estressada, ansiosa, chorosa e com sobrecarga sensorial, podendo apresentar crises sensoriais.

Essas crises são conhecidas como *meltdown* e *shutdown* – experiências de esgotamento, inércia, colapso e desligamento que o TEA vivencia em vários momentos da vida (Phung *et al.* 2021).

O *meltdown* é um fenômeno com expressões variadas pelo qual o autista se sente totalmente sobrecarregado, acompanhado por uma falta de controle e estresse cumulativo. O *shutdown* é semelhante a um desligamento e se refere à experiência mais interna pela qual o indivíduo se retira de seu entorno e é acompanhado por uma "dor emocional" (Phung *et al.* 2021).

O processo de modulação precisa estar integrado ao sistema límbico, envolvido no processamento de emoções e ao sistema reticular, que está envolvido no estabelecimento da atenção. Essas alterações no cérebro autista podem distorcer a forma de lidar com as emoções e de vivenciar um ambiente calmo e ter experiências sociais com outras pessoas.

O *DSM-5* e as alterações sensoriais no TEA

As respostas sensoriais anormais são critérios diagnósticos não obrigatórios para o TEA no *DSM-5* (APA, 2022). O critério B4 faz parte do grupo de comportamentos restritos e repetitivos, e aparecem no manual como "hiper ou hiporreatividade a estímulos sensoriais ou interesses incomuns por aspectos sensoriais do ambiente", dando enfoque às dificuldades no processamento multissensorial que está se tornando uma questão central no TEA (Siemann, Veenstra-Vander Weele, Wallace, 2020).

A hiporreatividade é quando a criança apresenta alto limiar neurológico para modular informações sensoriais. **O input sensorial tem menor impacto e a criança tem lentidão** ou ausência de resposta aos estímulos.

A hiper-reatividade é quando a criança apresenta baixo limiar neurológico para modular informações sensoriais. **O input sensorial tem maior impacto e a criança pode não tolerar mínimo estímulo**. Ela é tão perturbadora para a vida de um indivíduo que deveria ser uma preocupação primária na intervenção, pois pode restringir a função e a adaptação em todas as áreas do desempenho ocupacional e durante toda a vida da criança (Bundy & Lene, 2020).

Na tabela 1, estão descritas algumas características comuns na hiper-reatividade, na disfunção de modulação sensorial e as características mais latentes diante da exposição da criança com TEA ao ambiente.

Tabela 1

Disfunção de integração sensorial Tipo: modulação sensorial	Características
Hiper-reatividade tátil	Intolerância em permanecer em um ambiente que traga sobrecarga sensorial diante de estímulos táteis ou térmicos.
	Ex.: ambiente muito quente ou frio, roupas com texturas desconfortáveis, beijos e abraços (social).

Disfunção de integração sensorial Tipo: modulação sensorial	Características
Hiper-reatividade auditiva	Intolerância aos sons, principalmente os mais agudos e estridentes. Ex.: latido de cachorro, pessoas falando alto ou cantando, tv alta, buzinas, choro de criança pequena, sons de aparelhos domésticos (liquidificador ou aspirador de pó).
Hiper-reatividade visual	Intolerância e desconforto aos estímulos visuais. Ex.: iluminação forte, sol, cores fortes e neon, pisca-pisca, contrastes (estampas).
Hiper-reatividade vestibular	Medo e insegurança de ficar no colo do cuidador, no berço, no trocador de fralda, de andar de carro, de usar o elevador e a escada rolante, medo de pular, saltar e girar em brinquedos. Dificuldade em lidar com os movimentos das pessoas no ambiente.
Hiper-reatividade gustativa e olfativa	Reatividade às texturas e aos cheiros de alguns alimentos, desconforto com cheiros dos ambientes, perfumes e essências fortes.

Quando a criança apresenta algumas das características descritas no quadro acima, é interessante planejarmos estratégias de acomodação para que ela possa ter um desempenho ocupacional mais adequado. A acomodação sensorial engloba estratégias que organizam o SNC durante um período do dia da criança, com o objetivo de alcançar a regulação sensorial.

Quando a criança responde com sucesso às experiências sensoriais que são manifestadas no ambiente, podemos potencializar seu processo de aprendizagem, desenvolvimento e conquista de autonomia.

Referências

AHN, S. N. A systematic review of interventions related to body awareness in childhood. *International Journal of Environmental Research and Public Health*, v. 19, n.15, p. 8900. doi: 10.3390/ijerph19158900.

ALMEIDA, M. *Corpo e arte em terapia ocupacional.* Rio de Janeiro: Enelivros, 2004.

AMERICAN PSYCHIATRIC ASSOCIATION. *Diagnostic and statistical manual of mental disorders.* 5. ed. Disponível em: https://doi.org/10.1176/appi.books.9780890425787. Acesso em: 3 dez. 2023.

AYRES, A. J. *Sensory integration and learning disorders.* Los Angeles: westem Psychological Services, 1972.

AYRES, A. J. What's Sensory Integration? An Introduction to the Concept. *In*: AYRES, A. J. *Sensory integration and the child*: 25th anniversary edition. Los Angeles, CA: Western. Psychological Services, 2005.

BUNDY, A. C.; LANE, S. J. & MURRAY, E. A. *Sensory integration:* theory and practice. 2. ed. Davis Company Philadelphia, 2000.

KILROY. E.; ZADEH. L.; CERMAK. S. *Ayres theories of autism and sensory integration revisited*: what contemporary neuroscience has to say. DOI: 10.3390/brainsci9030068. 2019.

PHUNG, J.; PENNER, M.; PIRLOT, C.; WELSH, C. *What I wish you knew:* insights on burnout, inertia, meltdown, and shutdown from autistic youth. Acesso em: 14 set. de 2022.

REIS. H. S. *Terapia ocupacional I.* Portugal: caderno de terapia ocupacional. 2019.

SCHAAF, R. C.; MILLER, L. J. *Occupational therapy using a sensory integrative approach for children with developmental disabilities.* 2005. Disponível em: https://pubmed.ncbi.nlm.nih.gov/15977314/. Acesso em: 22 nov. 2024.

15

ESCRITA TERAPÊUTICA

A ARTE DE RESSIGNIFICAR VIDAS PELA TERAPIA OCUPACIONAL

Neste capítulo, o leitor encontrará definições a respeito da escrita terapêutica e sua ampla gama de possibilidades, na intenção de instigar os terapeutas ocupacionais no uso desse rico e acessível recurso dentro da terapia ocupacional.

GABRIELA FERRO AGUIAR

Gabriela Ferro Aguiar

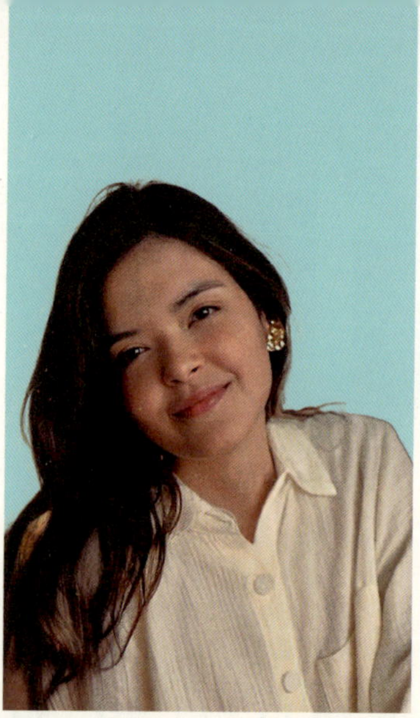

Graduação em Terapia Ocupacional pela Universidade Federal de Pernambuco - UFPE. Pós-graduanda em Reabilitação Neuropediátrica pela Inclusão Eficiente e Faculdade Iguaçu. Pós-graduanda em Terapia Ocupacional no Transtorno do Espectro Autista pela Inclusão Eficiente pela Faculdade IPPEO - Curitiba/PR. Certificada em Integração Sensorial por Ludens e University of Southern California - USC. Mora em Recife, Pernambuco, e atua com o público infantojuvenil, pelo qual é apaixonada. Segue lendo, escrevendo, aprendendo com a prática de todos os dias e encontrando novas possibilidades dentro da terapia ocupacional.

Contatos
gabrielaferroaguiar@gmail.com
Instagram: @simplifica.to
@gabrielaferroaguiar
81 99765 8955

O melhor de tudo é poder escrever todos os meus pensamentos e sentimentos; se assim não fosse, já teria sufocado completamente.
(Anne Frank, 16 de março de 1944)

Darei início a este capítulo afirmando para vocês que: "onde existe ocupação, existe a terapia ocupacional". Diante dessa verdade, comecei minha graduação com a certeza de que a terapia ocupacional poderia existir em todos os âmbitos, contextos e formas de vida e viver. A escrita de maneira ampla sempre cruzou a minha história como algo avassalador, um divisor de águas, algo potente e transformador. Vendo bastante semelhança com o efeito que a terapia ocupacional traz, por que não unir esses dois?

Na minha busca por respostas, comecei a perceber que a escrita vem como um recurso de grande potencial, desde a maneira diversa de se apresentar, ser utilizada, até o forte efeito que proporciona. Podemos imaginar habilidades comunicativas sendo incentivadas pela escrita, o ganho de funções motoras por meio da pega e do manuseio de um lápis; pelo poder do escrever, temos uma reabilitação motora sendo trabalhada; pela escrita, temos o resgate da memória e de estímulos da cognição, assim por diante.

Trazendo a escrita para um âmbito da expressão, um olhar emocional para o processo do escrever, surge a terapêutica desse recurso. A "escrita terapêutica" surgiu no século XX e a investigação nessa área foi iniciada nos anos 1980, por James Pennebaker e colaboradores, avaliando e defendendo que, ao escrever sobre pensamentos e sentimentos relacionados com acontecimentos estressantes, poderia trazer um efeito positivo em diversos aspectos da vida dos indivíduos.

A técnica utilizada nos estudos dos pesquisadores Pennebaker e Beall, em 1986, consistiu em pedir, durante 15 minutos, por quatro dias, que participantes escrevessem sobre temas traumáticos ou superficiais. Os resultados indicaram que o confronto das emoções e dos pensamentos sobre assuntos pessoais e significativos para os indivíduos tinha um efeito positivo na saúde física nos meses seguintes (Figueiras & Marcelino, 2008).

Os resultados dos estudos deram origem a mais pesquisas em contexto de laboratório, enquanto os estudos de escrita originais pediam às pessoas que escrevessem sobre traumas e experiências, estudos que se sucederam a esse expandiram o escopo de escrever tópicos para eventos emocionais gerais ou para experiências específicas compartilhadas por outros participantes (com diagnóstico de câncer, perda de emprego). A quantidade de tempo que as pessoas foram solicitadas a escrever variou de 10 a 30 minutos por 3, 4 ou 5 dias – às vezes dentro do mesmo dia, uma vez por semana ou por até 4 semanas.

O paradigma da escrita é bastante poderoso, ressaltam Pennebaker e Chung (2007), envolvendo crianças, idosos, alunos de honra até a segurança máxima com presos, sendo de alcance marcante, revelando profundidade das experiências humanas, além de amores perdidos, mortes, incidentes de abuso sexual e físico, observando-se que falhas trágicas são comuns em todos os estudos. Se nada mais, o paradigma demonstra que, quando os indivíduos têm a oportunidade de revelar aspectos de suas vidas, eles prontamente os fazem. Embora um grande número de participantes relate chorando ou profundamente perturbado pela experiência, a esmagadora maioria relata que a experiência de escrita foi valiosa e significativa em suas vidas.

A escrita como um recurso da saúde se apresenta em diversos universos, dentro das temáticas e, em sua maioria, se observa a tentativa de achar significado, sendo ela utilizada como um recurso terapêutico para ressignificar um trauma, aliviar o estresse de trabalho, confrontar e ajudar no luto, ou até mesmo no enfrentamento de uma doença grave. Mas não só isso, a literatura nos fala sobre uma escrita focando em pensamentos positivos e de um futuro próximo. Pela escrita, pessoas que passam por surtos psicóticos podem ter a chance de expressarem o que veem, falar o que tem dentro de suas mentes. Nesse mesmo sentido, esse recurso é como uma aliada amiga, sendo a ponte entre o espectro autista e o mundo que os rodeia, enfrentamento de crises de ansiedade e processo de desuso das drogas também está presente.

A escrita, e sua ampla gama, ainda nos traz possibilidades de uso a partir dos gêneros textuais. Por meio de um gênero que nos representa melhor, podemos ter novas experiências com o ato de escrever e ler, desenvolvendo cada vez mais essas habilidades tão importantes em nosso cotidiano. Não obstante, a escrita demonstra que o fato de expressarmos o perdão e trabalharmos isso dentro de nós de forma escrita é, em muitos casos, desafiador e, ao mesmo tempo, libertador.

Sobre os profissionais que se apropriam em utilização e pesquisa desse rico recurso, estão em maior evidência os psicólogos; em segundo momento, os fonoaudiólogos; e, em menor número, pedagogos, profissionais de linguística, educadores físicos e enfermeiros. A terapia ocupacional pouco explora esse conteúdo, tanto em pesquisas quanto em sua utilização prática.

Este capítulo foi construído na intenção de instigar, abrindo um leque de novas possibilidades para a escrita terapêutica dentro de nossa intervenção. Então, comece a imaginar o grande potencial que este recurso acessível e simples pode ter. A escrita terapêutica pode passar pelo momento inicial de escuta (anamnese) e criação de vínculo terapeuta-cliente, sendo ela uma forma de compreender os contextos envolvidos, aquilo que é de importância, sua história ocupacional, sua história de vida, atividades preferidas, hábitos e papéis, incorporando atividades de sua preferência, construindo um vínculo mais duradouro e profundo, além de uma experiência realmente significativa para o indivíduo.

Afinal, a terapia ocupacional entende que a saúde é apoiada e mantida quando existe um envolvimento do sujeito, quando ele é capaz de se envolver em seus meios, seja em casa, no trabalho, na escola, na comunidade. Ao avaliarmos todos os aspectos do domínio, suas inter-relações e o sujeito em seus contextos e ambientes, reconhecemos a importância e o impacto da conexão mente-corpo-espírito para a participação desse sujeito na vida diária.

O raciocínio deve se atentar aos diversos fatores e contextos que podem fortalecer (serem potencializadores) para o envolvimento e a participação desse sujeito, a fim de melhorar suas ocupações. E quando partimos para a ocupação em si de forma mais direta, a escrita é importante em diversas de nossas ocupações diárias, tais como: ir à escola, estudos, trabalho, escrever uma receita, mandar uma mensagem ou carta, se comunicar nas redes sociais, socializar e o viver social, verbalizar algo, e – se deixar ser lido.

Escrita se torna o primeiro passo para sair do abstrato. Aquilo que era apenas especulado e/ou imaginado passa a ser algo concreto, palpável, registrado em palavras, algo com significado, algo que passa a se tornar mais real.

Ela surge a partir de uma reflexão, seguida de uma manifestação de registro, como um prolongamento ou síntese da expressão humana. Como nos ressalta Passalacqua (2007), se inicia um processo de interiorização no indivíduo. Ao fazermos vínculo com o conteúdo que flui na escrita, esse processo pode ser estimulado, sendo transformado em qualidade, quantidade e intensidade. A utilização, então, se torna variada, graduada e adaptada.

A partir dessa verdade, os terapeutas ocupacionais conseguem utilizar esse recurso não só de maneira inicial, como uma forma de aproximação ou identificação dos traços do sujeito e seus contextos, mas, para além, pensando que este sujeito pode se apropriar do que escreve, utilizando a escrita terapêutica para refletir, significar e ressignificar ocupações.

Sendo a própria "Ocupação" usada para significar tudo que as pessoas querem, precisam ou devem fazer, seja de natureza física, mental, social, sexual, política ou espiritual, incluindo sono e descanso. Refere-se a todos os aspectos reais do fazer, ser e tornar-se humano e, também, ao de pertencer. Meio prático e cotidiano de autoexpressão, de fazer ou experimentar sentido, a ocupação é o elemento ativista da existência humana, sejam as ocupações contemplativas, reflexivas e meditativas ou baseadas em ações (Wilcock & Townsend, 2014).

E como fazer isso de modo prático? Delimitando um tempo da sessão para o momento que o papel e o lápis sejam antes das demais atividades a serem realizadas no dia, ou após todas as demandas desse mesmo dia, finalizando o momento em questão.

Para ganho de intimidade com esse processo do escrever, os primeiros contatos com a escrita terapêutica podem ser de forma mais livre, escrevendo coisas que lhe venham à cabeça: sentimentos, desejos, medos, anseios, sonhos. Ao longo da prática, pode-se variar a escrita, por exemplo: as chamadas pessoas do discurso se definem pelo seu posicionamento frente ao ato comunicativo, primeira pessoa, representando aquela que fala; segunda, representando aquela com quem se fala; a terceira, demarcada por aquela de quem se fala. Como quem olha de perto, e quem vê de fora.

Pode-se delimitar a temática, pedir para variar palavras e, após a escrita do texto, tentar modificar algumas palavras que deram significados marcantes naquela narrativa. Você pode trazer palavras para que o sujeito acrescente obrigatoriamente no próprio texto ou pedi-lo para, antes de iniciar o processo, pensar nas palavras a serem acrescentadas. E assim por diante.

O processo se torna completo quando essa expressão é ecoada, lida, relida e refletida. Seja inicialmente sozinho, em voz baixa, quem sabe em voz alta em outros momentos. E, a partir das possibilidades, quem sabe em grupo, compartilhando as narrativas com as demais pessoas que também se expressam por meio da escrita.

Ao refletirmos ocupações, pessoas fragilizadas que talvez deixaram de ter autonomia em uma ocupação específica e/ou em uma atividade de vida diária podem começar a refletir sobre o quão importante isso era para si, o que se tornou, e o que pode passar a ser, com a intervenção terapêutica ocupacional presente.

Talvez não retorne a fazer do mesmo jeito, mas o fato de realizar de novas maneiras aquela ação é algo transformador, revolucionário, impactante e significativo. Entender os processos de mudança e aceitá-los gradualmente, flexibilizar pensamentos, se apropriar de sua autonomia, entender dificuldades e limitações, identificar e potencializar seus potenciais, no tempo certo e de forma pessoal, este é o poder que a escrita terapêutica tem dentro da terapia ocupacional.

Torno a dizer, a escrita de maneira ampla, sempre cruzou a minha história como algo avassalador, um divisor de águas, algo potente e transformador. Vendo semelhança com o efeito que a terapia ocupacional traz, por que não unir esses dois? Vamos iniciar?

3

2

1

(escreva aqui)

Referências

FIGUEIRAS, M. J. & MARCELINO, D. Escrita terapêutica em contexto de saúde: uma breve revisão. *Análise Psicológica*, v. 2, n. 26, p. 327-33, 2008.

PASSALACQUA, C. I. *Um estudo sobre as propriedades da escrita enquanto instrumento de expressão do indivíduo*. *In*: Seminário de Teses em Andamento, 12. 2007, Campinas. Anais [...] Campinas: Instituto de Estudos da Linguagem, 2007.

PENNEBAKER, J. W. Theories, Therapies, and Taxpayers: on the complexities of expressive writing paradigm. *Clinical Psychology:* Science and Practice, 2004.

PENNEBAKER, J. W.; CHUNG, C. K. Expressive writing, emotional upheavals, and health. *In:* FRIEDMAN, H. S. (ed.). *Handbook of health psychology*. Nova Iorque: Oxford University Press, 2007.

WILCOCK, A. A.; TOWNSEND, E. A. Occupational justice. *In:* SHELL, B. A. B.; GLEN, G., *Willard and Spackman's occupational therapy*. 12. ed. Philadelphia: Lippincott Williams & Wilkins, 2014.

16

MCF E A INTERVENÇÃO DA TERAPIA OCUPACIONAL NA T21

Nos modelos previamente utilizados, a família não fazia parte do processo das decisões, porém no MCF o terapeuta precisa encorajar e empoderar as famílias. Hoje, as intervenções se baseiam em outros pilares e não há funcionamento sem integração de todas as partes. A T21 é uma alteração genética, porém não determina o desenvolvimento. Vários fatores impactam esse processo e veremos como a terapia ocupacional pode auxiliar e contribuir para a evolução dessa criança.

GABRIELLE MELO

Gabrielle Melo

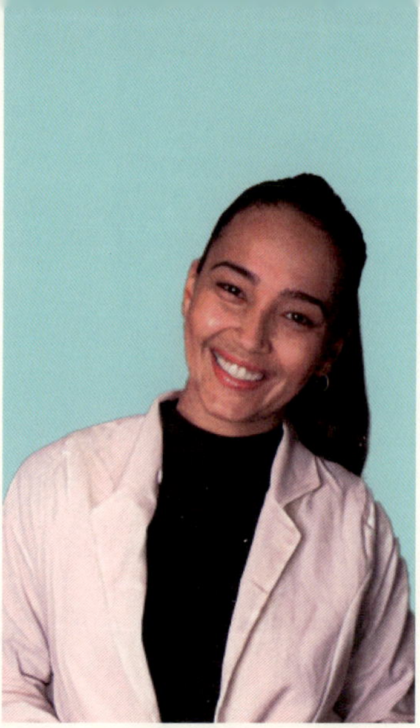

Terapeuta ocupacional pela FCM-MG, em 2010. Pós-graduada em Desenvolvimento Infantil e Intervenção Precoce com Ênfase no MCF, pela Inclusão Eficiente em 2022. Curso de capacitação em T21 – Síndrome de Down, pelo CEPEC, em 2023. Curso de Integração Sensorial pela CBI of Miami, em 2021. Formação em Bandagem Elástica Aplicada a Disfunções Neurológicas com Enfoque Infantil no Conceito Therapy Taping®, em 2022. Proprietária da Clínica Infantil Triplay.

Contatos
gabismelo14@gmail.com
Instagram: @gabriellemeloto
31 98455 2344

Modelo centrado na família

Novos cursos, novas formações e protocolos vêm surgindo com o objetivo de aprimorar ainda mais os atendimentos e as intervenções profissionais em busca de conhecimento, buscando sempre um atendimento de excelência. Os profissionais envolvidos no acompanhamento da criança devem compreender sua integralidade, ter uma visão da criança em todos os seus aspectos: emocional, intelectual, social, comportamental e do ambiente familiar em que a criança está inserida (Minetto *et al.*, 2018).

Os profissionais precisam discutir e traçar um plano terapêutico individualizado para a criança. Em alguns casos, essa interação entre os profissionais não é possível, porém, com as novas perspectivas, entende-se que há um desenvolvimento significativo com a intervenção de uma equipe integrada.

Mas não podemos esquecer também de outras duas partes que compõem esse processo. Uma é a criança, que precisa estar disposta, motivada, interessada, em um ambiente acolhedor, pois tudo isso dará base para ela absorver e promover mudanças que favoreçam o desenvolvimento, além da aquisição de novas habilidades para serem utilizadas em todos os outros contextos.

Outra é a família, que é parte fundamental desse processo, já que está com a criança durante a maior parte do tempo. Com o aprimoramento das abordagens, o conceito e os programas de intervenção precoce têm sofrido algumas mudanças. Historicamente, essa prática era centrada na criança, os profissionais eram os detentores do saber e a família apenas seguia as orientações. Eram eles que determinavam os objetivos a serem trabalhados e que norteavam todo o processo. Profissionais que nem sempre conversavam e trabalhavam em uma mesma linha de cuidados e não levavam em consideração a família e seus contextos de vida.

Com a prática centrada na família e na visão global da criança, esse conceito, as práticas e as abordagens mudaram. As intervenções baseadas nesse modelo têm como um dos objetivos reconhecer as forças e competências da família, além de empoderar nas tomadas de decisões e torná-las ativas no processo. A família é a principal promotora do desenvolvimento da criança, tanto no que se refere a pontos específicos quanto em seu todo, pela maneira que cuida, protege, interage, demanda e atende as necessidades dela (Franco, 2019).

Segundo Bronfenbrenner (2022), no modelo ecológico do desenvolvimento, as experiências do indivíduo são perspectivadas como subsistemas, dentro de um modelo mais abrangente, que nos permite localizar no espaço e no tempo os vários cenários de vida da criança, sendo denominados de: microssistema, mesossistema, exossistema e macrossistema. Com isso, podemos entender que a genética não é determinante, que as ações realizadas com a família, levando em consideração os sistemas em que está incluída, pode potencializar e nos auxiliar a definir estratégias para que essa família seja atuante e determinante no desenvolvimento do filho.

Nós, terapeutas, temos o papel de mediadores dentro do contexto domiciliar, por isso precisamos orientar os pais acerca das oportunidades que podem ser ofertadas. Realizar ações junto à família e empoderá-la, ofertar conhecimento para os pais não significa torná-los terapeutas, mas sim parceiros na estimulação.

A trissomia do 21 e suas particularidades

Segundo as diretrizes de atenção às pessoas com síndrome de Down, da Sociedade Brasileira de Pediatria, 2020, a T21 é uma alteração genética na qual há a presença de um cromossomo a mais no par 21. Temos, então, o genótipo, que é a constituição cromossômica e o fenótipo, características que podem ser observadas no organismo que resultam da interação da expressão gênica e de fatores ambientais. Ao realizar o cariótipo, é possível analisar qual a construção cromossômica, se é devido à trissomia simples, por mosaicismo, ou por translocação. Algumas características clínicas, como a hipotonia generalizada, prega única palmar, frouxidão articular, podem ser observadas, porém isso não define como será seu desenvolvimento.

Independente do tipo, a intervenção com a criança será a mesma. Mas nada adianta um diagnóstico precoce, que pode ser feito ainda na gestação, se a família não receber a notícia de maneira adequada e estiver rodeada por uma equipe preparada, além de ter conhecimento das potencialidades da criança e de uma intervenção precoce. Por isso, algumas instituições estão criando protocolos e colocando pessoas mais capacitadas para acolher a família no momento da notícia (Franco & Minetto, 2023).

Outras particularidades podem ser observadas como a presença de alteração cardíaca, alterações tireoideanas e a hipotonia muscular que está presente até no tubo digestivo. As pessoas com a trissomia do 21 apresentam também algumas necessidades nutricionais, com isso precisam de uma alimentação balanceada, pois pode contribuir muito para o desenvolvimento de processos fisiológicos em nível celular, tecidual e sistêmico (Mustacchi, 2017).

Discorrendo um pouco mais sobre o assunto, temos o zinco, selênio, magnésio, cobre, cálcio, ferro e algumas vitaminas que, em sua falta ou deficiência, impactam no processo de desenvolvimento celular. Por isso, o acompanhamento nutricional com suplementações e uma alimentação balanceada é fundamental. Precisamos garantir maior aproveitamento das crianças durante as terapias e o aspecto nutricional impacta diretamente nesse processo.

Segundo Mustacchi (2017), um dado muito importante que precisamos avaliar é a ingestão máxima tolerada, ou seja, uma situação de aporte contínuo e prolongado de um nutriente específico, pois a hipersuplementação pode colocar em risco a saúde da criança.

Franco e Minetto (2023) afirmam que, na primeira infância, a maneira como os pais se comportam pode impactar e ser determinante para a qualidade de vida na fase adulta. A família se depara com muitas oportunidades de desenvolver o filho no ambiente domiciliar, no cotidiano, mas isso se conseguir ver além do diagnóstico. Focando nas potencialidades e não no diagnóstico.

Ainda segundo Franco e Minetto (2023), temos que lidar com o capacitismo e tudo isso vai depender de como a família está no momento, como ela foi amparada, como foi dada a notícia, pois o capacitismo é o pré-julgamento das pessoas diante de uma pessoa com deficiência. Julgando as habilidades que uma pessoa tem ou não tem, levando em consideração apenas a sua deficiência. Por isso, a família precisa estar munida de informações sobre as potencialidades da pessoa com T21.

Diante de todos os estudos, os paradigmas e a concepção das intervenções estão mudando, percebendo a criança como um ser em potencial desenvolvimento, projetando os modelos de atenção focados nas habilidades e nas necessidades de cada indivíduo para alcançar seu desenvolvimento. A expectativa de vida das pessoas com síndrome de Down aumentou consideravelmente nos últimos anos, e alguns fatores contribuíram para isso, como maior intervenção com as famílias, as mudanças dessas perspectivas, os avanços da tecnologia em saúde. Com isso, a inclusão efetiva da criança nas escolas, do adulto no mercado de trabalho, programas mais assertivos de promoção à saúde impactam diretamente na qualidade de vida e na autonomia da pessoa com T21.

Terapia ocupacional no desenvolvimento da criança com T21

O desenvolvimento da autonomia se inicia nos primeiros meses de vida, vai se modificando e alterando de acordo com a idade e o desenvolvimento da criança. Mas, desde alcançar um brinquedo espontaneamente até a introdução no mercado de trabalho, tudo é autonomia, o que difere é a atividade executada. Enquanto terapeuta ocupacional, queremos que a criança se desenvolva e tenha maior participação e autonomia nas AVD's (atividades de vida diária).

Sabemos que a hipotonia interfere diretamente no desenvolvimento infantil e pode apresentar uma baixa iniciativa em busca e exploração, com isso pode levar a consequências diretas na capacidade da criança em explorar o ambiente. A terapia ocupacional tem como um de seus objetivos potencializar, criar estratégias para a aquisição de habilidades que permitam que a criança desenvolva progressivamente sua autonomia ao longo do tempo.

Além de tudo isso, muitas crianças com síndrome de Down apresentam transtorno do processamento sensorial. O processamento sensorial é a capacidade do sistema nervoso central em captar as informações e estímulo, organizar e fornecer uma resposta adequada ao ambiente. Quando a criança apresenta um transtorno de processamento sensorial ou disfunção de processamento sensorial, essa resposta é desproporcional e isso impacta diretamente nas atividades de vida diária, seja no autocuidado, alimentação e até mesmo no brincar. O terapeuta ocupacional é o profissional capacitado para realizar esse tipo de avaliação e intervenção.

O terapeuta ocupacional é o profissional competente para avaliar e desenvolver pesquisas no que diz respeito à integração sensorial, visando auxiliar no desenvolvimento ocupacional do indivíduo. É preciso orientar a família, deixar claro qual o objetivo da terapia ocupacional, pois com a família entendendo o processo, teremos mais adesão e um propósito maior na realização das atividades. Cada um na sua especialidade, tanto os profissionais quanto a família, tem papel fundamental no desenvolvimento da criança e devemos encorajar, capacitar e munir essa família de informação relevante para uma tomada de decisão. É essencial enfatizar à família que a exploração ambiental, em todos os contextos de vida dessa criança, já no início da primeira infância, terá reflexo ao longo de toda vida e em diferentes situações, uma vez que os desafios vão se tornando cada vez mais complexos. Precisamos ofertar condições para uma exploração ambiental, uma exploração dos objetos, para que as crianças consigam compreender as funções dos mesmos, aplicando a função nas atividades de vida diária.

A terapia ocupacional vai intervir em toda ocupação humana e, na criança, a sua principal ocupação é o brincar. As crianças aprendem brincando, explorando e vivenciando. Para as crianças com trissomia do 21, não será diferente, por isso vivenciar, praticar e experimentar em diferentes contextos é o que vai auxiliar na aquisição das habilidades, tornando-a mais independente. Não podemos deixar isso para depois, para quando essa criança for mais velha, pois a autonomia é construída desde bebê.

Outro ponto importante é quanto é essencial a criança fazer escolhas, ou ao menos participar desse processo. Desde escolher entre dois brinquedos ou entre duas frutas que irá comer, são escolhas que parecem pequenas no dia a dia, mas que encorajam as crianças e permitem maior autonomia no decorrer da vida. Trabalhamos em conjunto com os outros profissionais para que a criança consiga alcançar os marcos de desenvolvimento, aprimorar as habilidades para o desenvolvimento neuropsicomotor adequado para a realização das atividades e, com isso, a contribuição para essa criança se tornar um indivíduo ativo e participativo do seu desenvolvimento.

Podemos concluir que o modelo de intervenção precoce centrado na família é muito eficaz e cabe a nós, terapeutas, orientar, capacitar, encontrar e empoderar as famílias em suas tomadas de decisões. E o terapeuta ocupacional faz parte da equipe e tem papel fundamental no desenvolvimento da criança com trissomia do 21.

Referências

BRONFENBRENNER, U. *A ecologia do desenvolvimento humano:* experimentos naturais e planejados. Porto Alegre: Artes Médicas, 2022.

FRANCO, V. *Psicopatologia do desenvolvimento e percursos inclusivos:* da intervenção precoce à inclusão social. Évora: Centro de Investigação em Educação e Psicologia da Universidade de Évora, 2019.

FRANCO, V.; MINETTO, M. de F. (orgs.). *Família, deficiência e inclusão*. Curitiba: Juruá Editora, 2023.

MACHADO, A. C. C. de P. *et al.* Processamento sensorial no período da infância em crianças nascidas pré-termo: revisão sistemática. *Revista Paulista de Pediatria*, [*s.l.*], v. 35, n. 1, p. 92-101, 20 fev. 2017.

MINETTO, M. de F. J. *et al* (orgs.). *Bioecologia do desenvolvimento na síndrome de Down*: práticas em saúde e educação baseadas em evidências. 2. ed. Curitiba: Íthala, 2018.

MUSTACCHI, Z. M. P. S. R. *Trissomia 21 (síndrome de Down)*: nutrição, educação e saúde. São Paulo: Memnon Edições Científicas Ltda, 2017.

SOCIEDADE BRASILEIRA DE PEDIATRIA. *Diretrizes de atenção à saúde de pessoas com Síndrome de Down*. Departamento Científico de Genética, 2016.

17

MANEJOS E ESTRATÉGIAS PARA CRIANÇAS COM TEA NO ÂMBITO ESCOLAR

Neste capítulo, falarei sobre os sinais de alerta que devemos observar na sala de aula e como a escola pode contribuir para a inclusão da criança com autismo por meio do trabalho da terapia ocupacional no contexto escolar, criando estratégias que favoreçam o desempenho, a adaptação de recursos e os materiais pedagógicos.

GLAUCE PEREZ

Glauce Perez

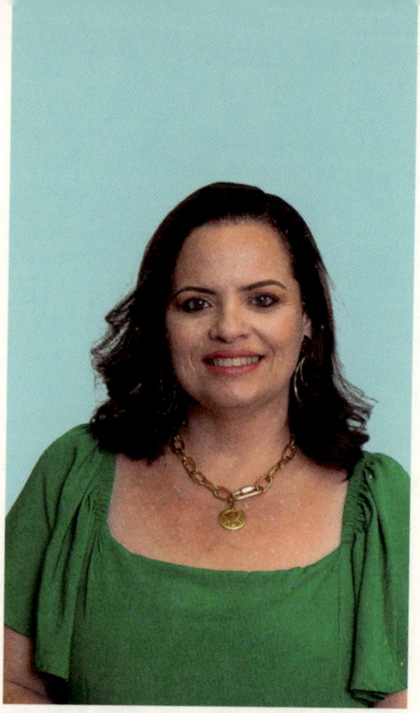

Terapeuta ocupacional há 20 anos, atendendo bebês, crianças e adolescentes com autismo, TDAH, síndromes diversas etc. Atualmente, é diretora clínica do Centro Ocupacional Integrar, no Rio de Janeiro. Pós-graduada em Autismo Infantil, em Intervenção ABA para Autismo e Deficiência Intelectual, em Acupuntura, em Inteligência Parental e em Neuropsicopedagogia. Formação internacional em Processamento Sensorial na Vida Cotidiana (Winnie Dunn), Dificuldades Alimentares, Problemas Sensoriais e Desfralde (Isabelly Beaudry Bellefeuille). Certificada em Integração Sensorial pela University of Southern Califórnia. Formação em Acompanhante Terapêutico, PediaSuit: Protocolo e Tratamento Intensivo, Kinesio Taping e Gameterapia.

Contatos
glauceperez@gmail.com
contato@integrarrj.com.br
Rede social: @integrar.to.rj / @glauceperez.21

Autista na escola regular

O Centers for Disease Control and Prevention (CDC) divulgou que, a cada 36 crianças, uma nasce com autismo. Mesmo com o aumento do número de autistas em escolas, ainda percebemos poucos profissionais treinados e poucas escolas com capacitação.

Battisti, Heck e Michels (2015) salientam o desafio que as escolas enfrentam quando recebem crianças com deficiência, pois pressupõe utilizar de adequações ambientais, curriculares e metodológicas para o desenvolvimento no processo de ensino-aprendizagem.

Essa tarefa não é fácil, já que é necessário comprometimento por parte de todos os envolvidos para que haja inclusão escolar, ou seja, professores, alunos, pais, diretor, comunidade, todos que participam da vida escolar direta ou indiretamente. Porém, é direito da criança autista estar na escola regular, sendo considerado crime a recusa da matrícula.

A escola precisa estar apta para receber essa criança que passa horas do dia nesse ambiente, dando oportunidade para que ela participe dos estímulos e faça atividades com seus pares.

Sinais de alerta que devemos observar no âmbito escolar:

1. **Contato visual** – é uma forma de comunicação não verbal e pré-requisito para o desenvolvimento da socialização. A criança precisa olhar quando seu nome é chamado e localizar o som, voltando-se para a fonte sonora. Ela precisa olhar para seus pares quando deseja algo, como forma de compartilhar aquele pedido, e sorrir como forma de retribuir que está gostando daquela atividade;
2. **Imitação** – é um instrumento poderoso de aprendizagem, sendo considerado um pré-requisito essencial para aquisição de novos comportamentos. É esperado que a criança imite a brincadeira a partir do modelo do colega;

3. Seguir instruções – é um dos pré-requisitos para a fala funcional da criança e por ampliar o repertório social. Quando algo é solicitado à criança, é esperado que ela realize o comando após a solicitação do adulto;
4. Comunicação verbal – ocorre quando a criança consegue usar as palavras ou faz aproximações de palavras com a função de se comunicar, sinalizando querer o objeto. A criança tende a falar aproximando a palavra ao que ela quer, como "papá" para comida, "cáo" para carro, "bóua"para bola. Ou ainda, ela diz "boneca" e, quando você entrega, a criança ignora, sinalizando estar apenas nomeando coisas e não se comunicando;
5. Interação social – quando um colega se junta à brincadeira, imaginamos que a criança aceite e brinque junto em vez de sair de perto ou não compartilhar os brinquedos;
6. O brincar – é essencial para o desenvolvimento da criança, pois aprende de maneira natural e consegue aproveitar as oportunidades de ensino. É importante que a criança use o brinquedo da forma correta, dando sua função, em vez de ficar somente segurando o objeto ou usando de forma errada, como ficar batendo o objeto um no outro, girar a rodinha do carro etc. Segundo Winnicott, "o brincar é tão importante para a criança, assim como o trabalho é para o adulto".

A escola pode contribuir no manejo para a criança com autismo

Considerar as necessidades individuais de cada aluno, adaptar sua estrutura de acordo com as limitações motoras ou mentais de cada indivíduo, respeitando seu ritmo, estado emocional e condições gerais para o aprendizado.

O professor não deve se apegar em critérios diagnósticos. Observar se a criança apresenta atrasos no desenvolvimento. Embora o professor não possa diagnosticar, pode observar e levar para a família observações importantes. O diálogo com a família deve ser permanente, a fim de que seja possível trocar as experiências e informações acerca desses alunos. Trata-se de um trabalho ininterrupto e totalmente flexível, de acordo com as conquistas de desafios a vencer.

O terapeuta ocupacional deve treinar a equipe, desde porteiro, servente, inspetor, professores, coordenadores a diretores, para que todos saibam lidar com a criança autista. Como, por exemplo:

- Evite ficar falando muitas palavras com a criança. Por exemplo: "Maria pegue a bola para guardar no armário e, depois, vamos escolher outro brinquedo". Use poucas palavras, seja direto e objetivo. Por exemplo: " Maria pegue a bola" ou "Maria, bola".

- Forneça à criança previsibilidade. Na escola, pode-se utilizar o quadro de rotina, antecipando, com pistas visuais, o que vai acontecer.
- Use materiais concretos, pois as crianças com autismo apresentam dificuldade de discernir o abstrato, entender a imaginação.
- Diminua os estímulos, evite ter muitos materiais espalhados na carteira escolar, muitos estojos, lápis coloridos ou uma sala de aula com muitos murais e objetos. Quanto mais estímulo, mais desorganizado o aluno ficará.
- Descubra qual é o reforçador da criança, se é social (abraços, atenção, cócegas etc.) ou brinquedo. Elogie e reforce pequenas conquistas que a criança conseguir, isso vai deixá-la muito mais motivada.

Adaptação de currículo e materiais

Entende–se por adaptação curricular a flexibilização do planejamento escolar com o intuito de dar uma resposta pedagógica às necessidades especiais dos alunos no ambiente escolar.

A adaptação de materiais deve promover acesso da criança ao conteúdo, seja reduzindo a demanda, diminuindo estímulos em folhas, usando material plastificado, alterando as cores, tamanho da fonte etc.

É de extrema importância personalizar o material a fim de atender à necessidade do aluno. Todas essas adaptações devem estar registradas no PEI – Plano Educacional Individualizado.

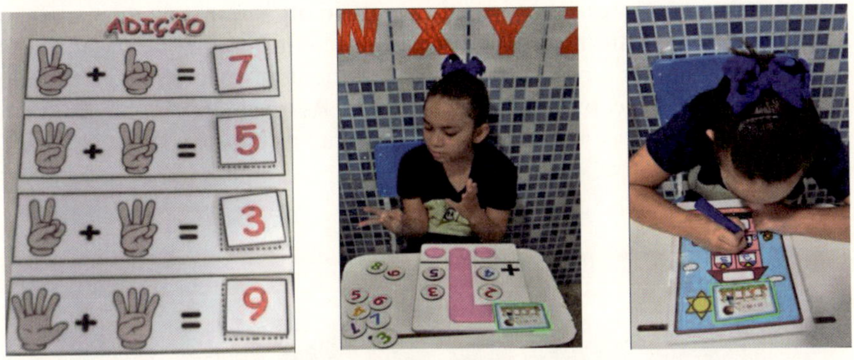

Aluna do Colégio CEC Ribas, no RJ.

O que é plano educacional individualizado?

O plano educacional individualizado, mais conhecido como PEI, é um documento elaborado pelo professor, planejado minuciosamente, com objetivos educacionais pensados em atender as necessidades específicas do aluno. Esse documento deve conter habilidades já adquiridas e habilidades a serem desenvolvidas.

O PEI deve ser organizado em 5 partes:

1. Identificação do aluno.
2. Informações relativas ao conhecimento, repertório atual do aluno, preferências, resumo histórico e indicação dos especialistas.
3. Metas de curto, médio e longo prazo, relativas às áreas que necessitam de desenvolvimento.
4. Planejamento e desenvolvimento (registro) das metas propostas.
5. Avaliação – pode ser feita com material concreto, material plastificado, folha adaptada, marcar (x), oral.

Alinhamento entre o terapeuta ocupacional e a equipe escolar

- Estabelecer os objetivos para o aluno.
- Planejar os procedimentos utilizados.
- Desenvolver as estratégias utilizadas.

O terapeuta ocupacional vai orientar a equipe para que utilize algumas estratégias, tais como:

1. **Rotina visual** – estratégia de antecipação para as crianças, apresentando o que será proposto ao longo do dia de forma visual. A escola apresenta estímulos diferentes e, por isso, é necessário organizar uma rotina para o aluno, que deve ficar exposta, caso ele apresente alguma desorganização.

   Para produzir a rotina visual, temos que usar imagens reais, tirando fotos do ambiente, professores, amigos etc. As imagens precisam estar em ordem cronológica e a escrita precisa estar junto da imagem, em caixa ALTA.

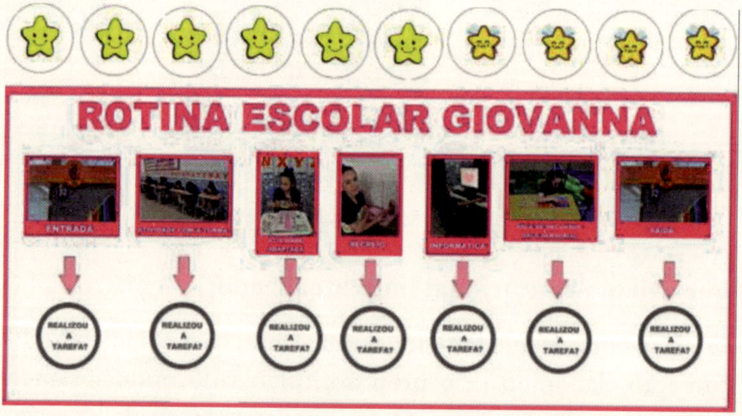

Confeccionado por @carinho_na_ponta_do_lapis

2. **Histórias sociais** – narrar circunstâncias por meio de histórias, com apoio visual. Utilizamos esse recurso para ensinar comportamentos adequados e lidar com situações desafiadoras. Exemplo: fichas contando uma história de um menino que queria cortar o cabelo.
3. **Antes e depois** – montar um quadro de antes e depois para sequenciar as atividades que serão estabelecidas, o que a criança fará antes e o que fará depois.
4. **Adaptações visuais** – essas adaptações são importantes na rotina escolar da criança, podendo ser usada em variadas situações como, por exemplo: suporte visual das letras do nome, do alfabeto, números, palavras etc.

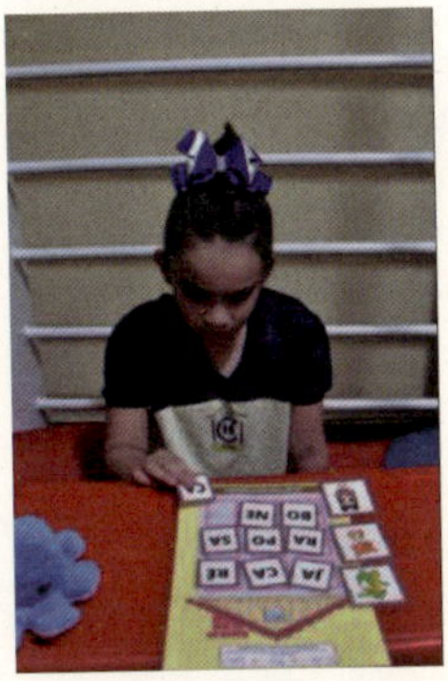
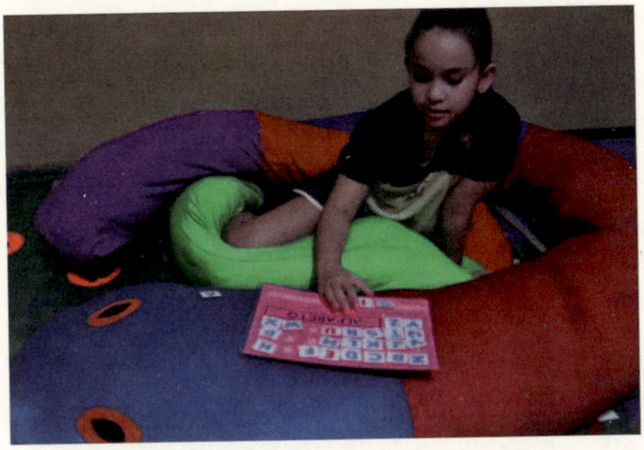

Atividades com pistas visuais, na sala sensorial.

5. **Assentos alternativos** – o uso dos assentos alternativos, como: bola suíça, banquinhos, trabalhar no chão ou em pé e cadeira (ajustar a altura da mesa e da cadeira proporcionando que a criança apoie os pés no chão e os cotovelos sobre a mesa), favorecem o *input* vestibular e proprioceptivo.

Estratégias sensoriais no ambiente escolar

Quando não há o processamento adequado das informações, o aluno se apresenta: desorganizado, distraído, irritado, impulsivo, inseguro, não consegue permanecer sentado, pouca atenção, frustra-se facilmente, bate nos colegas, sente dificuldade na escrita e na leitura etc.

Nós, terapeutas ocupacionais, podemos fazer algumas intervenções.

- **Regular o nível de alerta**

Solicitar ajuda da criança para arrumar a sala ou o espaço pode ajudar a diminuir o estado de alerta. Por exemplo: arrumar as cadeiras, guardar ou pegar os livros, carregar materiais pesados.

- **Organizar o espaço físico**

Preparar para o planejamento motor a partir dos comandos verbais. Por exemplo: pegar o estojo na mochila, colocar em cima da mesa, fechar a mochila.

- **Adaptar o ambiente e a tarefa**

Entregar as tarefas uma de cada vez facilita para que a criança tenha mais atenção. Pouco estímulo no ambiente, deixando somente o que for pertinente à tarefa. Caso tenha muita claridade, colocar cortinas para ajustar a necessidade da criança.

- **Acomodações sensoriais/salas sensoriais**

Disponibilizar almofadas pesadas, pufes, lycras, bolas suíças, abafadores, discos proprioceptivos, coletes etc. Em momentos de desorganização sensorial, a escola deve providenciar locais de "refúgio" para que a criança possa se reorganizar e, quando acalmar, se reagrupar.

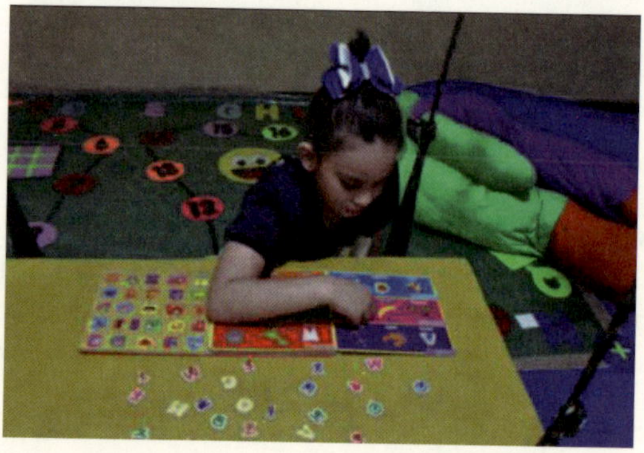

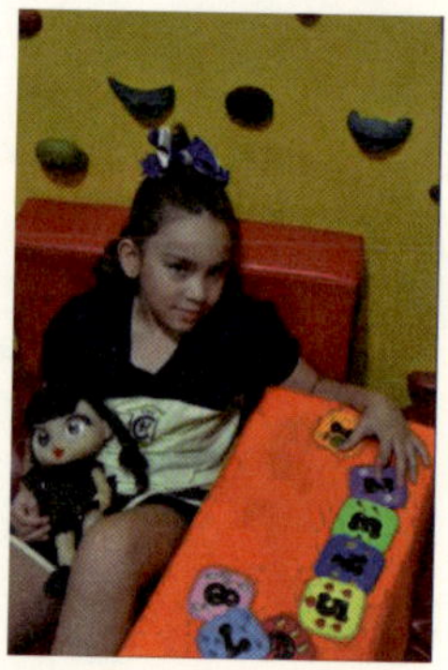

Sala sensorial.

Considerações finais

As Diretrizes Nacionais para a Educação Especial na Educação Básica (Brasil, 2001, p. 40) defendem que a escola tem por dever capacitar seus professores, adaptar-se, preparar-se e organizar–se para que possa proporcionar acessibilidade e ensino de qualidade a todos, inclusive para os alunos que apresentam necessidades especiais.

Inclusão, portanto, não significa que todos os alunos (com ou sem necessidades especiais de aprendizagem) sejam matriculados e frequentem a mesma sala de aula, mas sim dar ao professor e à escola o suporte necessário para a ação pedagógica.

Segundo COFFITO, o terapeuta ocupacional é um profissional de nível superior voltado aos estudos, à prevenção e ao tratamento de indivíduos portadores de alterações cognitivas, afetivas, perceptivas e psicomotoras, decorrentes ou não de distúrbios genéticos, traumáticos e/ou de doenças adquiridas, por meio da sistematização e utilização da atividade humana como base de desenvolvimento de projetos terapêuticos específicos, na atenção básica, média complexidade e alta complexidade.

Sabendo da grande abrangência da atuação do terapeuta ocupacional e de suas competências, fica clara a fundamentalidade da atuação do profissional em todo contexto escolar, desde o desenvolvimento neuropsicomotor, funcionalidade, abordagens terapêuticas para melhor aprendizagem, foco, elaboração de estratégias, interação social etc.

O trabalho da terapia ocupacional na aprendizagem especial é multifacetado, abrange desde reuniões com os educadores para instruções sobre patologias, deficiências e orientações, passando pela elaboração de estratégias para a inclusão do aluno de forma integral, para a adequação e adaptação do aluno com deficiência no contexto escolar, visando à melhor absorção do conteúdo ministrado, proporcionando, assim, condições igualitárias de aprendizagem a todos os educandos.

Referências

BATTISTI, A. V.; HECK, G. M. P.; MICHELS, L. R. F. *A inclusão escolar de crianças com autismo na educação básica:* teoria e prática. 2015. Trabalho de conclusão de curso (Licenciatura em Pedagogia) – Universidade Federal da Fronteira Sul, UFFS, Chapecó, 2015.

BRASIL. Ministério da Educação – MEC. Secretaria de Educação Especial – SEE. *Diretrizes nacionais para a educação especial na educação básica.* [*S. l.*]: MEC; SEESP, 2001. Disponível em: http://portal.mec.gov.br/seesp/arquivos/pdf/diretrizes.pdf. Acesso em: 22 nov. 2024.

CAPELLINI, V. L. M. F. *Adaptações curriculares na inclusão escolar:* contrastes e semelhanças entre dois países. 1. ed. Curitiba: Appris, 2018.

CORREIA, L. de M. *Alunos com necessidades educativas especiais nas classes regulares.* Lisboa: Porto Editora, 1997.

IDE, M. G.; YAMAMOTO, B. T.; SILVA, C. C. B. Identificando possibilidades de atuação da terapia ocupacional na inclusão escolar. *Cadernos Brasileiros de Terapia Ocupacional*, v. 19, n. 3, 2011.

ZANATO, C. B. B; GIMENEZ, R. Educação inclusiva: um olhar sobre as adaptações curriculares. *Revista @mbienteeducação*, v. 10, n. 2, jul./dez. 2017, p. 289-303. Disponível em: https://www.researchgate.net/publication/320294300_Educacao_Inclusiva_um_olhar_sobre_as_adaptacoes_curriculares. Acesso em: 22 nov. 2024.

WINNICOTT, D. W. *O brincar e a realidade*. 1. ed. São Paulo: Ubu Editora, 2019.

18

DISPRAXIA DO DESENVOLVIMENTO NA INTEGRAÇÃO SENSORIAL E O IMPACTO NAS ATIVIDADES DE VIDA DIÁRIA DA CRIANÇA

Crianças com dispraxia geralmente enfrentam dificuldades na percepção e na resposta adequada aos estímulos sensoriais, o que afeta as habilidades motoras e a capacidade de se engajarem em atividades cotidianas. Nesse contexto, a integração sensorial surge como uma abordagem terapêutica fundamental, visando aprimorar as habilidades motoras e sensoriais, oferecendo uma variedade de estímulos e oportunidades para explorar o ambiente de forma ativa, buscando facilitar a percepção e a compreensão do corpo em relação ao ambiente. Assim, para auxiliar efetivamente, é crucial analisar como o cérebro interpreta os estímulos sensoriais, pois é a integração sensorial quem confere significado às informações recebidas pelos sentidos. E é essa interpretação quem nos habilita a interagir de maneira adequada com o ambiente externo.

JANETE RODRIGUES DA SILVA

Janete Rodrigues da Silva

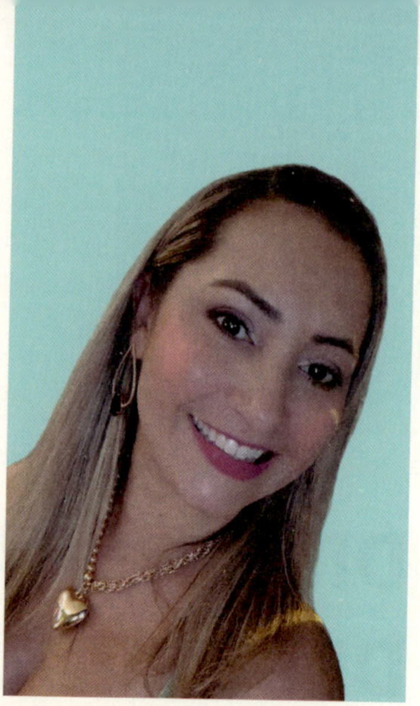

Certificação internacional em integração sensorial - USC California, 2019. Imersão internacional em integração sensorial e autismo - Chile, 2019. Certificação internacional em Integração sensorial de Ayres - USC Clasi, 2021. Imersão internacional em intervenção precoce - Portugal, 2022. Imersão internacional em intervenção motora para TEA, TDC e TDAH, Dallas, Texas, 2022. Certificação internacional PCM professional crisis management, 2022. Imersão internacional em seletividade alimentar - Madrid, Espanha, 2023. Imersão internacional em avaliação e intervenção em autismo - Bréscia, Itália, 2023. Raciocínio clínico em integração sensorial, 2019. Pós-graduada em ABA, Análise Comportamental Aplicada ao Autismo, 2023. Pós-graduanda em Terapia Ocupacional e a Reorganização Sensorial no Autismo, 2023.

Contatos
janety_terapeuta@hotmail.com
espacosensorialto@gmail.com
Instagram: @espaço_sensorial_to
65 99612 1340

Definição de praxia segundo Ayres (1982)

Jean Ayres, renomada terapeuta ocupacional, definiu praxia como a habilidade de planejar e executar atividades não habituais, envolvendo uma sequência coordenada de ações para alcançar um objetivo. Mais do que apenas planejamento motor, Ayres ressaltou que a praxia é a programação de ações, integrando comportamentos e estratégias. Quando essa habilidade de programação falha, frequentemente observam-se desorganização e dificuldades no trabalho, características comuns na dispraxia do desenvolvimento.

Ayres (1982) postulou que o esquema corporal, que serve como base para a praxia, emerge da integração sensorial. Isso implica que o planejamento motor é influenciado pela adequada integração de informações somatossensoriais, vestíbulo-proprioceptivas e visuais.

Dispraxia de desenvolvimento

De acordo com Ayres (1985), a Dispraxia de Desenvolvimento é marcada por desordens na integração sensorial e no planejamento. Essas desordens são atribuídas a alterações no processamento do sistema nervoso central, afetando a formação do esquema corporal e o planejamento de ações. Além disso, a dispraxia pode afetar negativamente a autonomia, a linguagem, a coordenação motora, o desempenho escolar e social da criança.

A dispraxia tem como base as desordens nos sistemas sensoriais: táteis, vestibulares, proprioceptivos e, em alguns casos, o sistema visual também está envolvido. Nós não podemos ver uma pobre integração sensorial, mas podemos ver uma pobre coordenação motora. Ou seja, nós não podemos ver o real problema, mas podemos ver a manifestação física dele.

Uma criança com dispraxia tem uma pobre consciência do seu corpo e do que pode fazer com ele. Assim, ela não consegue perceber as *affordances* (oportunidades, convites) do ambiente ao seu redor. Muitas vezes, na tentativa de engajar-se numa brincadeira, a criança se frustra por não perceber como fazer.

As dificuldades nas atividades de vida diária de indivíduos com dispraxia podem se manifestar de maneiras que impactam significativamente sua rotina e independência. Desde tarefas básicas, como se vestir e comer, até atividades mais complexas, como tomar banho e praticar esportes, a dispraxia pode apresentar desafios únicos que exigem compreensão e tratamento adequado.

Tipos de dispraxia propostos por Ayres

Ayres identificou três processos distintos na dispraxia:

- Ideação: envolvendo aspectos cognitivos e linguísticos na formação de conceitos.
- Planejamento: relacionado à estratégia para movimentos somatossensoriais e orientação espacial.
- Execução: refere-se à eficácia motora da ação.

Manifestações clínicas da dispraxia

As crianças com dispraxia podem apresentar uma variedade de desafios, tais como:

Dificuldades nas competências motoras grossas

- Atraso em atingir os marcos de desenvolvimento normais, como gatinhar, sentar, andar, falar.
- Dificuldade para correr e saltar em comparação com seus pares.
- Mais tempo para iniciar o movimento quando é apresentada uma nova tarefa, pois precisa de tempo para processar e planejar.
- Sujeito a acidentes (por exemplo, tropeçar com frequência, esbarrar contra as coisas).
- Dificuldades posturais ou tônus muscular baixo.

Dificuldades nas competências motoras finas (mãos e dedos)

• Dificuldade com tarefas que necessitam do uso de lápis (por exemplo, segurar e usar um lápis para escrever à mão).
• Dificuldade nas atividades de autocuidado, como usar talheres, amarrar o cadarço dos sapatos, escovar os dentes, usar tesouras e fechar fechos de correr (zip) ou botões.
• Dificuldades de percepção visual que resultam em dificuldades na fluência de leitura, cópia e escrita.
• Dificuldades de percepção auditiva que resultam em não ser capaz de seguir um conjunto de instruções orais ou ser facilmente distraída por sons de fundo.

Dificuldades de percepção

• Fraca consciência espacial, demonstrando confusão entre esquerda/direita, atrás/frente, b/d, p/q.
• Dificuldades de percepção visual, que resultam em dificuldades na fluência de leitura, cópia e escrita.
• Dificuldades de percepção auditiva, que resultam em não ser capaz de seguir um conjunto de instruções orais ou ser facilmente distraída por sons de fundo.

Dificuldades de linguagem

• Demora para responder a uma pergunta, mesmo que saiba a resposta;
• A fala pode ser lenta e difícil.
• Poucas competências de linguagem expressiva (ou seja, dificuldade em organizar pensamentos e linguagem para se expressar).
• Os sons da fala muitas vezes não são claramente articulados e a criança pode parecer ter dificuldade em descobrir como dizer certos sons específicos (ou seja, a boca parece estar a tentar encontrar o som correto).
• Às vezes, as palavras são articuladas de forma diferente cada vez que a criança tenta dizer essa mesma palavra.

Dificuldades de organização

• Frequentemente, perde/esquece-se das coisas.
• Dificuldade em se lembrar de sequências (por exemplo, meses do ano) pela ordem correta.

- Dificuldade em seguir um conjunto de instruções (pode parecer que não está ouvindo).
- Dificuldade nas rotinas de aprendizagem.
- Dificuldade em juntar as etapas de uma atividade (por exemplo, pista de obstáculos).
- Parece preguiçosa e não colaborativa (quando, na verdade, pode não saber como iniciar a tarefa).
- Dificuldade em organizar as coisas na escola (por exemplo, pegar no lápis, papel, cola, tesoura e o livro certo para uma atividade na sala de aula);
- Dificuldade em se preparar a tempo.

Dificuldades emocionais/sociais

- Baixa autoestima e confiança, muitas vezes resultando em frustração e ansiedade.
- Pouca consciência de como agir em ambientes sociais com outras pessoas;
- Não se encaixa no seu grupo de pares.
- Não capta a comunicação não verbal (por exemplo, expressões faciais, gestos, linguagem corporal) das outras pessoas.
- Distrai-se facilmente ou mostra pouca atenção em uma tarefa.

Dificuldades comuns frequentemente experienciadas (mas nem sempre) pela criança com dispraxia

- Pode ter falta de interesse/motivação em atividades físicas ou ser difícil de se envolver em atividades específicas que considera difíceis ou nas quais já fracassou.
- Pode evitar socializar com colegas ou não ser incluído pelos colegas nos jogos físicos (por exemplo, no recreio, por medo de falhar ou ter experiência com falhas repetidas).
- Tende a procurar crianças mais novas para brincar, pois suas competências são de nível semelhante e elas se sentem mais confiantes ao brincar com elas.
- Pode reclamar que "isso é muito difícil" ou "eu não consigo fazer isso" quando são apresentadas atividades motoras.
- Pode ser resistente a mudanças, isso porque elas apresentam novas situações/tarefas que requerem novo planejamento e aprendizagem.

O protagonista não é o terapeuta

A práxis encapsula a noção de que a capacidade de executar ações motoras e tarefas práticas é fundamental para a vida diária. No contexto de crianças com dispraxia, a práxis envolve a habilidade de planejar, organizar e realizar movimentos propositais de forma coordenada e eficaz. No entanto, as crianças com dispraxia podem enfrentar desafios significativos na execução de tarefas motoras, devido a dificuldades na percepção, planejamento e organização de movimentos.

A integração sensorial desempenha um papel crucial ao abordar as dificuldades de práxis em crianças com autismo e dispraxia. Ao proporcionar uma variedade de estímulos sensoriais e oportunidades para explorar o ambiente de forma ativa, as atividades de integração sensorial visam aprimorar a percepção e a compreensão do corpo em relação ao ambiente, facilitando a execução de tarefas motoras.

Por meio de atividades sensoriais estruturadas, as crianças são expostas a estímulos táteis, vestibulares, proprioceptivos e visuais, que contribuem para a regulação sensorial e para o desenvolvimento de habilidades motoras funcionais.

Este capítulo destaca a complexidade da dispraxia do desenvolvimento, enfatizando a importância de oferecer experiências sensoriais e motoras significativas, que permitam às crianças com dispraxia praticar e aprimorar as habilidades motoras e sensoriais, integrando efetivamente as informações sensoriais e promovendo a autonomia na execução de tarefas do dia a dia. A integração sensorial, aliada a abordagens terapêuticas especializadas, buscam contribuir para a melhoria da funcionalidade e da qualidade de vida dessas crianças.

Referências

KAUR, M.; SRINIVASAN, S.; BHAT, A. Comparing motor performance, praxis, coordination, and interpersonal synchrony between children with and without Autism Spectrum Disorder (ASD). *Research in developmental disabilities*, v. 72, p. 79-95, 2018. Disponível em: https://pubmed.ncbi.nlm.nih.gov/29121516/. Acesso em: 15 dez. 2023.

KILROY, E. *et al.* Motor performance, praxis and social skills in autism spectrum disorder and developmental coordination disorder. *Autism research*: official journal of the International Society for Autism Research,

v. 15, n. 9, p. 1649-1664, 2022. Disponível em: https://onlinelibrary.wiley.com/doi/10.1002/aur.2774. Acesso em: 15 dez. 2023.

MCAULIFFE, D. *et al.* Dyspraxia in ASD: Impaired coordination of movement elements. *Autism research*: official journal of the International Society for Autism Research, v. 10, n. 4, pp. 648-652, 2017. Disponível em: https://onlinelibrary.wiley.com/doi/10.1002/aur.1693. Acesso em: 15 dez. 2023.

OTBRAIN. #18 Características comuns da dispraxia. *OTbrain*, [*s.l.*], p. Online, 23 fev. 2022. Disponível em: https://otbrain.pt/caracteristicas-comuns-da-dispraxia/. Acesso em: 20 dez. 2023.

PULZI, W.; RODRIGUES, G. M. Transtorno do desenvolvimento da Coordenação: uma revisão de literatura. *Revista brasileira de educação especial*, v. 21, n. 3, p. 433-444, 2015. Disponível em: https://www.scielo.br/j/rbee/a/jPsxGN4xz7cNMxZCSzCbQ4M/?lang=pt&format=pdf. Acesso em: 15 dez. 2023.

19

INTEROCEPÇÃO E CONTROLE DE ESFÍNCTERES

RESULTADOS OBTIDOS COM A APLICAÇÃO DE BANDAGEM FUNCIONAL

A bandagem funcional, criada por Kenzo Kase, promove amplitude de movimento e recuperação biomecânica. O *taping* terapêutico funcional e dinâmico®, desenvolvido por Claudia Antello, combina estímulos táteis e proprioceptivos. Um estudo de caso com uma criança autista mostrou que a aplicação no abdômen melhorou a motilidade intestinal, a consciência corporal e a autoestima, tratando a constipação infantil.

JULIA PIRES

Julia Pires

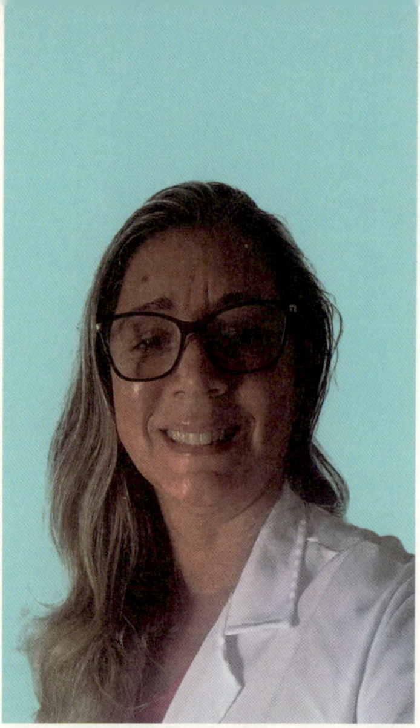

Graduada em Terapia Ocupacional pela Universidade Castelo Branco (2000). Especialização em Saúde Mental e Atenção Psicossocial pela Fundação Oswaldo Cruz (2012). Certificação Internacional em Integração Sensorial pela Universidade do Sul da Califórnia. Mestre em Atenção Psicossocial pela Universidade Federal do Rio de Janeiro. Tem experiência nas áreas de terapia ocupacional, saúde mental e atenção psicossocial e integração sensorial de Ayres. Atualmente, atua como terapeuta ocupacional do Departamento Geral de Ações Socioeducativas do Estado do Rio de Janeiro (DEGASE) e como responsável técnica no Studio Touch de Desenvolvimento Infantil.

Contatos
studiotouch.to@gmail.com
Instagram: @studiotouch.to

A bandagem funcional é um recurso terapêutico com propriedades elásticas desenvolvido na década de 1970 pelo quiropraxista Kenzo Kase, no Japão, e norteado por uma filosofia inovadora que possibilitava amplitude de movimento e recuperação biomecânica do corpo (Kase, 2006). A aplicação eficiente da técnica requer conhecimentos detalhados sobre cinesiologia, biomecânica e anatomia, sendo imprescindível a especialização dos profissionais de terapia ocupacional que desejam utilizar o protocolo de aplicação.

O raciocínio clínico *taping* terapêutico funcional e dinâmico® (TTFD), desenvolvido pela terapeuta ocupacional Claudia G. Antello, é constituído por oito módulos e apresenta, especificamente no módulo NeuroTaping Pediátrico, técnicas voltadas para bebês e crianças com resultados visíveis desde a primeira aplicação. Aliado ao raciocínio clínico, possibilita diversas combinações da técnica, com estímulos táteis, proprioceptivos, interoceptivos e relação íntima com o sistema nervoso central.

Uma das técnicas do TTFD consiste na aplicação em espiral da bandagem no abdômen, contornando o umbigo seguindo o sentido anti-horário, destinada aos casos de constipação intestinal. É utilizada no sentido contrário ao peristaltismo intestinal, pois a tração exercida pela bandagem funcional manifesta sua retração em oposição à direção para a qual foi aplicada. Dessa forma, a ação do espiral movimentará o peristaltismo intestinal na direção horária, aumentando a estimulação e a motilidade de eliminação fecal.

Nesse estudo, foi utilizada a técnica de TTFD no abdômen em diversos pacientes, acompanhamentos de suas famílias, com o objetivo de facilitar o processo de evacuação. De forma geral, obtiveram-se relatos positivos das famílias em relação à eliminação das fezes. Segundo os pais, algumas crianças evacuaram logo após a sessão terapêutica e, em outros casos, assim que chegaram em casa.

Entre os casos analisados, destaca-se o de AFT, uma criança de sete anos, diagnosticada com autismo, que apresentava disfunção do processamento sensorial. O processamento das informações táteis e proprioceptivas eram muito ineficientes e AFT tropeçava com facilidade, esbarrando em coisas e pessoas. Sua coordenação motora fina era inadequada para a idade e a criança ainda fazia o uso de fraldas diurnas e noturnas. Na entrevista inicial, a mãe mostrou-se muito descontente com esse fato dizendo que AFT não se incomodava com a fralda suja e "parecia nem sentir quando fazia xixi ou cocô". A mãe também relatou que AFT nunca reclamava de sentir fome e sempre tinha que lembrá-la de beber água.

Durante uma das sessões, AFT parecia bastante desconfortável, não sabendo descrever o que sentia, permanecendo em posição fetal, demonstrando sentir dor abdominal. Foi-lhe oferecido água e alimento, porém, sem sucesso de aceitação. Analisando as possibilidades do desconforto, foi questionado à mãe como estava o funcionamento do intestino da criança e ela relatou que havia três dias que AFT não evacuava.

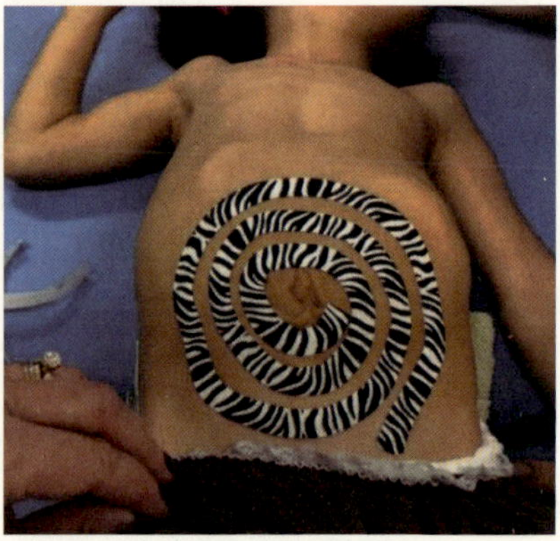

Figura 1: bandagem funcional – técnica proprioceptiva em espiral.

Diante dessa informação, decidiu-se utilizar a técnica de TTFD em espiral visando facilitar a eliminação das fezes (Figura 1). Ao término da aplicação, AFT sorriu e relatou que sua barriga estava fazendo barulho. Foi explicado à mãe sobre todos os benefícios que a bandagem funcional poderia oferecer, porém, que seria necessária uma dieta rica em fibras, o aumento da oferta de água e que, se os sintomas permanecessem ainda com o uso da bandagem, seria necessário consultar o pediatra.

Com o uso da bandagem, AFT conseguiu evacuar ao chegar em casa e, no decorrer das semanas, mantendo o uso contínuo da bandagem. AFT começou a sinalizar a vontade de evacuar e urinar e passou a se sentir incomodado com o uso da fralda. Com a evolução, a criança foi incentivada ao uso do vaso sanitário e, consequentemente, foi realizado o desfralde, que ocorreu em pouco mais de uma semana.

Com isso, pôde-se perceber o aumento da confiança e da autoestima de AFT. Posteriormente, ao analisar a técnica empregada com a supervisão da terapeuta ocupacional e Me. Claudia Antello, responsável técnica pelo desenvolvimento do TTFD e precursora da técnica no Brasil, avaliou-se que, além da ação sobre o sistema nervoso parassimpático, que é o responsável pelo estímulo da motilidade do trato gastrointestinal que acelera o trânsito das fezes, a técnica também trouxe a AFT um aumento da consciência corporal, ocasionando o estímulo do sistema interoceptivo.

A importância do estímulo proprioceptivo: a propriocepção é efetiva devido à presença de receptores específicos que são sensíveis a alterações físicas, tais como variações na angulação de uma articulação, rotação da cabeça, tensão exercida sobre um músculo e, até mesmo, o comprimento da fibra muscular. A propriocepção nos permite a percepção ou sensibilidade da posição, deslocamento, equilíbrio, peso e distribuição do próprio corpo e das suas partes. Esses órgãos recebem e transportam para o sistema nervoso central (SNC) informações sobre tensões, pressões ou distensões nas variadas partes do corpo (Antello, 2023).

A constipação intestinal infantil, descrita também como prisão de ventre ou intestino preso, caracteriza-se pela dificuldade ou esforço incomum da criança para evacuar, definida quando a frequência de defecação é inferior a três vezes por semana. Pode haver sintomas como evacuação incompleta, dores abdominais, desconforto, dores fortes ao evacuar, sangramento em torno das fezes e escape fecal.

Outros episódios como desmame, alimentação pobre em fibra, treinamento ao uso do banheiro, início de escola e mudança de ambiente da criança também a afetam diretamente.

O estímulo proprioceptivo ocorre devido à presença dos receptores sensíveis às interferências físicas com a variação no ângulo articular e tensão sobre o músculo. Por meio do sistema proprioceptivo, é possível perceber, de forma sensível, a posição, o deslocamento, a distribuição do peso do corpo e de suas partes. Ao aplicar um tecido que adere à pele, é oferecido um estímulo tátil (neurônio aferente) que leva a informação ao sistema nervoso central ocasionando respostas motoras (neurônio eferente), aumentando a sensação e a conscientização do movimento. Assim, a bandagem funcional recorre à comunicação entre os neurônios aferentes e eferentes, ou seja, *input* sensorial e o *output* motor, facilitando a transição dos estímulos mais superficiais até os mais profundos.

Essa técnica é fundamentada no princípio da melhora da capacidade de recuperação natural para que haja a homeostase, corrigindo o equilíbrio do corpo humano, ajustando os fluxos eletromagnéticos sobre a pele, estimulando indiretamente músculos ou órgãos que estão logo abaixo da pele (Lenzi *et al.*, 2017). Ela tem como princípios norteadores a anatomia humana, a fisiologia das sinapses, cinesiologia, biomecânica e fisiologia da dor (Gate Control).

As bandagens funcionais aplicadas segundo o "Raciocínio clínico TTFD" podem ser utilizadas na redução do percentual de tração oferecido visando aumentar o potencial sensorial e possibilitar maior percepção proprioceptiva, de mobilidade e movimento. Oferecendo-se maior tração durante a aplicação da bandagem, pode-se aumentar a resposta motora, possibilitando mais resposta biomecânica. Entretanto, existe risco de hiperativação do músculo, acarretando alterações anatômicas inadequadas.

Os princípios básicos da atuação da bandagem elástica na musculatura são: correção da função motora de músculos fracos, aumento da circulação sanguínea e linfática e aumento da propriocepção por meio da estimulação dos mecanorreceptores cutâneos. A aplicação da bandagem elástica pode aumentar o controle motor, assim como ativar a musculatura desejada (Sordi *et al.*, 2018).

O controle dos esfíncteres é de grande importância no desenvolvimento humano. Esse processo possibilita que as crianças aprendam a ter controle da urina e fezes e, normalmente, ocorre entre os 18 e 36 meses. O processo ocasiona o amadurecimento das conexões neurológicas, que são responsáveis pelo controle dos músculos do assoalho pélvico e o esfíncter, relacionando-se também com o amadurecimento do sistema interoceptivo, permitindo com isso o reconhecimento das sensações do corpo, bem como desenvolvimento psicoafetivo, motor e sensorial.

A partir dos três anos, a maioria das crianças já adquiriu controle de esfíncteres adequado, mas que pode variar por conta de questões biológicas, psicossociais e sensoriais que originam esse aprendizado. Existem variantes que interferem no aprendizado, como a maturidade socioemocional, a capacidade intelectual, o contexto sociocultural e familiar.

A aquisição do controle de esfíncter faz parte do crescimento infantil, considerada uma importante atividade de vida diária com imensa relevância social. Nesse contexto, os problemas referentes a esse aprendizado podem provocar limitações na independência e na participação nos âmbitos pessoal, familiar e social.

Crianças com transtorno do processamento sensorial, que se relacionam ao sistema interoceptivo, podem vivenciar desafios significativos, como não perceber sinais evidentes para retirada da fralda. Isso acontece devido à dificuldade em discriminar as sensações de seu corpo. Terapeutas ocupacionais podem oferecer uma perspectiva útil no entendimento e tratamento da evacuação funcional.

A identificação e o tratamento de questões sensoriais ocultas que afetam o desenvolvimento de habilidades saudáveis como ir ao banheiro podem ser avaliados e adequados à necessidade da criança. Uma revisão sistemática atualizada que se absorve dos componentes específicos da evacuação (Beaudry-Bellefeuille *et al.*, 2017) identifica comportamentos comumente associados a tais problemas. Alguns dos comportamentos específicos da evacuação retratam a reatividade sensorial e questões de percepção.

Reatividade sensorial e percepção sensorial são componentes da integração sensorial definida por Ayres (1972), servindo de base para participação nas atividades de vida diária. Ayres reconheceu distúrbios de reatividades sensoriais utilizando-se de nomes como defesa sensorial e hiper-responsividade para descrever desconforto comportamental com sensação e desejo de fuga (Ayres, 1964; Ayres & Tickle, 1980).

Ayres (1966) definiu a percepção sensorial como a organização e a interpretação da informação sensorial e indicou que ela é frequentemente seguida por um ato motor (Beaudry). A interocepção exerce papel fundamental na intuição, resolução de problemas, compreensão social, empatia, autoconhecimento, pensamento flexível, reconhecimento emocional e regulação, nos fazendo perceber o que acontece dentro do corpo.

Em crianças com disfunção do processamento sensorial, todas essas percepções podem ser afetadas, podendo ocorrer reações intensas relacionadas à fome ou à necessidade de usar banheiro. Essas sensações são ocasionalmente descritas como dor. É possível ocorrer também de não ter sensação de fome e não perceber a necessidade de ir ao banheiro. Assim como acontece com todo sistema sensorial, algumas crianças têm maior ou menor sensibilidade às sensações internas do corpo (Carneiro *et al*, 2018).

Referências

ANTELLO, C. R. G. G. *Taping terapêutico funcional e dinâmico:* teoria e prática orientada. São Paulo: Andreoli, 2023.

ARAÚJO, Ú. M. C. de; MATOS, M. de O.; SILVA, A. G.; RAIMUNDO, R. J. de S. Constipação intestinal infantil e a atuação fisioterapêutica: uma revisão integrativa da literatura. *Revista JRG de Estudos Acadêmicos*, v. 1, n. 3 (extra), 2018.

AYRES, A. J. *Sensory integration and learning disorders*. Los Angeles: WPS, 1972.

AYRES, A. J. *Sensory integration of sensory integration theory and practice*. Dubuque: Kendall Hunt Publishing Company, 1974.

AYRES, A. J. *Sensory integration and the child*. Los Angeles: WPS, 1979.

AYRES, A. J.; TICKLE, L. Hyper-responsitivy to touch and vestibular stimuli as a predictor of positive response sensory integration in autistic children. *American Journal of Occupational Therapy*, v. 34, p. 375-381, 1980.

BEAUDRY-BELLEFEUILLE, I.; LANE, A.; RAMOS-POLO, E.; LANE, S. J. Examining hyper-reactivity to defecation related sensations in children with functional defecation disorders. *Ann Colorectal Res*. v. 7, n. 4, 2017.

BEAUDRY-BELLEFEUILLE I; LANE, S. J.; LANE, A. Sensory integration concerns in children with functional defecation disorders: a scoping review. *Am J Occup Ther*, v. 73, n. 3.

CARNEIRO, A. P. *et al.* Terapia ocupacional em reabilitação: uma abordagem interdisciplinar. *Revista Brasileira de Terapia Ocupacional*, v. 26, n. 2, 2018.

KASE, W. *Clinical therapeutic applications of the kinesio taping method*. 2. ed. Tokyo, 2006.

KOSCINSKI, C. *Interoception: how I feel. Sensing my world from the inside out*. MOT, OTR/L. 2018.

LENZI, R. *et al.* Pre-eruptive intracoronal resorption in a third upper molar: clinical, tomographic and histological analysis. *Australian Dental Journal*, v. 62, n. 2, p. 223-7, 2017.

SORDI, C. *et al.* A bandagem elástica como recurso terapêutico para o controle da sialorreia; análise de sua eficácia. *Revista Distúrbios da Comunicação*, São Paulo, v. 29, n. 4, p. 663-672, dez. 2018.

20

BENEFÍCIOS DA TERAPIA OCUPACIONAL FRENTE ÀS SEQUELAS DE HANSENÍASE

Hanseníase ainda é um termo muito estigmatizado pelo mundo. O Brasil apresenta um número considerável de novos casos todos os anos. Com isso, o grau de comprometimento é alto, podendo gerar complicações motoras que levarão à perda do desempenho ocupacional, debilitando esse indivíduo tanto nas funções no trabalho como nas tarefas básicas do dia a dia. A terapia ocupacional tem grande destaque no tratamento dessas sequelas, utilizando diversos recursos terapêuticos, como veremos neste capítulo.

LAURA MARIA BELADELLI

Laura Maria Beladelli

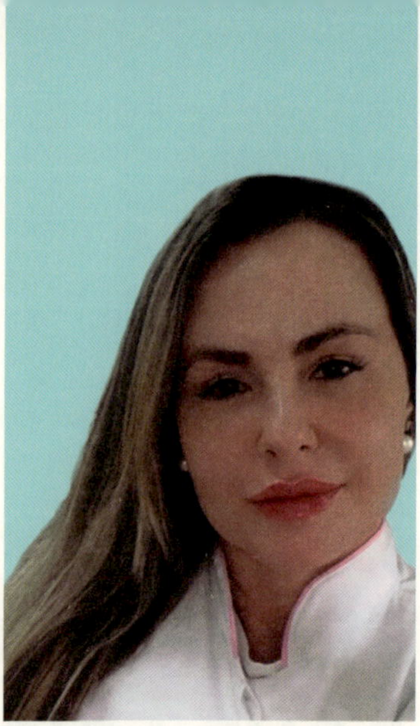

Terapeuta ocupacional pela Universidade Católica Dom Bosco (2001). Pós-graduada em Neurologia pelas Faculdades Salesianas de Lins (2004). Docente no curso de Residência Multiprofissional em Cuidados Continuados Integrados pela UFMS. Atua na área física com portadores de sequelas de Hanseníase há 14 anos.

Contatos
laurabeladelli@gmail.com
67 99204 6355
laurambeladelli

Quando falamos em hanseníase, algumas pessoas não sabem do que se trata, porém outras pessoas já associam com o termo *lepra*.

Essa doença é conhecida há mais de três ou quatro mil anos na Índia, na China e no Japão, porém já existia no Egito há quatro mil e trezentos anos antes de Cristo, segundo um papiro da época de Ramsés II (Serviço nacional da lepra, 1960).

Somente em 1873, o médico norueguês, que dedicou toda sua trajetória para estudo da doença, Gerhard Armauer Hansen, descobriu o agente causador da moléstia, *Mycobacterium Leprae*. A partir daí, o termo *lepra* deixou de ser usado, com objetivo de disseminar o preconceito, porém ainda sem muito sucesso.

Em 1980, a Organização Mundial da Saúde passou a recomendar a poliquimioterapia (PQT), um esquema terapêutico apropriado a cada caso da doença.

Hoje, a hanseníase é considerada um grande problema de saúde pública em alguns países da África, Índia e no Brasil, que mantém, nas últimas décadas, a situação mais desfavorável da América e o diagnóstico da segunda maior quantidade de novos casos por ano, depois da Índia.

Para podermos entender quais as abordagens oferecidas pela terapia ocupacional com indivíduos portadores de sequelas de hanseníase, é preciso entender quais as sequelas que a doença pode causar.

Já sabemos que ela é causada pelo bacilo *Mycobacterium Leprae*, transmitido pelas vias aéreas por uma pessoa que ainda não está em tratamento medicamentoso. Estudos comprovam que o *M. Leprae* tem alta infectividade e baixa patogenicidade, ou seja, o bacilo tem a capacidade de infectar muitos indivíduos, mas poucos de fato adoecem.

Quando ocorre a doença, o bacilo, que entra pelas vias aéreas superiores, cai na corrente sanguínea e, com o passar dos anos, se instala nos nervos periféricos, podendo comprometê-los.

Devido à terapia ocupacional ter ênfase no tratamento de membros superiores, citaremos a seguir quais as sequelas que cada nervo poderá sofrer e que podem e devem ser tratadas por este profissional.

Sequelas importantes

Nos membros superiores, os nervos mais acometidos são o ulnar, mediano e radial, nesta ordem:

- A lesão do radial é responsável pela alteração da sensibilidade, principalmente no dorso da mão e dos movimentos de extensão dos dedos, polegar e punho, levando a um quadro denominado de mão caída, impossibilitando o indivíduo de usar totalmente o membro.
- O nervo ulnar é o nervo mais acometido pelo bacilo. Sua lesão leva à alteração da sensibilidade na palma da mão e dos movimentos de abdução e adução dos dedos, adução do polegar e posição intrínseca da mão (4º e 5º dedos), levando à formação da garra ulnar. Uma deformidade que impossibilita de soltar objetos.
- A lesão do nervo mediano ocorre sempre após a lesão do nervo ulnar, gerando uma alteração da sensibilidade, principalmente na palma da mão (lado do polegar) e dos movimentos de abdução, oponência do polegar, e pode gerar uma garra em dois e três dedos.

As deficiências e incapacidades causadas pela hanseníase podem ser classificadas também por perda ou diminuição da sensibilidade da pele, como a térmica. No primeiro estágio da doença, há redução ou até a perda da sensibilidade dolorosa e tátil, fazendo com que o indivíduo não sinta mãos e pés, ocasionando, por exemplo, queimaduras e possíveis acidentes no dia a dia.

Terapia ocupacional

O papel do terapeuta ocupacional nesses casos é utilizar estratégias de intervenção para orientar indivíduos quanto à prevenção de incapacidades, autonomia funcional e inserção na comunidade.

A terapia ocupacional, por meio dos seus recursos de tratamento, pode auxiliar esse indivíduo promovendo a ampliação de habilidades funcionais, tornando-o mais independente no seu cotidiano.

A pessoa portadora de sequelas da hanseníase é um indivíduo que necessita de um acompanhamento no seu contexto como um todo. A terapia ocupacional (TO), mais que atuar na reabilitação física, tem como objetivo a transformação desse indivíduo com alguma condição incapacitante em uma pessoa funcional e, sempre que possível, independente em suas Atividades de Vida Diária (AVDs) e Atividades Instrumentais de Vida Diária (AIVDs).

O terapeuta ocupacional seleciona a atividade e os recursos terapêuticos conforme o objetivo e a demanda contextual do paciente. Para isso, faz uso dos mais diversos instrumentos, equipamentos, objetos, materiais e abordagens. Esse trabalho pode ser desenvolvido em equipe para que todos sigam a mesma linha de conduta e objetivos terapêuticos que se completem.

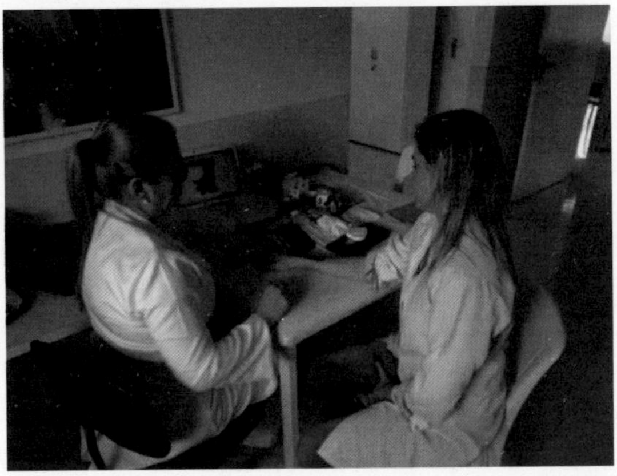

Figura 1: terapeutas ocupacionais estudando um caso específico para aplicação de *taping*.

O primeiro contato com o paciente precisa ocorrer após o diagnóstico. Primeiramente, são realizadas estratégias de intervenção para orientá-lo quanto à doença, aos sintomas, ao tratamento e como ele deverá tomar os cuidados necessários.

Esse profissional será mediador para que o usuário desenvolva o senso de responsabilidade pela própria saúde, tanto no nível assistencial de reabilitação quanto no preventivo.

Uma das principais queixas que os portadores de hanseníase apresentam é a dor. A queixa de dor na hanseníase atinge quase 90% dos casos, e os pacientes classificam entre moderada a severa, o que causa sofrimento.

A terapia ocupacional tem um grande papel nesses casos, utilizando recursos terapêuticos que auxiliam na melhora da dor, como, por exemplo, o uso do *taping*, uma bandagem adesiva que deve ser aplicada sobre a pele. Para que se obtenham resultados satisfatórios, nos pontos lesionados, inflamados e/ou com queixa de dor e ou de fraqueza muscular, deve-se seguir o raciocínio clínico taping terapêutico funcional e dinâmico®, obedecendo à avaliação individualizada que indicará a melhor técnica, corte e produto.

O uso da bandagem funcional e dinâmica, como recurso terapêutico, requer conhecimentos globais e específicos sobre o corpo humano, tendo como princípios norteadores os citados a seguir:

- Anatomia humana, principalmente para o movimento.
- Fisiologia das sinapses.
- Cinesiologia e biomecânica.
- Fisiologia da dor.

Todas essas áreas de conhecimento atuam desde o estímulo inicial no momento da aplicação da bandagem sobre a pele, que faz a recepção do estímulo sensorial tátil (neurônio aferente), comando e percurso do estímulo, até o cérebro e a emissão de resposta motora pelo neurônio eferente (Antello, 2023).

Referente à dor, a bandagem, quando aplicada adequadamente, seguindo os preceitos do criador original, Kenzo Kase, estica e levanta a pele com os tecidos subcutâneos. Esse mecanismo forma as circunvoluções e, assim, ativa a circulação sanguínea, diminuindo a pressão nos receptores de dor, que ficam abaixo da camada mais externa da pele.

Sabemos que, no caso da hanseníase, devemos primeiro realizar uma inspeção da pele em que será aplicada a bandagem verificando se não há nenhuma alteração, como: lesões, feridas abertas, nódulos e ou anidrose, para iniciar o uso da bandagem.

Para dar início aos atendimentos, a pele dos pacientes deve ser preparada com Dersani, óleo cicatrizante e bactericida que auxilia no processo de cicatrização de feridas crônicas ou agudas, revitaliza e mantém a pele hidratada, melhorando a elasticidade, ponto de extrema importância para esses pacientes.

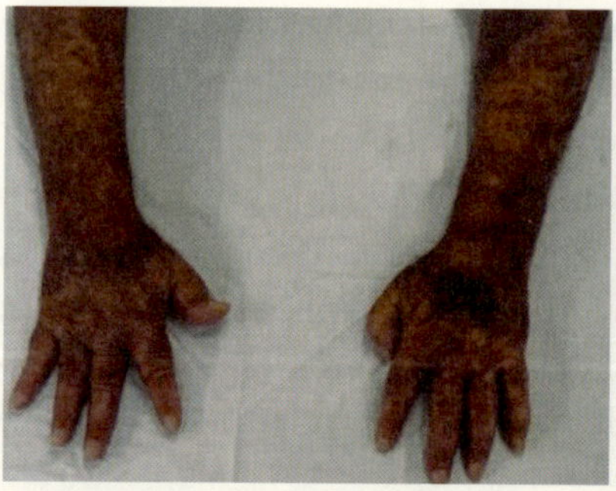

Figura 2: MMSS antes.

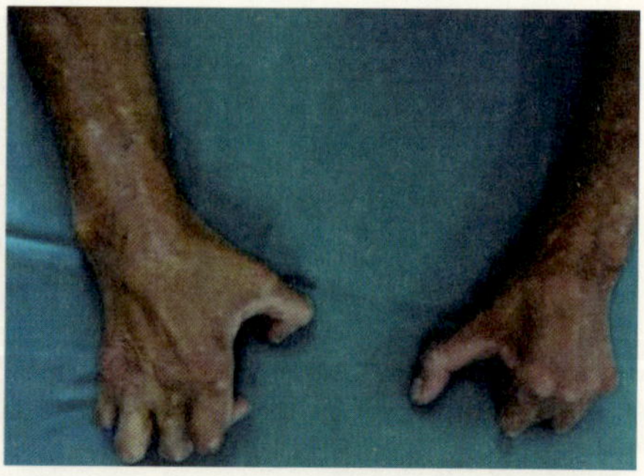

Figura 3: após o tratamento com Dersani.

As bandagens mais adequadas para o tipo de pele desses pacientes são: Punch Tape Gentle e funcional de seda fio natural. Essas bandagens são as únicas que podem ser aplicadas na pele do paciente hansênico, pois são produzidas em algodão 100% (hipoalérgicas), apresentam alta tolerabilidade e pouca reação adversa. São específicas para pele muito delicada, podem ser aplicadas em bebês e crianças. Não possuem princípios ativos medicamentosos. São produzidas com tecido que corresponde à espessura da pele humana infantil, por isso a maioria dos pacientes aceita bem o tratamento sem apresentar reações alérgicas. Possui adesivo acrílico sensível ao calor.

As bandagens podem ser aplicadas exatamente no local da dor referida pelo paciente, bem como no trajeto de nervo acometido e doloroso. Com a melhora da dor, o indivíduo poderá realizar melhor as tarefas do dia a dia.

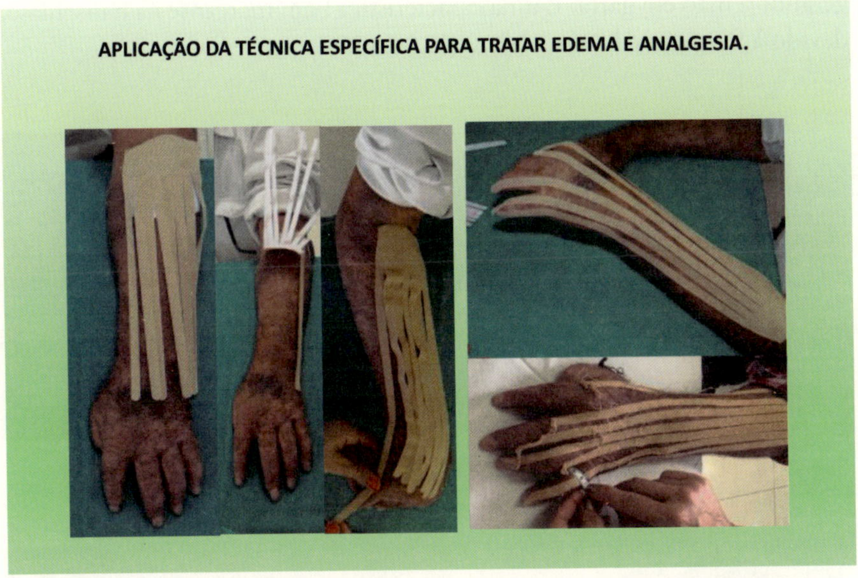

Figura 4: aplicação da bandagem funcional de algodão fio natural corte fan tape.

Figura 5: durabilidade da aplicação. Após dez dias de aplicação, retorno do paciente ao setor de terapia ocupacional.

No início, não há um tipo de comprometimento funcional do nervo. Frequentemente, torna-se crônico, provocando a perda da sensibilidade e o ressecamento na pele, bem como a diminuição da força muscular e a paralisia crônica nas áreas inervadas pelos nervos comprometidos.

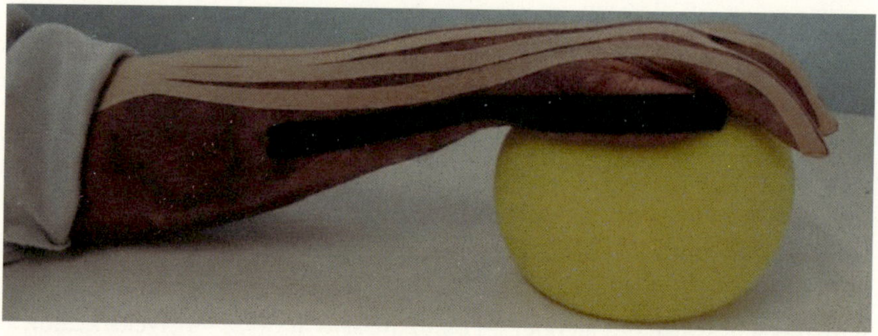

Figura 6: início dos exercícios para resgate da funcionalidade, após o tratamento do edema com *taping*.

Como vimos, as lesões em nervos podem acarretar disfunções da mão, gerando a mão em garra. É uma característica bem marcante na hanseníase, devido à fraqueza da musculatura da mão.

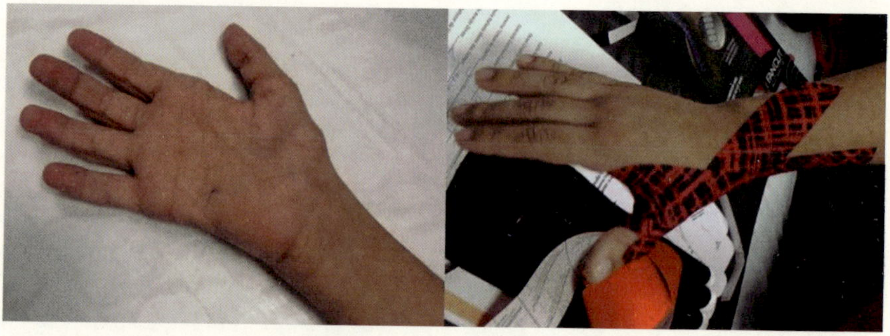

Figura 7

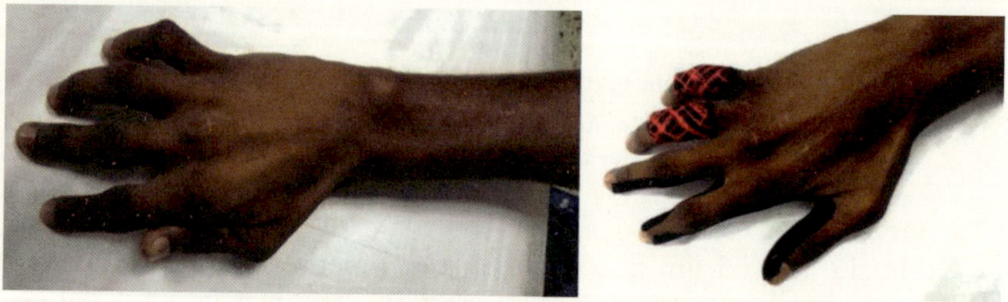

Figura 8

Os nervos são como condutores elétricos. Se não estiverem saudáveis, nossa percepção fica alterada e ocorre, por exemplo, perda de massa muscular e função dos músculos intrínsecos da mão.

O recurso utilizado nesse caso é a órtese, um dispositivo aplicado ao membro com objetivo de corrigir a garra como uma forma de tratar as incapacidades da mão, proporcionando a possibilidade de o indivíduo utilizar o membro com maior facilidade para a execução de suas atividades da vida diária e de trabalho.

A terapia ocupacional oferece ainda mais para o paciente com doença de hanseníase – órteses e adaptações personalizadas

As órteses dinâmicas, também chamadas funcionais, permitem a mobilidade controlada das articulações específicas por meio da aplicação de tração que atua dirigindo o movimento, evitando movimentos indesejados, substituindo a força muscular ausente ou fraca e mantendo o equilíbrio muscular.

Outra forma de ajudar os portadores de sequelas é com adaptações, as quais serão utilizadas no dia a dia, como talheres para alimentar-se, copos, cortadores de unhas, porta-sabonete, dentre outros objetos que sofrerão modificações.

Esses materiais adaptados são equipamentos, instrumentos e recursos utilizados para pessoas que apresentam algum tipo de déficit ou deficiência física e motora, como forma de ajuda, melhorando e facilitando a coordenação motora, incentivando a prática do desempenho funcional e manual pelas limitações. O terapeuta ocupacional é o profissional capacitado para atuar no que se refere a modificações no ambiente, na tarefa ou no método, objetivando a maximização da funcionalidade do indivíduo e o maior grau de independência possível no desempenho de uma atividade.

A **terapia ocupacional** é a profissão cuja competência abrange o atendimento das necessidades **de cada paciente** por meio de **recursos terapêuticos**. Entre eles:

1. Órteses que auxiliam na redução das deformidades incapacitantes e melhoram o posicionamento articular.
2. Adaptações para objetos que previnem lesões e promovam a autonomia nas atividades de vida diária, prevenção de acidentes e queimaduras, entre outras.
3. Recursos de tecnologia assistiva e aumentativa que contribuem para a reintegração do paciente na sociedade.

Exemplos de órteses e adaptações para membros superiores.

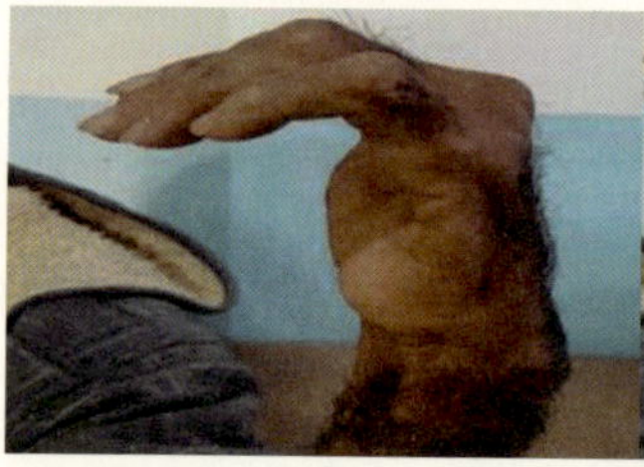

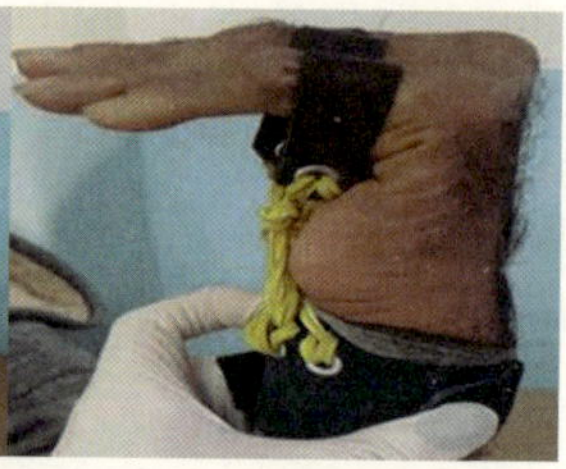

Figura 9: mão em garra, sem uso de órtese.

Figura 10: órtese dinâmica para extensão das garras, confeccionada pelo terapeuta ocupacional.

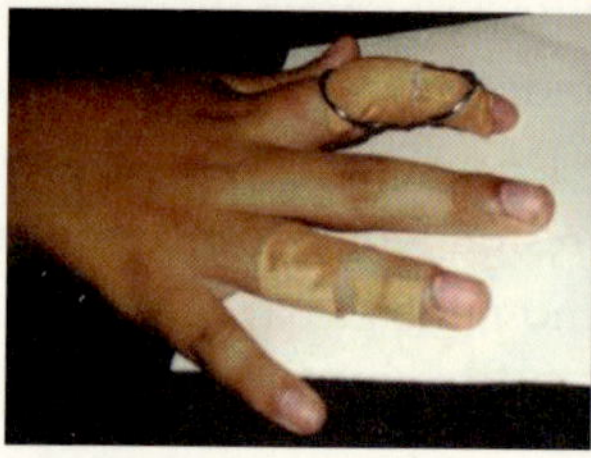

Figura 11

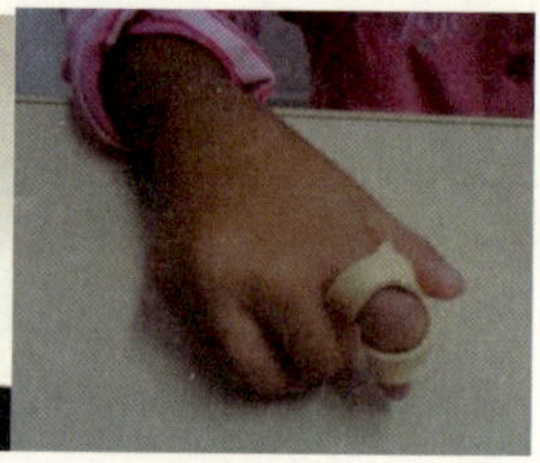

Figura 12

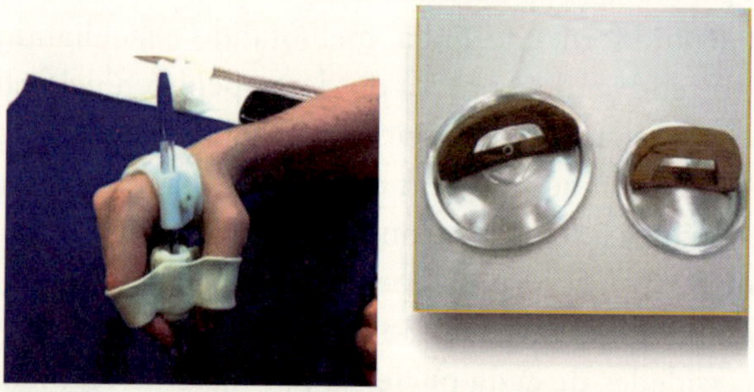

Figura 13

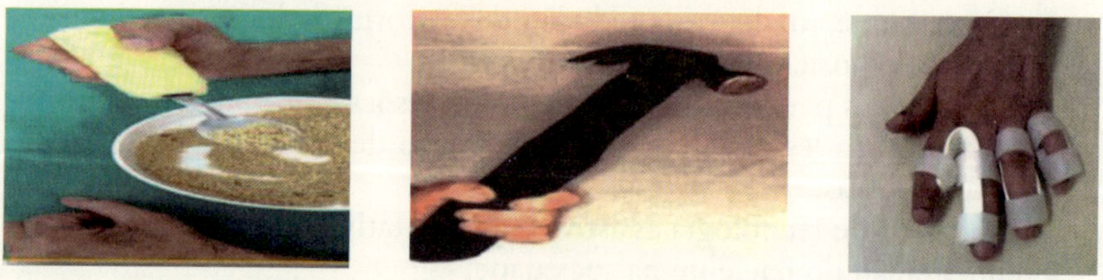

Figura 14

Nessa pesquisa, a terapia ocupacional trabalha em dois focos de intervenção na reabilitação de MMSS. A analgesia e a drenagem linfática para a facilitação na realização das atividades de vida diária (AVDs), buscando sempre a eficácia e o retorno às atividades que são alteradas devido à doença, realizando os seguintes testes:

1. Avaliação clínica (condições da pele etc.) para verificar deformidades articulares, comprometimento neural, edema etc.
2. Teste de sensibilidade com monofilamentos de *Semmes Weinstein.*
3. Teste de força muscular com dinamômetro.
4. Avaliação funcional.

Casos nos quais os objetivos terapêuticos envolviam função manual.

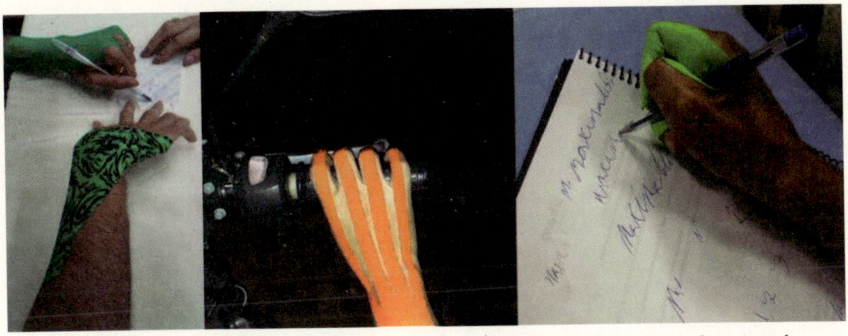

Figura 15: para cada caso, a técnica indicada. Para cada caso, a posição de início da aplicação é diferente. Para cada caso, a utilização ou não de tração.

Referências

ANTELLO, C. R. G. *Taping terapêutico funcional e dinâmico:* teoria e prática orientada. São Paulo: Andreoli, 2023.

BRASIL. *Manual de Leprologia.* Rio de Janeiro: Revista dos Tribunais, 1960. Disponível em: bvsms.saude.gov.br-1960. Acesso: 21 nov. 2024.

ELUI, V. M. C.; OLIVEIRA, M. H. P. de; SANTOS, C. B. dos. Órtese: um importante recurso no tratamento da mão em garra móvel de hanseniano. *Hansen. lnt.*, v. 26, n. 2, 2001. Disponível em: https://periodicos.saude.sp.gov.br/hansenologia/article/view/36404. Acesso: 21 nov. 2024.

DUERKSEN, F.; VIRMOND, M. *Cirurgia reparadora e reabilitação em hanseníase.* Bauru: ALM International, 1997.

21

PROTOCOLO PEDIASUIT

O Pediasuit é uma vestimenta ortopédica macia e dinâmica que consiste em chapéu, colete, calção, joelheiras e calçados adaptados que são interligados por bandas elásticas. O conceito básico do Pediasuit é o de criar uma unidade de suporte para alinhar o corpo o mais próximo do funcional possível, restabelecendo o correto alinhamento postural e a descarga de peso que são fundamentais na modulação do tônus muscular da função sensorial e vestibular. As bandas elásticas são ajustáveis, o que significa que se pode aplicar axialmente no corpo uma descarga de 15 a 40 kg. A terapia com o macacão terapêutico ortopédico Pediasuit, combinada com a terapia intensiva, consiste em um programa de 80 horas de tratamento realizadas em quatro semanas, seguidas de duas semanas de terapia de manutenção, sendo que esse ciclo deverá ser repetido de acordo com a necessidade de cada paciente. O programa combina fisioterapia, terapia ocupacional e fonoaudiologia (em sua devida área de atuação).

LEONARDO DE OLIVEIRA E
RAQUEL MÜLLER

Leonardo de Oliveira

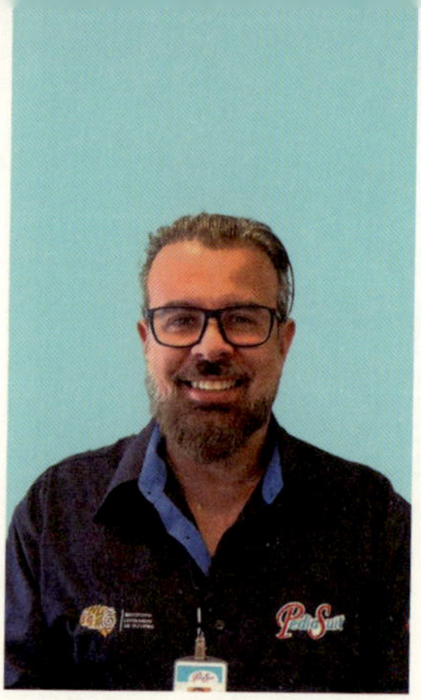

Formação de piloto comercial de linha aérea nos Estados Unidos e de terapeuta ocupacional pela Keiser University, Florida. Criador do Protocolo Pediasuit. Criador das roupas posturais e proprioceptivas Evolvik para transtorno do espectro autista (TEA) e transtorno de déficit de atenção com hiperatividade (TDAH). Criador do Instituto Leonardo de Oliveira (ILO), em São Paulo-SP, que oferece cursos na área da reabilitação neuropediátrica. Cofundador das Clínicas Therapies4kids nos Estados Unidos, no Brasil e em Portugal.

Contatos
leo@pediasuit.com
Instagram: @pediasuit
@evolvik
@ilocursos

Raquel Müller

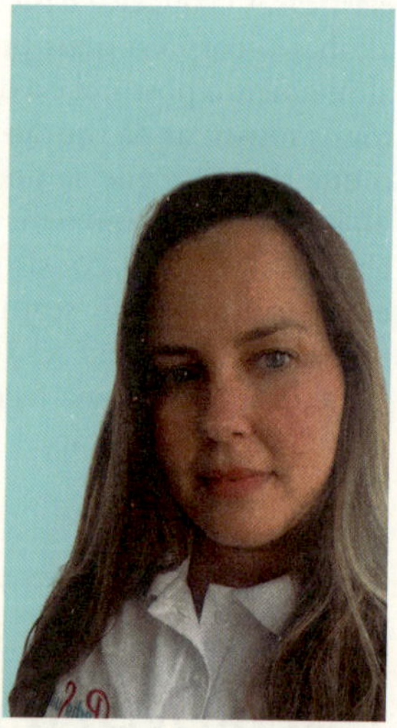

Fisioterapeuta formada no Centro Universitário Barão de Mauá, em Ribeirão Preto-SP, em 2005. Iniciou a carreira na APAE de Pirassununga-SP. Morou um ano nos EUA (2012-2013), quando conheceu o Pediasuit. Desde então, assumiu a responsabilidade técnica da empresa e a coordenação dos seguintes cursos do Instituto Leonardo de Oliveira no Brasil e na Europa: cursos básico, baby e avançado do Pediasuit, curso de Integração Sensorial, *Gross Motor Function Measure* (GMFM), Modelo de Intervenção Motora para Autistas. Participou da Kidz to Adultz Exhibitions, em Manchester-Inglaterra. Palestrante do Congresso Nacional de Clínicas Multidisciplinares.

Contatos
cursos@pediasuit.com.br
Instagram: @pediasuitbr
@ilocursos

O Pediasuit

A necessidade de roupas terapêuticas nas terapias intensivas se tornou realidade, porém as roupas em si ainda eram de baixo conforto e escassas. O Pediasuit é uma vestimenta ortopédica macia e dinâmica que consiste em chapéu, colete, calção, joelheiras e calçados adaptados e interligados por bandas elásticas.

O intuito básico do Pediasuit é criar uma unidade de suporte para alinhar o corpo o mais próximo do normal possível, restabelecendo o correto alinhamento postural e a descarga de peso, fundamentais para a normalização do tônus muscular e das funções sensorial e vestibular. As bandas elásticas são ajustáveis, o que significa que se pode aplicar axialmente no corpo uma descarga de 15 kg a 40 kg.

O Pediasuit (Foto 1), criado em 2006, por Leonardo de Oliveira, um dos fundadores da Therapies4kids, é o tipo mais moderno de macacão terapêutico ortopédico disponível atualmente. Foi desenvolvido para a reabilitação do seu filho, Lucas, que é hemiplégico em razão de uma anoxia cerebral, e precisava de tratamentos eficazes, tais como terapias intensivas. Lucas começou a engatinhar após a primeira semana de terapia intensiva com o uso do macacão terapêutico ortopédico e começou a caminhar no final da terceira semana.

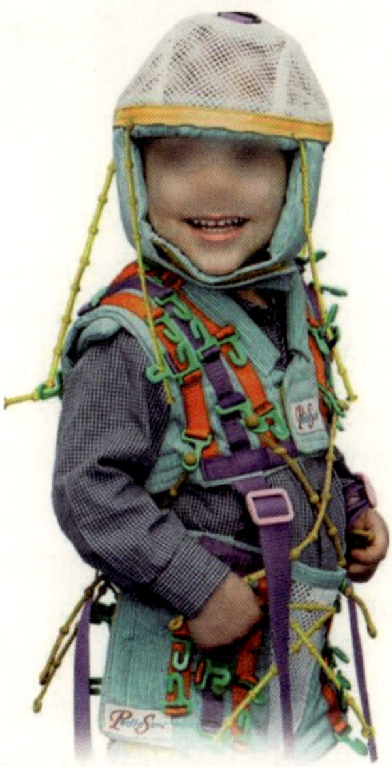

Foto 1: Macacão Pediasuit.

Aspectos funcionais do Pediasuit

Após a história de sucesso de Lucas (Foto 2), Leonardo de Oliveira e um grupo de terapeutas desenvolveram o Pediasuit com base no Penguin suit da Rússia, mas com adaptações e melhorias consideradas necessárias, como botões na parte inferior dos shorts, material mais poroso e de melhor transpiração, gola mais anatômica, tela perfurada. Essas mudanças foram feitas por um grupo de colaboradores profissionais da área da saúde baseados nos Estados Unidos: Luana Pedrozo, MSPT (Hallandale Beach, FL); Braz Paiva, PT (Oakland Park, FL); Justin Thomas, fisiologista e EMT (Fort Lauderdale, FL).

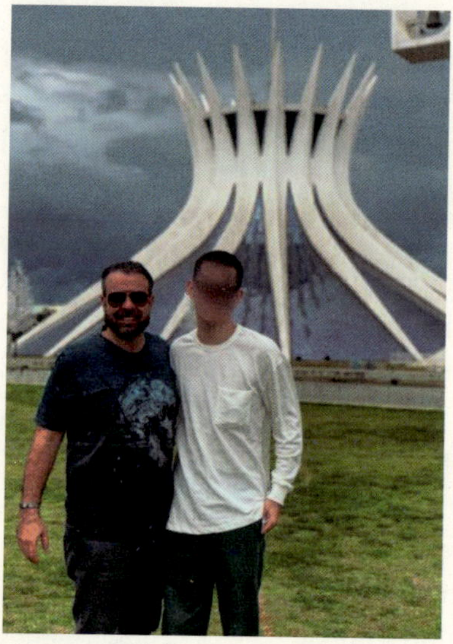

Foto 2: Leonardo de Oliveira e Lucas de Oliveira.

O grupo percebeu que o material para a confecção do macacão terapêutico ortopédico precisava ser mais leve, transpirável e de fáceis aplicação e remoção, além de ser confortável. Os profissionais da saúde discutem constantemente que condutas terapêuticas em neurorreabilitação podem ser feitas para melhorar o Pediasuit, tornando-o uma solução terapêutica em evolução contínua. A ideia era fazer um macacão terapêutico ortopédico de fácil acesso para que terapeutas de todo o mundo – e também os pais de pacientes de outros países, nos quais não existem clínicas do Pediasuit – pudessem aprender a vesti-lo.

A integração sensorial foi também uma preocupação para os designers. Com base nas experiências diárias e descobertas da professora Temple Grandin (Texas), doutora em ciência animal e inventora da máquina do abraço, o grupo decidiu projetar exercícios para pacientes autistas. Levando em consideração as propriedades da máquina do abraço, transformaram o Pediasuit em uma máquina do abraço dinâmica, com a qual o paciente pode caminhar e fazer tarefas ocupacionais com o conforto necessário. Até hoje, muitos pacientes com necessidades especiais e atletas em recuperação de todo o mundo têm se beneficiado com o uso do Pediasuit. As histórias de sucesso são muitas e não envolvem somente melhora no quadro motor, mas na qualidade de vida em geral.

O Pediasuit é fabricado nos Estados Unidos, feito de um tecido macio e transpirável, com almofadas para tornar sua utilização a longo prazo mais confortável. Seu calção também tem botões na parte inferior para facilitar a troca das fraldas, se necessário, sem ter que retirar todo o macacão terapêutico ortopédico, evitando o desperdício do tempo precioso de terapia.

O exoesqueleto produzido pelo macacão terapêutico ortopédico parece aumentar significativamente a habilidade do paciente para executar novos planos motores. O Pediasuit, combinado com a repetição dos exercícios, tem a habilidade de fornecer formação artificial e reforçar os corretos padrões de movimento, fazendo com que os pacientes aprendam esses novos padrões e ganhem força muscular ao mesmo tempo. Seu componente locomotor neurológico associado ao treinamento de força muscular torna o Pediasuit ideal para o tratamento de muitos distúrbios neurológicos, especialmente Paralisia Cerebral (Datorre, 2004).

A teoria por trás da terapia com o macacão terapêutico ortopédico é de que, estando o corpo em alinhamento, com suporte e pressão exercida em todas as articulações, a terapia intensiva vai reeducar o cérebro para reconhecer padrões de movimentos corretos e a atividade muscular (NAPA Center, 2007). O fato de os resultados obtidos com o tratamento com tal tipo de terapia serem mantidos após o ciclo de tratamento é, também, de grande importância (Adeli Medical Center).

O sistema vestibular é um sistema fundamental que afeta a capacidade de movimento. O corpo tem muitos órgãos sensoriais que enviam informações ao cérebro sobre o que o corpo está vivenciando, onde se está no espaço e se o corpo está seguindo o comando do cérebro. Os órgãos sensitivos e proprioceptivos existentes em todas as articulações são os principais intervenientes nessa comunicação. Com o uso do macacão terapêutico ortopédico, tal comunicação é facilitada, pois sua ação causa a compressão de todas as grandes articulações (Euro-Peds National Center of Intensive Pediatric PT, 1999).

O Pediasuit auxilia no reaprendizado do sistema nervoso central, permitindo que o paciente supere complexos padrões de movimento patológicos, execute e repita padrões de movimentos previamente desconhecidos (NAPA Center, 2007).

O princípio de ação da terapia com o uso do macacão terapêutico ortopédico é focado na correção da postura do paciente e do padrão de movimento. Isso pode ser atingido dando o suporte de que o paciente necessita por meio de ajustes realizados no macacão. Em consequência, um poderoso fluxo de impulsos aferentes influencia o centro motor do cérebro a fim de restabelecer suas funções danificadas. Como efeito, as sinergias patológicas estabelecidas são destruídas e novas sequências de normalização são criadas (Adeli Medical Center).

Utilização do Pediasuit na terapia intensiva

O uso do Pediasuit, combinado ao protocolo de terapia intensiva, tem como objetivos o desenvolvimento motor, o reforço muscular, a resistência, a flexibilidade, o equilíbrio e a coordenação (Datorre, 2004).

Os elementos-chave desse tipo de terapia são o Pediasuit e a Ability Exercise Unit (AEU) ou gaiola. A gaiola do macaco (Gaiola Monkey – Foto 3) é uma gaiola de metal tridimensional rígida com polias metálicas cuidadosamente adaptadas para alongar e fortalecer os grupos musculares.

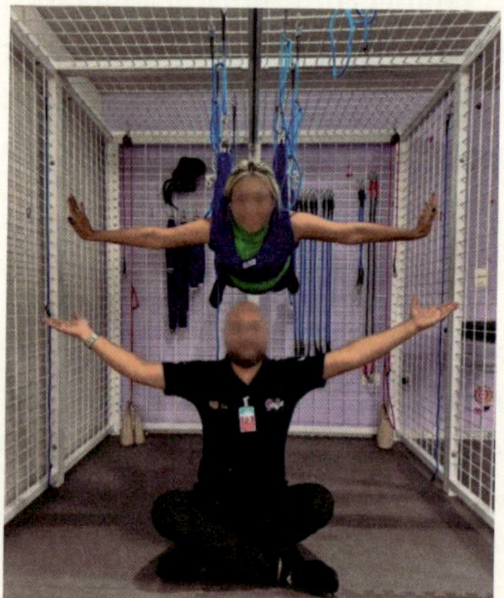

Foto 3 – Gaiola Monkey.

Na gaiola da aranha (Gaiola Spider – Foto 4), o paciente usa um cinto de couro ao qual cabos elásticos estão conectados. Dessa forma, o paciente é apoiado e pode seguramente aprender a fazer transferência de peso, saltar, ajoelhar, subir degraus e passar sobre objetos. Assim, a altura dos elásticos (*bungees*) favorece posturas com maior ou menor estabilidade.

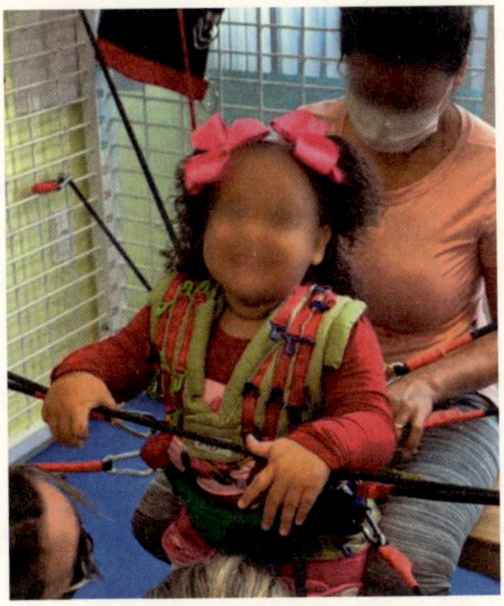

Foto 4 – Gaiola Spider.

Indicações

A terapia com o macacão terapêutico ortopédico, combinada com a fisioterapia intensiva, tem sido benéfica para crianças com paralisia cerebral, atraso no desenvolvimento motor, traumatismo cranioencefálico, acidente vascular encefálico, ataxia, atetose, deficiências neurológicas, deficiências ortopédicas, doenças genéticas, distúrbios convulsivos, incapacidades pós-cirúrgicas, lesões da medula espinhal, transtornos vestibulares, Síndrome de Down (Euro-Peds National Center of Intensive Pediatric PT, 1999).

Precauções e contraindicações

Antes de iniciar a terapia com o macacão terapêutico ortopédico, é necessário um exame radiográfico recente do quadril. Caso o paciente apresente escoliose, a radiografia da coluna também é solicitada. Crianças com certas condições médicas não são candidatas à terapia com o macacão terapêutico ortopédico, ou podem precisar de adaptações ou monitorização rigorosa (Euro-Peds National Center of Intensive Pediatric PT, 1999).

O uso do macacão terapêutico ortopédico pode ser prejudicial aos pacientes que apresentam as seguintes condições: luxação do quadril de 20% a 33%, atividades convulsivas descontroladas (a terapia realizada com um espelho na frente do paciente é aconselhável para detectar crises), hidrocefalia (com derivação *shunt*), diabetes, problemas hepático ou renal, pressão arterial elevada, espasticidade grave combinada com contraturas articulares, altura inferior a 85 cm, terapia com bomba de baclofeno, traqueostomia ou tubo gastrointestinal, miopatias (Euro-Peds National Center of Intensive Pediatric PT, 1999).

Pacientes com qualquer uma das condições anteriores listadas necessitam de autorização médica para participar de terapia intensiva com o uso do macacão terapêutico ortopédico.

Contraindicações absolutas: para o tratamento com a terapia com o macacão terapêutico ortopédico: condutas terapêuticas em neurorreabilitação, subluxação ou luxação do quadril superior a 33%, escoliose superior a 25 graus, osteoporose, pressão arterial elevada, alguns tipos de doenças cardíacas, alterações vasculares graves (Euro-Peds National Center of Intensive Pediatric PT, 1999).

Benefícios da terapia com o uso do Pediasuit

Melhora o *input* sensorial e motor do sistema nervoso central (SNC), normaliza o tônus muscular, o ajuste biomecânico com a estabilização externa, o alinhamento do quadril, por meio de carga vertical sobre ele, e a simetria corporal. Proporciona a estimulação tátil, normaliza e corrige o padrão de marcha, ajuda a diminuir as contrações, a densidade óssea, o desenvolvimento de habilidades motoras finas e grossas, resistência para reforço muscular, melhora a consciência corporal em relação ao espaço, promove estabilidade muscular, diminui movimentos descontrolados em ataxia e atetose, fornece *input* vestibular, auxilia na produção da fala por melhorar o controle da cabeça e a sustentação do tronco (Euro-Peds National Center of Intensive Pediatric PT, 1999).

Protocolo do Pediasuit

A terapia com o macacão terapêutico ortopédico, combinada com a terapia intensiva, consiste em um programa de 80 horas de tratamento, realizadas em quatro semanas. O protocolo do Pediasuit combina fisioterapia e terapia ocupacional. Em um programa de terapia regular, seriam necessários mais de seis meses para a criança completar 80 horas de terapia. Por essa razão, com o protocolo intensivo, os resultados podem ser vistos precocemente.

O protocolo é baseado em três princípios:

- Efeito do macacão terapêutico ortopédico (atividades realizadas contra a resistência dada pelos elásticos, aumento proprioceptivo e realinhamento postural).
- Terapia intensiva cinco dias por semana, durante quatro semanas.
- Participação motora ativa do paciente.

A sessão de quatro horas inicia-se no colchonete com aquecimentos e exercícios terapêuticos por cerca de 45 minutos. Logo após, o Pediasuit é vestido no paciente. Nas três horas seguintes, as crianças executam atividades de fortalecimento muscular isolado na gaiola do macaco e praticam transições na gaiola da aranha. Além disso, atividades para melhoria de controle postural, equilíbrio, coordenação, marcha e habilidades motoras também são realizadas. Após duas horas de terapia, os pacientes têm um intervalo de 15 minutos para um lanche.

Alguns pacientes participam de apenas um ciclo de terapia intensiva por vez. Nesse caso, no final da quarta semana, um programa de exercícios para casa é dado aos cuidadores, a fim de manter os ganhos obtidos durante o ciclo de terapia intensiva. Entretanto, alguns pacientes participam de mais de um ciclo de terapia intensiva por vez. Quando for este o caso, um período de manutenção é necessário entre os ciclos. Após quatro semanas de terapia intensiva, os pacientes têm um período de recuperação de duas semanas. Dessa forma, por duas semanas, eles participarão de apenas 12 horas de terapia, seis horas em cada semana. Após essas duas semanas de manutenção, eles estarão prontos novamente para o próximo ciclo de terapia intensiva por quatro semanas.

Ganho e manutenção de força muscular e resistência com o Pediasuit

Treinamento muscular é o uso da contração muscular contra resistência para construir força, resistência e aumentar o tamanho dos músculos esqueléticos. Existem muitos métodos de treinamento de força, sendo o mais comum o uso de gravidade. No caso do Pediasuit, a maioria dos pacientes cumpre a meta do treinamento de força com o uso de repetição, peso e a constante resistência dada pelas bandas elásticas (Oberding, 2010).

Os exercícios dependem da capacidade funcional de cada indivíduo e dos objetivos da terapia individual. Quando adequadamente realizado, o treinamento de força pode proporcionar significativos benefícios funcionais, melhora da saúde geral e do bem-estar, incluindo aumento de metabolismo ósseo, hipertrofia muscular e resistência de tendões e ligamentos. Também há melhora da função articular, redução no potencial de lesões, aumento da densidade óssea e melhora da função cardíaca. Crianças que participam do protocolo Pediasuit apresentam melhoras na maioria das áreas mencionadas ou em todas elas.

Esse protocolo é intensivo por um período de quatro semanas com pouco descanso entre as séries para maximizar os ganhos da terapia. Essa parte do protocolo Pediasuit é projetada para aumentar o nível de estamina nas crianças. No entanto, cada criança deve ser acompanhada de perto, uma vez que o aparecimento da fadiga é uma realidade quando a intensidade do exercício é grande (Oberding, 2010).

Outro fato que preocupa os terapeutas durante o protocolo Pediasuit é a ingestão calórica. Muitas crianças vistas no programa de terapia intensiva possuem gastrostomia (um tubo gástrico introduzido por uma pequena incisão no abdômen para dentro do estômago, usado para nutrição a longo prazo). Quando utilizam o tubo, as crianças devem fazer um intervalo após duas horas de terapia para receber a nutrição necessária para o ganho de força.

A fase de manutenção, no protocolo Pediasuit, permite que o paciente descanse da terapia intensiva. Os músculos experimentam um grande estresse depois de uma sessão de exercícios, tanto se o treinamento for realizado com peso ou se a atividade for aeróbia. A tensão sobre os músculos varia de acordo com a intensidade do exercício, quantidade de nutrientes na dieta e duração da atividade em que os músculos foram trabalhados. Um intervalo é necessário para que o músculo se recupere para o próximo ciclo de exercício (Oberding, 2010). Existem quatro componentes envolvidos na recuperação muscular: restauração de fluidos e eletrólitos, reposição do glicogênio muscular, redução do estresse imunológico e muscular e reconstrução da proteína muscular (Racing Weight).

Considerações finais

É notável a melhora apresentada pelos pacientes atendidos pelo protocolo do Pediasuit, demonstrando a complementaridade do treinamento intensivo associado à prática de fortalecimento muscular e ao treino de aquisição motora. Vale ressaltar, também, que o protocolo do Pediasuit é a primeira terapêutica intensiva destinada à população infantil.

Referências

ADELI MEDICAL CENTER. The Adeli Method. Disponível em: www.adeli-method.com.

BAILES, A. F.; GREVE, K.; SCHMITT, L. C. Changes in two children with cerebral palsy after intensive suit therapy: a case report. *Ped Phys Ther*. 22:76-85, 2010.

BOWER, E.; MCLELLAN, D. L.; ARNEY, J.; CAMPBELL, M. J. A randomized controlled trial of different intensities of physiotherapy and different goal-setting procedures in 44 children with cerebral palsy. *Dev Med Child Neurol*. 1996; 3:226-37.

DATORRE, E. C. S. *Intensive therapy combined with strengthening exercises using the Thera Suit in a child with CP*: a case report. American Association of Intensive Pediatric Physical Therapy, 2005.

EURO-PEDS National Center of Intensive Pediatric PT. Therapy for Brain Injured Children. Disponível em: http://www.europeds.org/brain-injured-children.php.

FIRSTSTEP Rehabilitation Center. Suit Therapy. Disponível em: www.righttherapycare.com/firststeps/method-suittherapy.html.

MORREL, D. S.; PEARSON, M.; SAUSER, D. D. Progressive bone and joint abnormalities of the spine and lower extremities in cerebral palsy. *Radiographics*. 22:257-68, 2002.

NAPA Center. An intensive model of therapy for a child with spastic diplegia cerebral palsy: a case study. Disponível em: http://www.napacenter.org/a-case-study.html. Acesso em: 20 nov. 2023.

OBERDING, M. How is fatigue related to muscular endurance. Disponível em: http://www.ivestrong.com/article/246646-how-is-fatigue-related-to--muscular-endurance/$ ixzz187Y Y3hzt. Acesso em: 20 nov. 2023.

PORTER, D.; MICHAEL, S.; KIRKWOOD, C. Patterns of postural deformity in non-ambulant people with cerebral palsy: what is the relationship between the direction of scoliosis, direction of pelvic obliquity, direction of windswept hip deformity and side of hip dislocation? *Clinical Rehabilitation*, n. 21, p. 1087-1096, 2007.

RACING Weight. Nutrition for muscle recovery. Disponível em: http://www racingweight.com/Article-55, Nutrition For Muscle Recovery.html.

SALLAM, W. Space suit history. Disponível em: www.cpsunrise.com/space.html.

USTAAD, T.; SORSDAHL, A.; LJUNGGREN, A. E. Effects of intensive physiotherapy in infants newly diagnosed with cerebral palsy. *Pediatric Physical Therapy*, n. 21, p. 140-149, 2009.

22

ATENÇÃO TERAPÊUTICA OCUPACIONAL AO IDOSO HOSPITALIZADO

A população idosa é uma das que mais sofre perdas e agravos durante a hospitalização, e a intervenção terapêutica ocupacional torna-se essencial tanto para prevenção como para tratamento nas diversas etapas desse processo. É sobre isso que discutiremos neste capítulo.

MARCIA CRISTINA GARCIA ROGÉRIO

Marcia Cristina Garcia Rogério

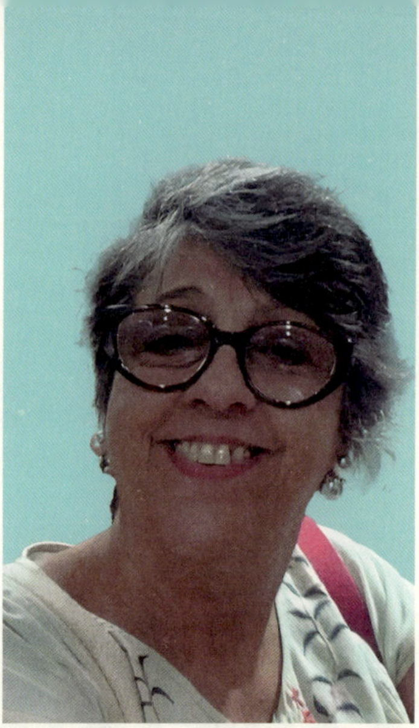

Terapeuta ocupacional graduada pela Sociedade Unificada Augusto Motta (UNISUAM), em 1983. Pós-graduada em Docência Superior pela Faculdade Celso Lisboa, RJ, atua na área de docência no curso de Terapia Ocupacional na Escola Superior de Ensino Helena Antipoff (ESEHA) e na UNISUAM. Pós-graduada em Reabilitação do Membro Superior e Terapia de Mão pela Faculdade de Ciências Médicas, MG, e pós-graduada em Neuropsicologia Interdisciplinar pela Unyleya. Terapeuta ocupacional da Secretaria de Estado de Saúde do Rio de Janeiro, atua na implantação de serviços e acompanhamento dos usuários, sequencialmente, em vários hospitais da rede SUS, há 26 anos. Docente do curso de Terapia Ocupacional do Instituto Superior da Associação Fluminense de Amparo aos Cegos (AFAC). Realiza acompanhamento hospitalar e domiciliar de idosos, familiares e cuidadores. Autora do livro *Tecendo vida em vidas: olhares da terapia ocupacional em hospital.*

Contatos
marciatogarciarogerio@gmail.com
Rede social: @marcia_garcia_rogerio
21 99452 6755

O envelhecimento é entendido como um processo complexo, pluridimensional, revestido não apenas por perdas, mas também por aquisições individuais e coletivas, fenômenos inseparáveis e simultâneos. Por mais que o envelhecer seja individual, o ser humano vive na esfera coletiva e, como tal, sofre as influências da sociedade. A vida não é só biológica, mas também social e culturalmente construída (Brêtas, 2003).

O Plano de Ação Internacional para o Envelhecimento (produzido durante a II Assembleia Mundial sobre o Envelhecimento, 2002, pela ONU, na Espanha), em seu Artigo 12, traz como compromisso político:

> As expectativas dos idosos e as necessidades econômicas da sociedade exigem que possam participar na vida econômica, política, social e cultural de suas sociedades. Os idosos devem ter a oportunidade de trabalhar até quando queiram e de serem capazes de assim o fazer, no desempenho de trabalhos satisfatórios e produtivos e de continuar a ter acesso à educação e aos programas de capacitação. A habilitação de idosos e a promoção de sua plena participação são elementos imprescindíveis para um envelhecimento ativo.

A pessoa idosa hospitalizada

Segundo Teixeira, as causas mais frequentes de hospitalização de idosos são as doenças do aparelho circulatório, neoplasias do aparelho respiratório, seguida por lesões, envenenamentos e outras consequências de causas externas. Além da causa primária da internação, existe um cenário de multimorbidades e polifarmácia, deixando os idosos mais suscetíveis a agravos.

Devido a esses fatores, a apresentação da patologia não é tão bem definida nem tem sintomas tão claros como em adultos. Efeitos colaterais de fármacos, dificuldade de acuidade visual, depressão, além de transtornos cognitivos podem também dificultar o diagnóstico. "O risco de suicídio, o risco de quedas, a incontinência e o estado nutricional e de imunização" devem ser cuidadosamente avaliados (MSD, 2022). "Por fim, após a alta hospitalar, pessoas idosas estão mais sujeitas a apresentarem declínio funcional, recaídas (e consequentes reinternações), institucionalização e óbito" (Teixeira, 2017).

Idosos submetidos à internação por quadro patológico agudo estão suscetíveis a desenvolver declínio cognitivo com graves perdas funcionais. O déficit motor aparece com dois dias de internação, dada a rapidez de perda de força muscular dos idosos acamados. Simultaneamente, ocorre certa desorientação temporal e espacial, devido à própria estrutura e à rotina hospitalar. O afastamento da família, de amigos, de ambientes familiares, de fazeres que lhe são próprios e que lhe garantem identidade, e a repentina inserção em um ambiente estranho, pouco acolhedor do hospital, acarreta sentimentos como de insegurança, perda e abandono.

A situação de exposição e impessoalidade em momentos de exames, informação de diagnóstico e dor acarreta desconforto físico, moral e espiritual. Durante esse período, o idoso tem poder mínimo sobre suas ações, o que lhe traz medo da dependência, da ansiedade e da própria morte (Paulin, 2014).

Abordagem terapêutica ocupacional

Inúmeros aspectos podem ser abordados pelos terapeutas ocupacionais (TOs) durante a hospitalização do idoso. Poder acolher e validar esses sentimentos, favorecer seu abrandamento e promover um processo de hospitalização mais humanizado, além de entender as perspectivas do idoso a respeito de si mesmo, são algumas das metas do TO.

O manual MSD integra a privação sensorial e a do sono como fatores de risco para vários agravos durante o período de hospitalização. A privação sensorial altera a percepção e a compreensão do idoso quanto ao processo que vive e provém de vários fatores:

- **Privação visual**: dificuldade ou impossibilidade de perceber o ciclo dia-noite por falta de janelas e áreas em que se possa ter contato visual com o meio externo, ou impedimento quanto ao uso de óculos. A falta de relógios, calendários, TV, contato adequado com familiares e/ou cuidador favorecem o agravamento de declínio cognitivo.
- **Privação auditiva**: raramente há contato com vozes e sons familiares, como de parentes, amigos, músicas e animais de estimação. Ao contrário, a internação é carregada de vozes desconhecidas, choro e ruídos hospitalares.

- **Privação olfativa**: cheiros característicos (como de alimentos sendo produzidos em sua casa, aromas de perfumes e sabonetes utilizados com regularidade) são substituídos por cheiros de medicamentos e secreções.
- **Privação gustativa**: uma rotina alimentar rígida, sem escolha dos alimentos nem flexibilidade de horários; muitas vezes não é fornecida a ele uma estrutura mínima para a alimentação (mesa, talheres adequados, copos de fácil manuseio).
- **Privação tátil**: carinhos e toques familiares são trocados por cuidados impessoais, nem sempre realizados de forma delicada e, na maioria das vezes, sem aviso. Invasão do corpo, que promove a sensação de completa falta de autonomia.
- **Privação social e afetiva**: total distanciamento de seus grupos sociais, amigos, familiares e animais, que reforçavam sua identidade como sujeito protagonista de sua história de vida.
- **Privação ocupacional**: com a brusca interrupção do desempenho de todos os seus papéis ocupacionais, associada às demais dificuldades e à rotina hospitalar, o idoso fica impossibilitado de realizar as atividades de seu cotidiano, as reconhecidamente prazerosas e que norteavam sua identidade.
- **Privação do sono**: em geral, há a interrupção do sono muitas vezes durante a noite para medicação ou por algum evento que ocorra na enfermaria, o que impossibilita um sono reparador, que auxilie o paciente a manter o humor e a tranquilidade. É comum o idoso dormir durante o dia, ou ficar prostrado por cansaço após uma noite agitada. Reorganizar a rotina e implementar atividades significativas proporcionam mais conforto e segurança.

É indiscutível a importância de oferecer ao paciente atividades de interesse, contextualizadas, respeitando os níveis educacional, cultural, social. A partir do conhecimento de suas habilidades e preferências, é possível iniciar uma abordagem que envolva papéis ocupacionais, rotina de vida, suporte familiar ou social, nível de independência e autonomia.

No ambiente hospitalar, com a ruptura com o cotidiano que o identifica enquanto ser único, há uma desidentificação a ser contornada por meio de estratégias centradas na pessoa, e próprias da TO. Trazer objetos de uso pessoal, lembranças afetivas, torna menos estressante a experiência, e legitima esse espaço. O estresse é gerado também por estarem em serviços que não dispõem de acomodações adequadas a esse perfil de clientela, tais como quartos ou enfermarias mais silenciosas, travesseiros extras ou almofadas, iluminação e acústica que facilitem a percepção visual e auditiva, colchões redutores de pressão a fim de evitar lesões de pele.

Caso clínico: Sr. Carlos tem 83 anos, aposentado, reside sozinho por não ter familiares. Tem total autonomia e independência. Idoso hígido, realiza caminhadas diariamente e sempre gostou muito de ler e estudar. Faz inúmeras atividades avançadas de vida diária, inclusive algumas ligadas a um centro espírita que frequenta e onde formou sua rede de apoio. Sofreu queda na via pública, sendo conduzido ao hospital de urgência e emergência. Na avaliação médica, foi identificada fratura de fêmur à direita com indicação cirúrgica. Foi internado para rápida resolução, seguida de orientações e alta. No entanto, como estava clinicamente estável, sua cirurgia foi sendo adiada devido à demanda de pacientes mais críticos.

No primeiro contato, encontramos o paciente lúcido e orientado, explicando claramente o que lhe aconteceu e falando sobre suas ocupações do cotidiano, que eram muitas por viver sozinho. Falou de suas responsabilidades na casa espírita e com alguns projetos de que participava. Falou com carinho dos amigos e do cuidado que estes tinham com ele, porém não sabia o telefone de nenhum deles, pois sua agenda havia ficado em casa. Não havia acompanhante.

Procuramos saber o que gostaria de fazer, e ele disse que gostaria de ter um livro, o *Evangelho segundo o Espiritismo*. Combinamos de levar o livro para ele e perguntamos o nome do centro espírita que frequentava para, junto ao serviço social, buscarmos avisar a algum frequentador, e conseguir visitas ou algum acompanhante.

Dois dias depois da internação, fomos procurá-lo para entregar o livro e falar das pessoas que conseguimos contatar. Mas, para nossa surpresa, encontramos o paciente em contenção mecânica "por importante agitação e agressividade". Nesse momento, além da dor e da restrição física imposta pela fratura, encontrava-se em total limitação de mobilidade. Apresentava grande oscilação comportamental variando de momentos de completa apatia a outros em que agredia verbalmente todos que se aproximavam dele. Apresentava importante desorientação temporal e espacial. Como na avaliação inicial foi considerado independente para alimentação, seu alimento era colocado na mesinha ao lado do leito. Devido à contenção, o paciente não o acessava. Acompanhantes de outros pacientes faziam a oferta do alimento. E isso aconteceu em dois dias de hospitalização.

Reorganizamos nossa linha de intervenção. Buscamos realizar dois atendimentos/dia. Introduzimos um calendário, e perguntamos se queria que lêssemos alguma coisa para ele. Ele aceitou e lemos alguns trechos do livro que levamos. Em seguida, durante os atendimentos, passamos a tirar a contenção. Organizamos o posicionamento, e lhe demos o livro para que ele mesmo lesse. Procuramos estar com ele nos horários das refeições, para que ele se alimentasse de forma independente.

Sua reorganização enquanto sujeito com uma identidade forte e definida aconteceu rapidamente. Foi possível conversar com a equipe, visando reestruturar sua prescrição e a forma de abordá-lo, a fim de que ele entendesse o que estava acontecendo e o porquê. Isso era considerado por ele como essencial para sua tranquilidade. Mais uma vez, entendemos a importância da comunicação interpessoal clara entre todos os membros da equipe e entre estes e os pacientes.

Após a cirurgia, foram feitas as orientações quanto aos cuidados a serem seguidos e as atividades que deveria desenvolver.

Reflexões

Como diz Prochet (2008), urge o cuidado integralizado no atendimento do idoso, respeitando a velhice e seu processo; utilizar abordagem individual centrada na pessoa, e não na doença; ter o idoso como participante ativo no controle e tratamento da saúde e lutar por condições mais humanas de assistência. Essas devem estar ancoradas na prática diária, nos mínimos cuidados, no respeito e na preservação da dignidade de nossos clientes.

Garantir um envelhecimento digno, com preservação da autonomia e da independência, com o fortalecimento de sua identidade, é foco de todo profissional que trabalha com idosos, em especial do TO. Procuramos auxiliar cada indivíduo e sua família a identificar estratégias que facilitem o bem-estar durante e após a hospitalização.

Deve-se pensar também na urgência de se estabelecer um sistema hospitalar que olhe de forma profunda para o idoso adoecido, facilitando a recuperação e reduzindo taxas de agravamento de patologias ou reinternação.

Referências

AGUSTINI, F. C. *Introdução ao direito do idoso*. Florianópolis: Fundação Boiteux, 2003.

BRÊTAS, A. C. P. Cuidadores de Idosos e o Sistema Único de Saúde. *Revista Brasileira de Enfermagem*, v. 56, n. 3, Brasília (DF), 2003.

CASTRO, C. da S. S.; CARVALHO, L. *Hospitalização do idoso, impactos sobre a capacidade funcional e as ações de cuidado*. USP.

DE CARLO, M. *Terapia ocupacional em contextos hospitalares e cuidados paliativos*. São Paulo: Editora Payá, 2017.

DE CARLO, M. M. R. P.; LUZO, M. C. M. *Terapia ocupacional, reabilitação física e contextos hospitalares*. São Paulo: Roca, 2004.

HAMMELL, K. W. Ações nos determinantes sociais de saúde: avançando na equidade ocupacional e nos direitos ocupacionais. *Cadernos Brasileiros de Terapia Ocupacional*. v. 28, n. 1, p. 378-400, 2020.

MANUAL MSD – Versão para profissionais de Saúde (Debra Bakerjian) atualizado em outubro/2022. Versão saúde para Família. Disponível em: https://www.msdmanuals.com/pt-br/

MARTINS, J.; SCHIER, J.; ERDMANN, A.; ALBUQUERQUE, G. Políticas públicas de atenção à saúde do idoso: reflexão acerca da capacitação dos profissionais da saúde para o cuidado com o idoso. *Revista Brasileira de Geriatria e Gerontologia*, v. 10, n. 3, 2007.

ONU. Plano de ação internacional contra o envelhecimento. Trad. Arlene Santos. ONU, 2002. Brasília: Secretaria Especial dos Direitos Humanos, 2003.

PAULIN, G. S.; SILVA, V. C.; KOENIG, A. M. Perfil de idosos atendidos pela Terapia Ocupacional na Residência Multidisciplinar de um hospital público. Saúde do idoso. *REFACS* (online) v. 2, n. 1, p. 34-42, 2014.

PROCHET, T. C.; SILVA, M. J. Situações de desconforto vivenciadas pelo idoso hospitalizado com a invasão do espaço pessoal e territorial. *Esc. Anna Nery. Enferm.*, v. 12, n. 2, 2008.

TEIXEIRA, J.; BASTOS, G.; SOUZA, A. C. Perfil de internação de idosos. *Revista da Sociedade Brasileira de Clínica Médica*, v. 15, n. 1, p. 15-20, jan./mar. 2017.

23

ADEQUAÇÃO POSTURAL

Este capítulo apresenta a importância de avaliar o *seating* terapêutico respeitando o alinhamento, o conforto e a funcionalidade para uma melhora, tanto em nível postural quanto em nível de autonomia, na execução das atividades de vida diária das pessoas com deficiência, despertando o raciocínio clínico dentro de um olhar funcional.

PATRÍCIA SOUZA

Patrícia Souza

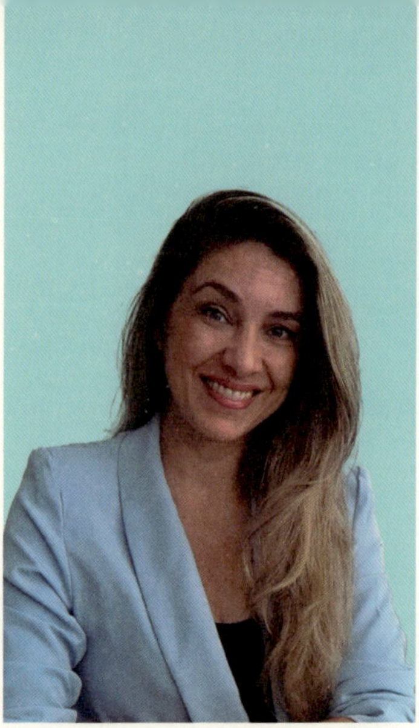

Graduada em terapia ocupacional pela Faculdade de Ciências da Saúde do Instituto Porto Alegre da Igreja Metodista (2000). Especialista em Tecnologia Assistiva, abordagem da terapia ocupacional, pela Faculdade Unyleya (2022) e Saúde e Trabalho, pela Universidade Federal do Rio Grande do Sul (2002). Ministrante de cursos de atualização na área de tecnologia assistiva para terapeutas ocupacionais e fisioterapeutas. Coordenadora do curso de pós-graduação em Tecnologia Assistiva pela Faculdade Sudamérica. Docente do curso de Terapia Ocupacional da Faculdade da Serra Gaúcha (FSG) e professora convidada dos cursos de pós-graduação da faculdade Sudamérica em neuropediatria e neurorreabilitação adulto.

Contatos
www.workshopstaemto.com
taemto@gmail.com
@pattyterapeutaocupacional
51 99188 1423

Adequação postural

A terapia ocupacional atua desde sempre com a tecnologia assistiva, haja vista que quando as demandas das primeiras guerras traziam para o meio da reabilitação soldados com sequelas físicas e que necessitavam de acompanhamento para suas disfunções ocupacionais, De Carlo (2001) refere que é por intermédio das ocupações que o treinamento de hábitos adequados de autocuidado e de comportamento social são graduados para o processo de autonomia do sujeito. Assim, usamos a tecnologia como acessório que contribui no processo de reabilitação, promovendo autonomia e independência das pessoas com deficiência e mobilidade reduzida.

Considera-se também que a tecnologia é uma área de conhecimento interdisciplinar que engloba produtos, recursos, metodologias, estratégias, práticas e serviços que objetivam promover a funcionalidade, autonomia e independência das pessoas com deficiências, mobilidade reduzida (CAT, SEDH, 2008).

Em muitas situações, não será possível avaliar as condições de autonomia do sujeito sem considerar vários aspectos da tecnologia assistiva de forma associada. Assim, este capítulo busca promover o entendimento de que um bom posicionamento poderá favorecer o melhor desempenho do desenvolvimento motor durante a execução de uma tarefa da vida diária, ou seja, se a adequação do *seating* terapêutico não estiver correspondendo às necessidades do sujeito, seu desenvolvimento funcional estará comprometido. Vamos entender um pouco mais sobre isso.

O *seating* terapêutico é o local em que a pessoa com deficiência estará sentada, deixando-a alinhada e confortável. Dessa forma, o alinhamento proporcionará, além do controle de possíveis deformidades, o controle de ajuste de tônus e de movimentos discinéticos para não comprometer o desempenho motor em tarefas como escola, alimentação e higiene pessoal.

Para isso, é preciso entender o que ocorre com o corpo do sujeito que apresenta alteração de marcha ou que já não possui marcha funcional autônoma.

Ao sentar-se em uma superfície móvel, sem uma base que lhe dê suporte suficiente para que seu corpo não desabe e venha a convidar para se posicionar de forma inadequada para compensar as condições de tronco para se estabelecer em linha média para o mínimo de socialização possível, teremos um corpo que, em pouco tempo, estará apresentando: obliquidade pélvica, flexão lateral de tronco, retroversão ou anteversão pélvica, hiperlordose ou hipolordose lombar ou cervical, assim como hipercifose ou hipocifose torácica.

A obliquidade pélvica ocorre quando há uma assimetria da pelve no plano frontal/sagital, podendo ser identificada por meio de exame clínico ou exames de imagens, gerando dor e até mesmo surgimento de úlceras de decúbito. Esse desvio no plano sagital dificulta a manutenção da postura sentada e de pé, comprometendo as habilidades funcionais.

Entre os principais movimentos que devem ser avaliados em uma posição sentada é a flexão lateral de tronco, pois com ela podemos alcançar objetos que estão próximos de nós. Quando essa mobilidade estiver alterada, teremos perdas na mobilidade geral, falta de equilíbrio e rigidez na região torácica.

Rotação de tronco (coluna vertebral, os ombros e os quadris) é considerado um movimento fundamental para a execução de várias atividades de vida diária, tais como virar o corpo para olhar para trás, vestir a roupa, higiene após evacuação ou alcançar objetos em diferentes direções. Quando essa mobilidade apresenta alteração funcional, seja por distonia ou por déficit no recrutamento da força muscular para manutenção do movimento, surgem os desvios posturais que são caracterizados por uma ou duas curvaturas, lateral ao plano tridimensional do movimento.

Retroversão caracteriza-se por uma rotação sobre o processo ósseo da espinha ilíaca ântero-superior (EIAS), que rodará para cima e para trás, porém o movimento contrário da EIAS, que a faz rodar para baixo e para frente, será produzido, assim, o desvio postural de anteversão pélvica. Muito importante durante a avaliação observarmos que os músculos reto abdominal, oblíquos interno e externo, glúteo máximo e isquiotibiais são responsáveis pela produção do movimento da retroversão pélvica e, se por algum motivo estiverem encurtados ou com um nível de força maior que os músculos que produzem a anteversão pélvica (reto femoral, iliopsoas e sartório), há forte indício do desenvolvimento do desvio postural de retroversão pélvica.

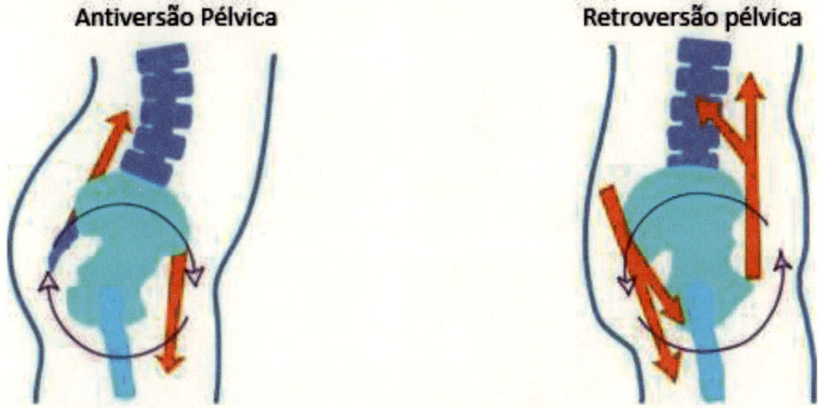

Figura 1. Fonte: Alves Pilates Brasil.

A lordose é uma curvatura natural da coluna vertebral, e a acentuação dessa curvatura, com alterações no grau tanto para maior ou menor, é caracterizada pela hiperlordose ou hipolordose (retificação lombar ou cervical).

A cifose também é uma curvatura natural da coluna vertebral e, assim como a lordose, em casos de aumento excessivo dessa curvatura, ela passa a se chamar *hipercifose* ou *hipocifose*, em casos de diminuição da curvatura. A hipercifose é conhecida popularmente de "corcunda", o que no meio científico é denominado de *giba torácica.*

Cada uma dessas alterações deve ser avaliada clinicamente ou com auxílio de exames de imagens para identificar quais as necessidades de ajustes posturais que devem ocorrer para garantir a melhora da mobilidade do usuário sentado.

Quais os princípios básicos de um bom posicionamento sentado?

Quando observamos, conforme Figura 2, como o sujeito está posicionado e como ele está após a adequação postural, de forma rápida, podemos destacar o quanto seu alinhamento o permite no mínimo observar ao seu redor mais próximo da linha média funcional. E, assim, avaliar se os déficits de força para preensão e pinça estão necessitando de introdução de instrumentos que possam favorecer o melhor desenvolvimento autônomo ou se não há a necessidade de instrumentalizar o sujeito.

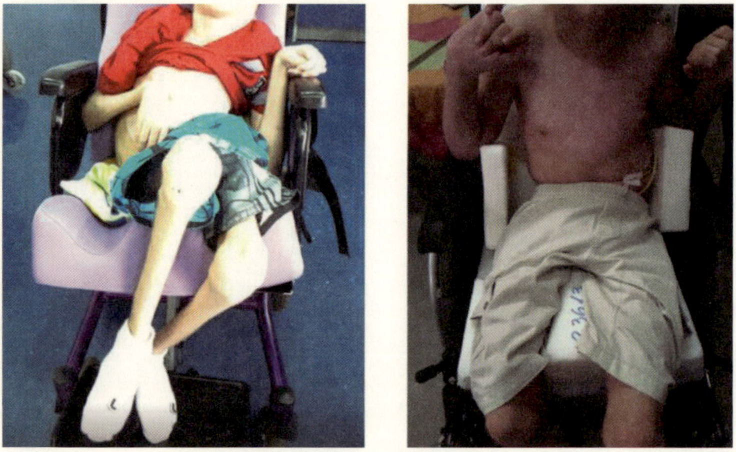

Figura 2. Fonte: ACADEF.

A Figura 2 nos auxiliará norteando essa avaliação clínica de como ajustar esse ambiente para a melhor funcionalidade.

O primeiro passo é identificar as alterações do *seating*: na imagem da esquerda, observa-se que há obliquidade pélvica, retroversão de quadril, flexão lateral de tronco, desalinhamento da linha medial para controle de cabeça, adução de quadril e falta de apoio adequado para os pés. Na imagem da direita, observa-se o início do alinhamento, usando almofadas de posicionamento em uma base rígida para dar sustentação às estruturas, para que não haja desabamento do projeto confeccionado nas espumas.

A almofada de assento foi desenhada com inclinação frontal (formato cunha), para proporcionar relaxamento do grupo muscular extensor de quadril, contribuindo para a quebra do padrão extensor e facilitando o *input* sensorial de anteversão, que é inibido pelo padrão extensor. Ainda na almofada de assento, é adicionado um abdutor de quadril para alinhamento dos quadris, assim como elevação na região do ísquio, que se encontra mais apoiado. No caso da imagem, observa-se o apoio maior para o lado direito. Com essa elevação, teremos a projeção do ísquio para a base do alinhamento medial, proporcionando controle da obliquidade pélvica.

A almofada de encosto foi projetada para dar apoio para a flexão lateral. Respeitando, porém, que a região de moradia desse usuário é no Sul do país e que necessita fazer uso de roupas quentes e volumosas, a almofada foi elaborada com espaço para encaixe das roupas. Não é possível observar na imagem, contudo, foi modelada uma saliência na região lombar para acomodação da mesma. Segundo Marques *et al.* (2010), os suportes lombares de até três centímetros promovem maior apoio para essa região e previnem a diminuição da retificação lombar.

É muito importante sempre definirmos antes do projeto das almofadas se as bases da cadeira estão rígidas ou se podem ser modificadas para serem rígidas, pois a rigidez da base de apoio se faz fundamental para a eficácia do desenho das almofadas a serem indicadas, já que a base instável pode provocar o desabamento do desenho da almofada, perdendo a eficácia. Quando forem definidos os tipos de espumas para a confecção das almofadas de posicionamento, estas devem ser observadas quanto a sua densidade, pois, quanto maior a densidade, maior a rigidez da espuma e menor o conforto sobre ela.

Existem estudos que avaliam o desempenho dos tipos de almofadas que auxiliam no alívio de decúbito, e fazer uso desse tipo de conceito contribui para que possamos ter uma entrega de melhor eficácia ao desempenho dos equipamentos. Folan *et al.* (2015) apresentam, em estudo de revisão sistemática, que as almofadas pneumáticas de alívio de pressão são mais eficazes na redução da pressão da interface sentada em comparação com superfícies de espuma padrão. A espuma de poliuretano, mais comumente utilizada, é um polímero termoestável, com a tendência a proporcionar mais firmeza no assento e encosto, pois possui uma memória rápida de movimento. Atualmente, é sabido que tais componentes precisam ter mais maleabilidade para proporcionar não somente alinhamento, mas também conforto, o que se convida para estudar mais sobre os materiais utilizados na composição dos desenhos das almofadas.

Indico o uso de espuma em viscoelástico em parceria com a espuma de poliuretano, usando-a na base de contato direto com o corpo do paciente, para oferecer conforto e bem-estar sobre as almofadas projetadas. A espuma de viscoelástico oferece maleabilidade em relação aos pontos de pressão que o ísquio pode provocar. Tendo como base de contato uma almofada que cede ao peso e que apresenta um retorno de memória lenta, mas acompanha ao mesmo tempo a força biomecânica exercida pelo corpo e distribui tal peso em sua base, não acumulando em um único ponto, favorece o processo de alinhamento com conforto e funcionalidade desejados.

O tecido utilizado para o revestimento de tais almofadas também é extremamente importante nesse processo, pois, ao definir o tipo de tecido, definiremos o quão confortável é em nível de distribuição de forças e calor.

Considerando que, quando se aplica pressão sobre a espuma de viscoelástico, ela responde ao calor do corpo se moldando para se adaptar à sua forma, o tecido precisa ter o mesmo raciocínio clínico.

Não é indicado usar um tecido que seja rígido em sua composição, pois comprometerá todo o raciocínio sobre a escolha das espumas utilizadas. O adequado, ou até mesmo o ideal, é fazer uso de tecidos com elastano em sua composição, como malhas elásticas ou neoprene com elastano. A escolha da malha se dá por ser um tecido muito maleável, que estica bastante e não amassa. Com excelente elasticidade e flexibilidade, adapta-se aos movimentos do corpo, o que manterá a integridade do conforto tanto no calor quanto no contato do corpo sobre tais superfícies. Observamos essa escolha de tecido também nas almofadas em células comercializadas por grandes empresas multinacionais, o que reforça a eficácia desse tipo de tecido.

Ainda em tempo sobre essa discussão sobre o alinhamento postural, conforto e funcionalidade na cadeira de rodas, vale ressaltar que tanto os membros inferiores quanto os superiores também precisam ser avaliados dentro de todo esse processo. Uma boa base de apoio aos pés trará relaxamento à musculatura que está sendo acionada durante a sedestação, contribuindo para que não haja sobrecarga na musculatura flexora dos membros inferiores.

Um bom apoio aos membros superiores também pode contribuir para melhora na qualidade funcional durante o desempenho de tarefas executivas. Esses apoios para os pés ou para os membros superiores devem ser conforme a demanda e necessidade de cada usuário, porém nunca devem ser esquecidos dentro da avaliação.

Temos o sujeito alinhado de forma confortável e funcional e precisamos ainda avaliar seu desempenho nas tarefas executivas do dia a dia.

As atividades de vida diária executadas em modo sentado podem ser variáveis, principalmente em questões de alimentação e higiene.

De Carlo (2001) já refere que, se não for realizada uma avaliação geral da postura do sujeito, não será possível ter a percepção correta se o recurso utilizado no desenvolvimento de suas atividades será eficaz ou se são paliativos. Existem casos de pessoas usuárias de cadeiras de rodas que não apresentam indicação de recursos de AVD, porém, ao não serem observados pequenos movimentos de seu desempenho de mobilidade, acabam sendo avaliadas de forma equivocada ou deficitária.

Concluo, desta forma, este capítulo parafraseando De Carlo (2001), o qual afirma que se faz extremamente necessário que o olhar do terapeuta ocupacional seja sempre global, para compreender e atender as demandas corretas que cada sujeito traz na busca pela terapia ocupacional. Somente assim, respeitaremos o desejo e as capacidades funcionais de autonomia e independência de cada sujeito conforme suas habilidades de desempenho.

Referências

CAT – Comitê de Ajudas Técnicas (2008). Secretaria Especial dos Direitos Humanos, Presidência da República *(CORDE/SEDH/PR)*. Recuperado em 11 de agosto de 2022, de https://www.assistiva.com.br/Ata_VII_Reuni%C3%A3o_do_Comite_de_Ajudas_T%C3%A9cnicas.pdf

CONNOR, N. O que é espuma de poliuretano – definição. Thermal Engineering, c2024. Disponível em: https://www.thermal-engineering.org/pt-br/o-que-e-espuma-de-poliuretano-definicao/. Acesso em: 22 dez. 2023.

DE CARLO, M. P.; BARTALOTTI, C. C. (Orgs.). *Terapia ocupacional no Brasil:* fundamentos e perspectivas. 3. ed. São Paulo: Plexus. 2001.

FOLAN, A.; DOWNIE, S.; BOND, A. *Systematic review:* is prescription of pressure-relieving air cushions justified in acute and subacute settings? *Hong Kong Journal of Occupational Therapy*, Volume 26, 2015, pp. 25-32. Disponível em: https://doi.org/10.1016/j.hkjot.2015.12.002. Acesso em: 21 nov. 2024.

MARQUES, N. R.; HALLAL, C. Z.; GONÇALVES, M. Características biomecânicas, ergonômicas e clínicas da postura sentada: uma revisão. *Fisioterapia e Pesquisa*, São Paulo, v.17, n.3, pp.270-6, jul/set. 2010. Disponível em: https://doi.org/10.1590/S1809-29502010000300015. Acesso em: 21 nov. 2024.

24

PROCESSAMENTO SENSORIAL NA NEURODISFUNÇÃO

Estudos apontam para as repercussões que as alterações de processamento sensorial trazem para o desenvolvimento infantil, sabendo-se que interferem negativamente no desempenho das atividades cotidianas. As sensações são essenciais para nossa adaptação ao mundo. Nosso mundo de sensações é expresso pelo conhecimento que temos relacionado à audição, ao olfato, ao sabor, ao toque, às nossas percepções inconscientes, assim como ao equilíbrio, ao movimento, à posição do corpo no espaço com experiências multimodais, impactando em todas as modalidades de estímulos. "A sensação antecede a consciência corporal, que é diretamente relacionada à qualidade do ato motor" (Volpi, 2019).

SANDRA CRISTINA PIZZOCARO VOLPI

Sandra Cristina Pizzocaro Volpi

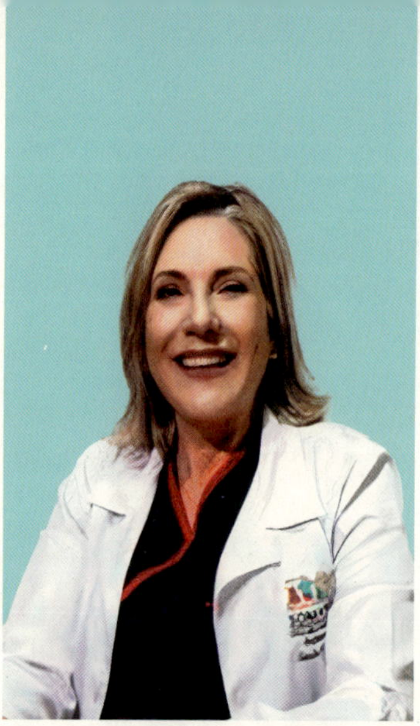

Terapeuta ocupacional Crefito3-749. Proprietária da Clínica Somatus Reabilitação Motora e Cognitiva. Graduação em Terapia Ocupacional na PUC-Campinas (1980). Aprimoramento em reabilitação física na Unesp FMB Botucatu, em Terapia Física de 1980 a 1983. Mestrado na Universidade Estadual Paulista Júlio de Mesquita Filho (Unesp - Botucatu), obstetrícia prematuridade e pré-eclâmpsia (2009). Ambulatório de follow-up de prematuros de alto risco durante 20 anos no Hospital das Clínicas Unesp-Botucatu. Supervisora da Seção Técnica de Reabilitação na Unesp e no Hospital das Clínicas durante 10 anos, até 2015. Criadora do Protocolo Avançado Pediasuit Baby em parceria com o Criador do Protocolo Pediasuit Leonardo de Oliveira OT. Instrutora Pediasuit Internacional. Formação internacional em Pediasuit básico e avançado em Fort Lauderdale - Flórida, EUA. Formação Internacional 4932 em Integração Sensorial em equipe, Sul da Califórnia, EUA. Formação em Conceito Neuroevolutivo Bobath básico e avançado. Formação em Conceito Cuevas Medek nível 1. Formação em Estimulação Transcraniana por Corrente Contínua (ETCC). Osteopatia Craniossacral. Pós-graduação em Terapia Ocupacional e a Reorganização no Autista (2024).

Contatos
sandrapvolpi@gmail.com
Instagram: @volpisandra
LinkedIn: Sandra Volpi
14 99798 5627

A sinapse é o chip do sistema nervoso. É capaz não só de transmitir mensagens entre duas células, mas também de bloqueá-las ou modificá-las inteiramente, realizando um verdadeiro processamento de informações.

(Lent, 2022).

O sistema sensorial é um conjunto de órgãos dotados de células especializadas que são capazes de captar estímulos internos e externos, cada um especializado em interpretar um tipo específico de informação que nos ajuda a situar e perceber o mundo ao nosso redor (Brites).

Vamos conhecer os oito sistemas sensoriais humanos que atendem a esses critérios:

Sistema tátil

Tanto a pele quanto o sistema nervoso originam-se da mais extensa das três camadas de células embrionárias, a ectoderme, de onde deriva a epiderme, os fâneros cutâneos e o sistema nervoso periférico e central justamente por ambos terem a mesma origem. O sistema nervoso é como "uma parte escondida da pele ou, ao contrário, a pele pode ser considerada como a porção exposta do sistema nervoso" (Montagu, 1971).

A sensação tátil auxilia em nossa proteção, informando-nos sobre um perigo, para que possamos reagir e nos afastar. Está relacionada à consciência do corpo, ao planejamento motor grosseiro, ao planejamento motor fino, às competências sociais, à aprendizagem escolar, à segurança emocional e à percepção visual, temperatura, pressão, dor, posturas, movimentos, dentre outros (Klaus & Kennel,1982).

Sistema proprioceptivo

A proprioceptividade é a consciência do corpo no espaço que fornece informações relativas à distensão dos músculos, à tensão sobre tendões, à posição das articulações e à vibração profunda sem uso da visão. Apropriadamente, os proprioceptores estão localizados nos músculos (**fusos musculares**), tendões (**órgãos tendinosos de Golgi**) e nas cápsulas articulares (**corpúsculos de Ruffini**). A ideia de que esses receptores são "próprios" é porque a principal fonte de estimulação deles é provocada pela posição e pelo movimento do nosso próprio corpo (Nishida).

Sistema vestibular

O sistema vestibular é um dos primeiros sistemas a se desenvolver no bebê. Responde à força da gravidade e registra a posição do corpo em relação à cabeça. Ajuda-nos a manter o equilíbrio, a coordenar os movimentos da cabeça com os olhos e a utilizar ambos os lados do corpo ao mesmo tempo. A sensação de equilíbrio ou balanço está ligada ao órgão sensorial do ouvido interno, a impulsos visuais e a informações recebidas por outros receptores do corpo. A informação é processada pelo cerebelo e pelo córtex cerebral, de modo que o corpo se ajuste aos movimentos e à aceleração da cabeça no espaço. É crucial para nossa segurança física e emocional. O processamento vestibular é documentado com menor frequência para crianças com Paralisia Cerebral, e muito comum na literatura do Espectro Autista.

Sistema gustativo

Pensar em sistema gustativo logo nos leva a pensar no sabor. Há variações consideráveis na forma como reagimos aos sabores: doce, azedo, salgado, ácido. Cada indivíduo registra particularmente o sabor, e podemos dizer também que saboreamos com o cérebro, por ter emoção e memórias envolvidas. A língua é um **órgão sensorial** e, ao mesmo tempo, **muscular**. Como órgão sensorial, é o responsável pela detecção de gosto, textura, temperatura e se há componentes químicos irritantes no alimento. Como órgão muscular, é responsável por ajudar a movimentar o alimento dentro da boca, iniciar a deglutição e na articulação das palavras durante a fala (Percilia & Silvia).

Sistema auditivo

Filogeneticamente, a audição se caracteriza por ser um sentido pluridirecional, ininterrupto e sequencial. Trata-se de um sistema sensorial de fundo básico para a compreensão situacional e da linguagem falada. É o órgão especializado para receber vocalizações (Nelli, 1973).

Sistema olfativo

A capacidade de cheirar, o cheiro, não se conecta com os outros sistemas, antes de atingir os hemisférios cerebrais. Essas vias diretas levam a experiências relacionadas com as emoções. Exemplo: o perfume de alguém querido marcará de tal forma uma pessoa que, se ela sentir a fragrância do perfume, mesmo sem a presença física da pessoa, sua lembrança lhe virá automaticamente.

Sistema visual

O sistema visual é o mais completo dos sentidos, o que já foi referido pelo artista plástico Leonardo da Vinci. Resulta de uma hierarquia composta por subsistemas de aprendizagem: antigravídico (postural e vestibular), corporal (lateralização e direcionalidade), somatognósico (identificação) e, finalmente, linguístico (Vygotsky,1987).

Filogeneticamente, a visão é um telerreceptor unidirecional, descontínuo (os olhos podem fechar) e simultâneo. É um sentido de figura básico para lidar com ângulos, linhas, distâncias, profundidades, diferentes intensidades luminosas, diferentes perspectivas, posições, orientações e projeções virtuais. É um sistema ímpar para analisar e simplificar. É constituído por 125 milhões de células fotorreceptoras, instaladas na retina, cones e bastonetes ligados às células corticais específicas, permitindo uma análise e uma síntese verdadeiramente extraordinária (Vygotsky, 1987).

Sistema interoceptivo

A intercepção é definida como o sentido que percebe e age sobre as sensações internas do nosso corpo, interagindo com a cognição e a emoção. O alerta interoceptivo é a habilidade de perceber sinais no próprio corpo e conectá-los a um significado: fome, sede, controle esfincteriano, calor, frio, cansaço. A intercepção nos ajuda a compreender o funcionamento do nosso corpo e a integração dele com o ambiente.

Transtorno de Processamento Sensorial (TPS)

A alteração na eficiência da chegada do impulso elétrico e a ineficiente despolarização da membrana pré-sináptica podem levar ao erro de processamento sensorial, o qual se refere à inversão da ordem regular ou natural das coisas.

Protocolos de avaliação

A ampliação no campo de conhecimento de sinais de risco no desenvolvimento infantil de forma muito precoce nos leva a escolhas de protocolos de avaliações específicos em relação a aspectos sensoriais. Alguns protocolos mais utilizados para identificar desordens no processamento sensorial infantil são: observações clínicas da disfunção integrativa sensorial em crianças com paralisia cerebral; *Sensory Profile 1 Dunn*, 1999 e *Sensory Profile 2 Dunn* – 2014; *Sensory Processing MeasureTM* (SPMTM); SIPT (Ayres, 1989); *Evaluation Ayres Sensory Integration* (EASI) e *Test of Sensory Functions Infants* (Vitoria *et al.*, 2021).

Sintomas de transtorno de processamento sensorial

Muitas crianças com transtorno de processamento sensorial iniciam as alterações clínicas na fase de bebê, com imaturidade dos sistemas sensoriais, comprometendo seu desempenho.

Déficits táteis em crianças são frequentemente notados. São geralmente bilaterais e incluem disfunções na discriminação tátil, na sensibilidade de pressão e na discriminação de dois pontos – estereognosia (reconhecer objetos no escuro, pelo tato). Déficits proprioceptivos incluem falha da consciência do corpo, senso de direção comprometido e força de preensão diminuída.

É de extrema importância lembrar que o tônus muscular anormal pode resultar em falha do feedback proprioceptivo. As dificuldades como o equilíbrio, a posição no espaço, o movimento e as mudanças gravitacionais caracterizam a disfunção vestibular. As crianças podem esbarrar em objetos, ter medo de balanços e escorregador. Elas também podem almejar giro e salto, e nunca parecem ficar tontas. Algumas crianças com disfunção vestibular parecem desajeitadas, incapazes de aprender passos de dança ou jogos de movimento, ou têm poucas habilidades motoras finas (Franco, 2020).

Crianças que sofrem de disfunção oral podem ser comedoras exigentes, não gostam de ir ao dentista, têm dificuldade em engolir ou mastigar e queixam-se para escovar os dentes. Elas também podem mastigar seus cabelos ou a camisa ou colocar as coisas na boca por muito tempo. Processamento visual com déficit: também queixar-se de certos tipos de luz ou de dias ensolarados. Além disso, o movimento pode facilmente distraí-las, fazendo-as perderem o seu lugar ao ler ou jogar um jogo, podendo também ter prejuízo na discriminação visual para diferenciar formas, cores e letras (Franco, 2020).

Tipos de transtornos:

1. Modulação sensorial: que são os hiper-responsivo, o hiporresponsivo e o buscador sensorial.
2. Discriminação sensorial: que acontecem em todos os sistemas sensoriais: auditivo, visual, proprioceptivo, olfativo, gustativo, tátil, vestibular etc.
3. Motores de base sensorial: distúrbios posturais e as dispraxias.

Nível de alerta

O nível de alerta se relaciona com o limiar neurológico. Com o limiar neurológico alto, o cérebro necessita de muito mais estímulos para ter resposta ao meio, assim o nível de alerta tende a ser baixo. Com o limiar neurológico baixo, a resposta do cérebro é rápida, portanto não necessita de muito estímulo, e o nível de alerta será alto.

Tratamento

Os terapeutas ocupacionais são profissionais capacitados para avaliar e realizar o seguimento das crianças e adultos com disfunção no processamento sensorial (DSP) e devem ter formação especializada na abordagem.

O tratamento depende das necessidades individuais do paciente, o que envolve ajudar as crianças a se saírem melhor em atividades as quais normalmente não podem tolerar.

A terapia de integração sensorial é a mais utilizada, o que desafia a criança de maneira lúdica, com equipamentos específicos em cada abordagem, para aprender a responder apropriadamente às funções que se apresentam e às dificuldades para aquisição da resposta adaptativa.

Na terapia sensório-motora, existem alguns tratamentos, tais como: o conceito neuroevolutivo Bobath, o protocolo Pediasuit e o Baby Pediasuit avançado.

Exemplos de atividades

Sinais de hipersensibilidade tátil (quando evitam texturas e consistências táteis diferentes). Recomenda-se não forçar a realização das atividades nem que toquem em materiais que rejeitem. Permitir que a criança tenha controle da sensação tátil de forma gradativa com uso de luvas, rolo ou pincel até conseguir utilizar as mãos. Prefira sempre pressão profunda antes da superficial.

Percepção visual é um aspecto importante para ser capaz de realizar ocupações da vida diária em casa e na escola. Há muitas atividades para ajudar a melhorar as habilidades visuais. Por exemplo: jogo dos sete erros, contrastes, brilhos, sinalização visual em trilhas etc.

Déficit proprioceptivo: criança que muda muito de brinquedos e o tempo de permanência no brincar é curto, adora brincadeira de cair e bater sem noção de perigo, pula de escadas e armários. Gosta de rodar. Orienta-se que se proponha atividades em pé, plataforma vibratória, pular na cama elástica, puxar, empurrar, com controle terapêutico em circuito.

Na eficiência do planejamento e capacidade de realização de tarefas, o processamento sensorial será sempre o carro-chefe. A ideia daquilo que se vai fazer é o primeiro passo para o processo acontecer.

Trabalhar a contextualização da função e a organização das informações na sequência de ações espaciais e temporais são os elementos de raciocínio da terapia ocupacional. É pelo ato de brincar que a criança se conecta e desenvolve habilidades importantes que a acompanharão até a vida adulta: criatividade, vínculos de amizade, coordenação motora, empatia, limites, percepção da diversidade de cores, sabores, sons e texturas.

Tabela de sugestões na terapia ocupacional – Sandra Volpi

Sistemas	Tátil	Proprioceptivo	Vestibular
Brincadeiras básicas	Pressão com almofadas	Escalada	Corrida do ovo na colher
	Bolinhas coloridas de gel	Cabo de guerra	Escorrega
	Pintura a dedo com painel mão toda	Saco de pancada	Escaladas
	Passa-anel	Pula-sela	Cama elástica

Sistemas	Tátil	Proprioceptivo	Vestibular
	Massa de farinha colorida	Amarelinha	Balanço Plataforma
	Geleca	Cobra-cega	Tirolesa
	Sagu e cola branca escolar	Corrida de saco	Skate deitado, sentado e em pé
	Creme de barbear	Tirolesa	Lycra em um ponto
	Gelatina	Túnel de passagem	Rede
	Areia cinética	Enrolar no colchonete, resistência para sair	Pendurar no trapézio e soltar no colchão
	Grama sintética Tapete sensorial	Escalar diferentes equipamentos proprioceptivos no circuito	Escalada em várias lycras
	Enrolar no colchonete, pressionar	Colete ponderador em atividades funcionais	Escalar em vários rolos de diferentes tamanhos e finalizar pendurando em cordas de suspensão caindo na piscina de bolinha
	Piscina de bolinha	Macacão lycra em atividades funcionais motoras grossas	
	Plataforma vibratória	Plataforma vibratória	

Referências

BANKOFF, A. D. P.; BEKEDORF, R. Bases neurofisiológicas do equilíbrio corporal. *Lecturas: Educación Física Y Deportes*, v. 11, n. 106, mar. 2007.

BLANCHE, E.; CHANG, M. C.; PARHAM, L. D. Sensory processing and occupational choices. *Am J Occup Ther.* 2019;73 (Supl.1):7311505100p1. Disponível em: http:// dx.doi.org/10.5014/ajot.2019.73S1-PO2016. Acesso em: 21 nov. 2024.

BUNDY, N. D.; DUNN, W. Relationship between context and sensory processing in children with autism. *American Journal of Occupational Therapy*, v. 64, n. 3, p. 474-483, 2010.

GOODMAN, B. Sensory processing disorder. WebMD, 2023. Disponível em: https://www.webmd.com/children/sensory-processing-disorder. Acesso em: 22 nov. 2024.

KLAUS, M. H.; FANAROFF, A. A. *Alto risco em neonatologia*. 2. ed. Rio de Janeiro: Interamericana, 1982. KOSCINSKI, C. The eighth sensory system interception: how I feel, Mahler, Kelly.

KOSCINSKI, C. *Interoception*: how I feel - sensing my world from the inside out. EBook Kindle, 2018.

LENT, R. *Cem bilhões de neurônios*: conceitos fundamentais de neurociência. 2. ed. Atheneu – São Paulo,, 2002

MACHADO, R. N.; WINOGRAD, M. A importância das experiências táteis na organização psíquica. *Estudos e pesquisas em psicologia*, v. 7, n. 3, p. 462-476, 2007.

MONTAGU, A. *Tocar: o significado humano da pele*. 7. ed. São Paulo: Summus, 1971.

NELLI, K. F. Desenvolvimento humano, organização funcional do cérebro e aprendizagem no pensamento de Luria e de Vygotsky. *Ciência e cognição* v. 9, 2006.

NEUROPLAYBRASIL. NeuroPLAYbrasil, c2024. página inicial. disponível em: https://www.neuroplaybrasil.com/. acesso em: 22 nov. 2024.

NISHIDA, M. S; OLIVEIRA, A. K.; TROLL, J. *O corpo humano*: o sentido do corpo e movimento. Núcleo de apoio Didático. Instituto de Biociências de Botucatu; https://www2.ibb.unesp.br/nadi/Museu2

PERCILLA. G.; SILVIA, M. N. *Como funciona o corpo humano*: o sentido químico - olfato e gustação. Universidade Estadual Paulista (UNESP). Disponível em: https://www2.ibb.unesp.br/Museu_Escola/2_qualidade_vida_humana/Museu2_qualidade_corpo_sensorial_quimico1.htm. Acesso em: 26 nov. 2024.

VYGOTSKY, L. S. *Formação social da mente*. São Paulo. Martins Fonte, 1987.

25

ISA E A IMPORTÂNCIA DA MEDIDA DE FIDELIDADE

A Integração Sensorial de Ayres (ISA) é um método que está em evidência atualmente, principalmente no que diz respeito ao tratamento de crianças autistas. Este capítulo tem como objetivo comentar sobre a ISA e sobre sua fundadora, a Dra. Jean Ayres, aprofundando sobre a medida de fidelidade em ISA, abordando como foi idealizada, o que levou a ser desenvolvida, seu objetivo e os itens que a compõem.

SUELEN MODESTO DA SILVA

Suelen Modesto da Silva

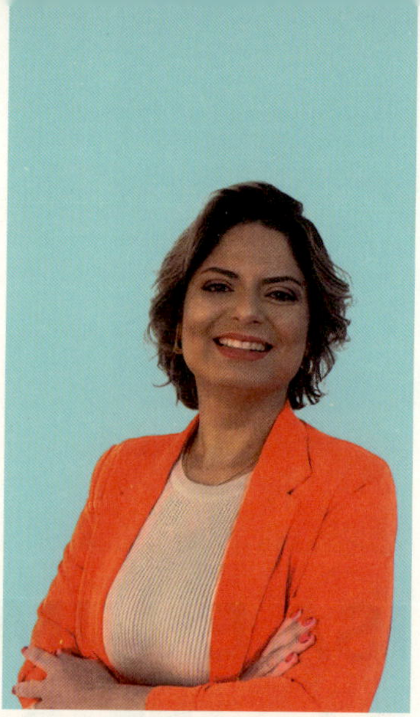

Terapeuta ocupacional graduada pela Universidade da Amazônia (Unama), em 2013. Pós-graduada em terapia ocupacional pediátrica pela Unyleya; pós-graduada em Unidade de Terapia Intensiva Neonatal e Pediátrica pela Faculdade da Serra Gaúcha (FSG). Pós-graduanda em terapia ocupacional e a reorganização sensorial no TEA. Certificada pelo método Integração Sensorial de Ayres, pela CLASI CASI, e método neuroevolutivo Bobath, pela Bobath Brasil. Certificações nas áreas de seletividade alimentar, acomodação sensorial, desfralde, dispraxia, avaliações de integração sensorial, confecção de órteses de membro superior. Orientadora de estágio curricular e atendimentos.

Contatos
tosuelenmodestos@gmail.com
Instagram: @terapeutaocupacionalsuelen
LinkedIn: Suelen Modesto
54 98103 8605

Dra. Jean Ayres

O método de Integração Sensorial de Ayres (ISA) foi desenvolvido na década de 1960 pela terapeuta ocupacional americana Dra. A. Jean Ayres (*University of Southern California*). (ABIS – Associação Brasileira de Integração Sensorial, 2023).

A teoria e o funcionamento do cérebro foram seu foco de estudo até sua morte, em 1988. Inicialmente, a Dra. Jean Ayres desenvolveu a ISA para tratar crianças com dificuldades de aprendizado e, após muitos estudos, observou que o método beneficiaria todas as pessoas com as disfunções de integração sensorial (DIS), independentemente de sua patologia.

Além de ampliar as pesquisas que fundamentaram a teoria, a Dra. Jean Ayres desenvolveu o primeiro teste padronizado voltado para a avaliação das disfunções sensoriais e práxis, o SIPT.

Após sua morte e até os dias atuais, suas pesquisas servem de base para que diversos terapeutas ocupacionais continuem a estudar e fundamentar a teoria desenvolvida pela Dra. Jean Ayres.

O método Integração Sensorial de Ayres (ISA)

A Dra. Jean Ayres descreve a integração sensorial como "o processo neurológico que organiza as sensações do próprio corpo e do ambiente, fazendo com que seja possível o uso do corpo efetivamente no ambiente" (Ayres, 2005).

A integração sensorial permite que a pessoa receba as informações do ambiente por meio dos sistemas auditivo, olfativo, visual, gustativo, tátil, proprioceptivo e vestibular, interpretando adequadamente essas informações, possibilitando a realização das atividades de vida diária, gerando aprendizado e participação social.

A disfunção de integração sensorial (DIS) é a incapacidade do corpo em receber, organizar e interpretar de maneira adequada as informações vindas do ambiente. Serrano (2016) diz que, em um nível mais básico, a disfunção de integração sensorial é uma dificuldade do sistema nervoso central para processar informação sensorial.

As DIS impactam diretamente nas atividades de vida diária, atividades instrumentais de vida diária, participação social, educação, lazer e brincar (quando pensamos em crianças).

Medida de fidelidade em ISA

O termo *fidelidade* é comumente usado na área da pesquisa como sinônimo de comprometimento com o que está sendo pesquisado, produzindo confiabilidade ao estudo em questão.

Após uma pesquisa realizada com 61 estudos sobre a integração sensorial, Parham verificou que muitos profissionais relatavam que atendiam pelo método da ISA, porém poucos realmente estavam fazendo a intervenção de maneira adequada.

Diante desse cenário, surgiu a necessidade de padronizar os atendimentos pelo método ISA. Assim, foi desenvolvido o instrumento denominado medida de fidelidade.

ABIS afirma que Parham e colegas (2011) criaram uma medida de fidelidade que estabelece critérios para a terapia de Integração Sensorial para serem aplicados na pesquisa e na prática, salvaguardando a eficácia do método.

A medida de fidelidade é dividida em dois grupos: elementos estruturais e elementos do processo.

Elementos estruturais

Segundo Miller (2020), os elementos estruturais dividem-se em: qualificação do terapeuta, ambiente seguro, relatório de avaliação, espaço e equipamentos, comunicação com pais e professores.

Parte 1: Qualificação do terapeuta

A qualificação do terapeuta diz respeito à formação necessária para atuar com ISA.

- O profissional deve ter formação em curso específico em integração sensorial (mínimo de 50 horas de estudo sobre a teoria e prática de IS).

- Supervisão de, no mínimo, uma hora por mês com profissional com cinco anos de experiência na ISA.

Parte 2: Ambiente seguro

Este tópico é relativo à segurança ambiental e como minimizar os riscos de acidentes. No ambiente, devem conter: tapetes, travesseiros, almofadas para serem usadas debaixo dos equipamentos suspensos durante a intervenção, equipamento ajustável ao tamanho da criança, equipamento que pode ser facilmente monitorado para a segurança do terapeuta. O equipamento que não está sendo usado deve ser armazenado, pendurado ou colocado ao lado da sala para que a criança não caia ou tropece nele, assim como a rotina de documentação e monitoramento frequente dos equipamentos de segurança (ex.: cordas e cabos desgastados, parafusos soltos).

Parte 3: Relatório de avaliação

O relatório de avaliação deve conter informações importantes sobre o paciente, seu histórico, resultado das avaliações e orientações à família e aos professores. Segundo Miller (2020), o documento contém o histórico médico, educacional e terapêutico, história do desenvolvimento do paciente, informações atuais contendo o perfil ocupacional ou a entrevista documentando atividades que a criança e a família fizeram, estão fazendo e precisam e querem fazer. Inclui atividades que a criança atualmente procura e aprecia, motivo de encaminhamento.

No relatório, é importante conter os resultados das avaliações estruturadas e avaliações não estruturadas. É importante apresentar a avaliação dos sistemas sensoriais que indicam modulação sensorial, discriminação sensorial, controle postural (estático e dinâmico), coordenação motora, habilidades motoras grosseiras, habilidades motoras finas, práxis (imitação, planejamento, sincronismo e sequenciamento de ações), práxis (construção e planejamento de espaço), habilidades de organização, interpretação dos efeitos da integração sensorial e práxis no desempenho.

Por fim, as autoras concluem que, quando há a indicação de intervenção de ISA, são necessárias a definição e a apresentação de metas e objetivos desenvolvidos em colaboração com os cuidadores. As metas devem ser focadas nas dificuldades baseadas no resultado da avaliação e na melhoria de habilidades e capacidade para ampliar o desempenho.

Parte 4: Espaço e equipamentos

A. Ambiente físico

O ambiente físico deve:

- Ser adequado e amplo para permitir fluxo de atividade física vigorosa.
- Ter disposição flexível dos equipamentos e materiais.
- Ter, no mínimo, três ganchos para pendurar os equipamentos suspensos. A distância mínima entre os ganchos deve ser de 0,76-0,91 cm.
- Ter um ou mais dispositivos de rotação para permitir 360º de rotação.
- Ser tranquilo e fechado (pode ser barraca, sala adjacente ou área particularmente fechada).
- Ter um ou mais conjuntos de cabos elásticos para pendurar equipamentos suspensos.

B. Equipamento disponível

Este item aborda quais equipamentos devem estar disponíveis na sala de ISA. Segundo Miller (2020), são necessários:

- Equipamentos para salto.
- Bolas de terapia.
- Tiras de borracha ou cordas para puxar.
- Plataformas suspensas.
- *Frog swing*.
- Skate/rampa.
- Disco de flexão.
- Cavalo.
- Objetos com peso e tamanhos variados.
- Balanço de pneu.
- Túnel/rolos.
- Barris.
- Tecido de lycra.
- Travesseiros/almofadões.
- Piscina de bolinhas.
- Variedade de materiais táteis e brinquedos que vibram.
- Alvos visuais.
- Rampa/inclinados.
- Escalada.
- Adereços para apoiar o engajamento no brincar.
- Materiais para a prática de habilidades da vida diária.

Parte 5: Comunicação com pais e professores

Durante o tratamento, o terapeuta deverá realizar trocas com os pais ou professores da criança sobre o curso da intervenção, discutindo sobre a influência da integração sensorial e práxis sobre o desempenho da criança e sobre a participação dela em casa, na escola ou na comunidade.

Elementos do processo

Os elementos do processo são o que torna a teoria acessível e embasam o raciocínio clínico do terapeuta durante o planejamento do tratamento e o atendimento ao paciente.

Parte 6: Observação da intervenção usando princípios da ISA

- **Garante segurança física**

Durante o atendimento, a conduta do terapeuta é avaliada visando antecipar riscos físicos, minimizando o risco de acidentes. É avaliado se a criança está fisicamente segura, por meio da manipulação de equipamentos terapêuticos e de proteção e/ou da aproximação física e ações do terapeuta.

- **Apresenta oportunidades sensoriais**

O terapeuta apresenta à criança pelo menos dois ou três tipos de oportunidades sensoriais com o objetivo de embasar o desenvolvimento da autorregulação, percepção sensorial ou movimento do corpo.

a. Tátil: promove estímulos como vibração, toques leves ou de pressão durante o brincar e com recursos variados.

b. Vestibular: proporciona atividades que envolvam movimento linear, orbital ou rotatório da cabeça.

c. Proprioceptiva: propõe atividades em que a tensão muscular e as sensações de estiramento são o *input* dominante.

- **Terapeuta apoia a modulação sensorial para alcançar e manter um estado regulado**

Segundo Miller (2020), o terapeuta deve avaliar se consegue modificar as condições sensoriais, desafiando e apoiando a criança a atingir e manter níveis adequados de excitação e alerta, bem como um estado efetivo e nível de atividade que apoie o engajamento em atividades.

- **Proporcione desafios do controle motor bilateral, postural, ocular e/ou oral**

Neste item, o terapeuta deve apoiar e desafiar o controle postural, o controle ocular ou desenvolvimento bilateral, engajando a criança em atividades que proporcionem os estímulos adequados para alcançar as metas planejadas.

- **Incentive desafios da práxis e a organização do comportamento**

Este item diz respeito ao terapeuta incentivar e apresentar atividades que desafiem a habilidade de conceituar e planejar novas tarefas motoras, para organizar o próprio comportamento no tempo e no espaço.

- **Colabora na escolha das atividades**

Este item é relativo à oportunidade que o terapeuta proporciona à criança de escolha da atividade, equipamentos e matérias. A escolha da atividade não é exclusiva do terapeuta.

- **Ajusta as atividades para apresentar desafio na medida certa**

Este item diz respeito à oferta de atividades planejadas para facilitar ou desafiar a criança para desenvolver o controle postural/ocular/oral, modulação sensorial e discriminação ou práxis. As atividades não devem ser muito fáceis ou difíceis de serem alcançadas pela criança.

- **Assegura que as atividades sejam bem-sucedidas**

O terapeuta apoia a habilidade da criança em responder com sucesso, permitindo que faça uma parte ou toda a atividade, obtendo sucesso e diminuindo a frustração.

- **Apoia a motivação intrínseca da criança para brincar**

O terapeuta cria um ambiente que favorece o brincar como uma forma de engajar plenamente a criança na intervenção.

- **Estabelece uma aliança terapêutica**

O terapeuta promove e estabelece uma conexão com a criança, que transmite uma sensação de trabalho em conjunto para uma ou mais metas em parceria mutuamente agradável.

Diante do que foi discorrido neste capítulo, fica evidente a importância da medida de fidelidade que visa padronizar os métodos utilizados nos atendimentos em ISA, com a preocupação de proporcionar exatidão.

A medida de fidelidade é uma forma de garantir que o paciente está recebendo o atendimento dentro do que foi proposto pela Dra. Jean Ayres e assegurar ao terapeuta que sua conduta esteja dentro do que a teoria preconiza, resultando em um atendimento seguro e coerente com a teoria de ISA.

Referências

ABIS – ASSOCIAÇÃO BRASILEIRA DE INTEGRAÇÃO SENSORIAL. A Integração Sensorial de Ayres®. 2023. Disponível em: https://integracaosensorialbrasil.com.br/integracao-sensorial-de-ayres/. Acesso em: 20 nov. 2023.

AYRES, A. J. What's sensory integration? An introduction to the concept. *In*: AYRES, A. J. *Sensory Integration and the Child*: 25th anniversary edition. Los Angeles: Western Psychological Services, 2005.

MILLER, L. J. Distilling sensory integration theory for use: making sense of the complexity. *In*: BUNDY, A. C.; LANE, S. J. *Sensory integration*: theory and practice. 3. ed. Philadelphia: F.A. Davis, 2020. Cap. 23, p. 338-349.

SERRANO, P. *A integração sensorial no desenvolvimento e aprendizagem da criança*. Portugal: Papa-Letras, 2016.

26

A REABILITAÇÃO NEUROCOGNITIVA PERFETTI NA TERAPIA OCUPACIONAL

A abordagem inovadora da Reabilitação Neurocognitiva Perfetti (RNCP) reconhece a complexidade do movimento, envolvendo a interação entre mente e corpo. Ela se baseia em três princípios fundamentais: o corpo como superfície receptora, o movimento como ação cognitiva e a reabilitação como processo de aprendizagem. Ao unir a teoria ocupacional e a RNCP, é possível aperfeiçoar o tratamento das funções cognitivas, físicas e emocionais do paciente.

SYOMARA CRISTINA SZMIDZIUK
(PARTICIPAÇÃO DE MAURO CRACCHIOLO – INSTITUTO AVENCER)

Syomara Cristina Szmidziuk

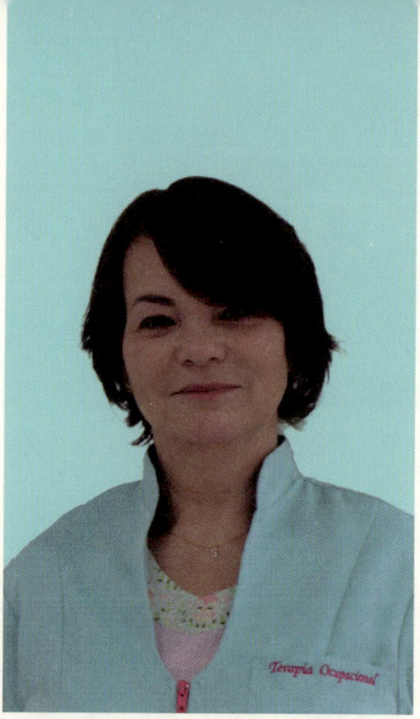

Atua há 34 anos como terapeuta ocupacional no tratamento em reabilitação em pacientes com lesões neuromotoras. Formada em Terapia Ocupacional na Universidade Tuiuti do Paraná, 1986-1990. Pós-graduação *lato sensu* – Reabilitação do Membro Superior – Terapia da Mão 2003-2004 (UTP). Pós-graduação *lato sensu* em Gestão de Saúde, 2019-2021, pela Faculdade Israelita de Ciências da Saúde Albert Einstein. Curso Básico Bobath, junho 2002; curso de Bebê – Conceito Bobath, agosto 2006. Curso Básico de Integração Sensorial, maio 2014; curso de Terapia por Contensão Induzida, setembro 2016; treinamento em ABA, agosto 2017; curso básico de Reequilíbrio Toracoabdominal (RTA), julho 2018; curso introdutório e básico em Reabilitação Neurocognitiva – Método Perfetti, 2020-2021. Sócia-proprietária no Centro de Excelência em Recuperação Neurológica desde outubro de 2016. (Agradeço imensamente à participação de Mauro Cracchiolo – Instituto Avencer).

Contatos
Instagram @syomara.to
LinkedIn: Syomara Szmidziuk

1. Reabilitação neurocognitiva Perfetti

A reabilitação neurocognitiva Perfetti (RNCP) representa uma abordagem inovadora na reabilitação. Foi desenvolvida pelo renomado neurologista, psiquiatra e especialista em reabilitação Carlo Perfetti, cuja trajetória na área iniciou-se nos anos 1970, como diretor do Departamento de Neurorreabilitação no Hospital de Calambrone, em Pisa. Lá, Perfetti confrontou-se com as limitações das técnicas neuromotoras e tradicionais, percebendo a necessidade de um enfoque mais centrado no cérebro para a recuperação do movimento (Instituto Avencer).

Reconhecendo a importância de integrar conhecimentos de neurociências e ciências humanas na prática reabilitativa, iniciou o desenvolvimento da Teoria Neurocognitiva da Reabilitação. Com uma equipe de terapeutas e médicos especialistas, Perfetti fundou o Centro Studi – Villa Miari, um polo de excelência em pesquisa, prática clínica e formação em RNCP.

A RNCP introduz um paradigma revolucionário na reabilitação motora, enfatizando a inter-relação entre processos cognitivos e movimento.

Essa teoria se baseia sobre três conceitos fundamentais:

- O corpo como superfície receptora que permite ao ser humano interagir com o mundo e se adaptar a ele.
- O movimento/ação como um **ato cognoscitivo**[1], destacando que o ser humano usa o movimento para construir informações sobre o ambiente circundante e essas percepções, por sua vez, são fundamentais para organizar o movimento.
- A reabilitação como um processo de aprendizagem em condições patológicas, enfatizando a importância dos mecanismos de aprendizado para facilitar uma recuperação mais adequada por meio da neuroplasticidade.

---

1. Refere-se aos processos que conduzem ao conhecimento, ou seja, aos processos cognitivos (Cracchiolo, 2021).

Segundo essa teoria, a qualidade da recuperação motora é diretamente influenciada pela ativação dos processos cognitivos como atenção, percepção, memória, representação, resolução de problemas etc. Modalidades específicas de ativação desses processos cognitivos são essenciais para a reorganização das estruturas neurais e, consequentemente, para a modificação das alterações do comportamento motor e de outros elementos patológicos, como o **Específico Motor**[2].

Esse conceito representa uma inovação significativa na reabilitação ao conceber o movimento de forma mais complexa do que as teorias musculares e neuromusculares tradicionais. Ele introduz uma compreensão mais profunda da interação entre **corpo e mente**, ampliando significativamente a perspectiva sobre como abordar e tratar as disfunções motoras.

Por isso, a RNCP enfatiza o exercício terapêutico como elemento central do processo de reabilitação. O exercício terapêutico é desenvolvido a partir do **raciocínio reabilitativo**, que se inicia com a observação detalhada das ações[3] do paciente. Essa observação engloba duas perspectivas fundamentais:

- Análise em **terceira pessoa**, em que o terapeuta observa e analisa a organização do comportamento visível do paciente.
- Análise em **primeira pessoa**, que envolve a experiência subjetiva do paciente. Por meio de perguntas específicas, o terapeuta investiga a consciência do paciente sobre suas alterações, percepções sensoriais e a vivência do próprio corpo, incluindo aspectos emocionais da experiência.

O objetivo da observação é identificar as alterações no comportamento, a presença dos elementos do específico motor durante a realização das ações, iniciar a hipotetizar e construir o **Perfil**[4] do paciente. Já durante essa fase de observação, é crucial discernir se o paciente pode modificar as alterações patológicas manifestadas durante a ação, utilizando estratégias direcionadas para ativar os processos cognitivos que suportam a ação.

Em relação aos problemas patológicos identificados na observação da ação, o terapeuta elabora **hipóteses reabilitativas** que serão corroboradas pelos exercícios terapêuticos específicos.

---

2. A definição de Específico Motor proporciona uma nova maneira de interpretar a patologia, permitindo superar o conceito de espasticidade (Cracchiolo, 2021).

3. A RNCP entende a ação como um processo intencional ativado pelo sistema, em determinado ambiente e com determinado objetivo (Cracchiolo, 2021).

4. O perfil é composto pelas alterações nos processos cognitivos que explicam o comportamento patológico observável (Cracchiolo, 2021).

Um exercício terapêutico neurocognitivo, para ser definido como tal, deve sempre incluir um **problema cognoscitivo**, ou seja, um problema que, para ser resolvido, precise da percepção e **fragmentação**[5] do corpo e da ativação de processos cognitivos específicos. Isso coloca o paciente na necessidade de reconstruir a unidade mente-corpo, integrando os sistemas sensorial, cognitivo e motor simultaneamente. Isso favorece uma recuperação integral da pessoa, que foca não apenas nos aspectos quantitativos, mas também nos qualitativos do comportamento.

No exercício, além do problema cognoscitivo, o terapeuta utiliza variados **instrumentos neurocognitivos**[6], como a hipótese perceptiva, a imagem motora e o confronto entre ações (Zernitz *et al.*, 2021). O uso dessas estratégias pedagógicas tem como objetivo ajudar o paciente a se organizar na resolução do problema cognoscitivo e, assim, promover um aprendizado efetivo.

O exercício terapêutico culmina com uma **avaliação final**, na qual o paciente realiza novamente a ação trabalhada. Essa etapa é crucial para avaliar se as modificações adquiridas durante o exercício foram efetivamente integradas na ação. Essa fase permite corroborar a eficácia e a validade do exercício e do raciocínio reabilitativo como um todo.

Tal processo, no qual o terapeuta observa e identifica problemas, formula hipóteses reabilitativas e avalia a eficácia dessas por meio do exercício e de uma avaliação final, confere ao exercício terapêutico neurocognitivo um valor epistemológico significativo. Por isso, Perfetti é reconhecido como pioneiro na introdução de um método científico na reabilitação. Essa abordagem revolucionou o mundo reabilitativo, distanciando-se de concepções reducionistas da recuperação do movimento e favorecendo uma compreensão mais integrada do ser humano em sua totalidade.

2. Caso clínico

O paciente é um ortopedista de 52 anos com polineuropatia axonal sensitivo-motora, potencialmente autoimune, que se manifesta principalmente com distonia, espasmos involuntários e tremores em nível de membro superior direito.

5. Habilidade do sistema de direcionar os diferentes segmentos do corpo simultaneamente, cada um em direções distintas, de acordo com o objetivo da ação (Perfetti, 2015).

6. São estratégias utilizadas pelo terapeuta para ativar de maneira adequada os processos cognitivos e as operações mentais, visando facilitar o aprendizado (Perfetti, 2015).

A ação escolhida para ser trabalhada é colocar a mão direita dentro da luva cirúrgica, por ser uma necessidade prioritária para o paciente.

Em terceira pessoa, observa-se que, inicialmente, o paciente prepara a mão estendendo com esforço os dedos na tentativa de aproximar-se, com a mão, da luva preparada por outra pessoa. Ocorre **irradiação anormal**[7] em extensão de cotovelo e tremores em todo o membro superior e a mão fecha-se involuntariamente, impossibilitando a veste adequada.

A terapeuta investiga a perspectiva do paciente em **primeira pessoa** mediante perguntas do tipo: "Como foi essa ação? Foi diferente em relação a como você fazia antes da lesão?". O paciente responde: *"Difícil, isto já está virando um trauma. Sinto que meu braço e mão ficam duros e meus movimentos involuntários aumentam; quanto mais tento fazer, mais duro fica. Tento ajudar, coloco força no braço para empurrá-lo, daí piora. É como se quem faz o movimento é meu ombro, pois o braço todo está espástico e com muitos movimentos involuntários. Eu tento controlar, mas só piora".*

As palavras do paciente e a observação em terceira pessoa levam a terapeuta a hipotetizar que a desorganização dessa ação pode ser consequência de uma alteração do planejamento sensório-motor. Segundo essa hipótese, a mão não está sendo considerada como referência para a organização da direção de ombro, cotovelo e punho, em relação à interação tátil com o objeto.

Nesse sentido, o exercício elaborado foi um reconhecimento da predisposição da mão para um contato com uma textura no cubo, a partir de uma antecipação. Nesse exercício, utilizou-se o *sussidio*[8] "cubo" e uma textura. A terapeuta posicionava a textura em uma das faces do cubo e instruía o paciente a construir uma imagem sensório-motora de como a mão direita deveria se posicionar para tocar a textura com as digitais dos dedos, considerando também o movimento do ombro e cotovelo para alcançá-la. Após construir a imagem, o paciente fechava os olhos, e o terapeuta guiava a mão do paciente em direção à face texturizada do cubo ou a outra face lisa.

Era feita a seguinte pergunta ao paciente: "Sua mão está preparada para tocar a textura conforme você imaginou?". O paciente deveria reconhecer se a disposição da mão correspondia à posição ideal para tocar a textura, conforme

---

7. É um elemento do específico motor. Refere-se à contração anormal e involuntária de músculos que não estão diretamente envolvidos na ação executada pelo sujeito. Essa condição se manifesta sempre nos mesmos grupos musculares, independentemente da ação que está sendo feita, e diminui a capacidade de interagir eficientemente com o ambiente, mediante o corpo.

8. São objetos usados pela RNCP, construídos e definidos com base nas informações que se deseja que o paciente construa. Permitem ao terapeuta guiar, de modo gradual e progressivo, o paciente para o aprendizado.

imaginado, ou se tal posição permitiria tocar uma face diferente do cubo, não prevista por ele. A confirmação ocorria ao tocar efetivamente a textura. Caso houvesse dificuldade na construção mental da imagem pelo paciente, o exercício seria primeiro proposto com a mão esquerda para facilitar o processo (figura 1).

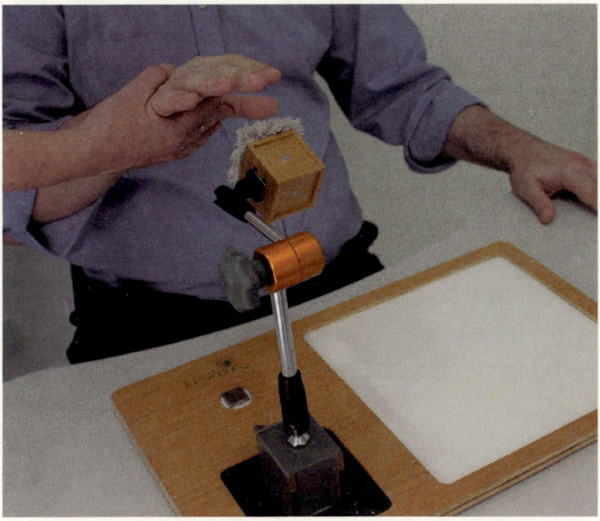

Figura 1: o problema cognoscitivo é proposto mediante a pergunta: "Sua mão está preparada para tocar a textura conforme você imaginou?".

Após o exercício, o paciente experimenta novamente a ação a partir das instruções da terapeuta: "Para colocar a luva, tente fazer como no exercício, se prepare a predispor a mão para um contato suave". Na experimentação, observa-se uma redução do específico motor em nível de todo o membro superior, uma inicial predisposição dos dedos, que agora não se fecham, e melhor direção de ombro e cotovelo.

O paciente relata sentir melhor controle e, ao longo das terapias, mediante exercícios como esses, o paciente conseguiu estender essas melhoras para outras ações: "*Nesse tempo de tratamento, reaprendi coisas no dia a dia, como apertar as mãos das pessoas novamente, apertar botões de interruptores e abrir portas*".

Outras confirmações também são relatadas pela mulher do paciente: "*Saiu da depressão. Passou a realizar inúmeras tarefas em casa e, no trabalho, voltou a cumprimentar dando a mão; abre os envelopes com exames; é mais ativo no exame clínico, mudou muito!*".

3. Uma nova perspectiva para a terapia ocupacional

A Reabilitação Neurocognitiva Perfetti, com sua abordagem sistêmica, ressalta a importância de tratar cada paciente de forma única, atendendo suas necessidades específicas. Essa visão não se restringe aos aspectos motores, mas engloba também as esferas perceptuais, cognitivas e emocionais na relação do paciente com o mundo. Essa perspectiva concilia com os princípios da terapia ocupacional, que busca abordar o indivíduo de diferentes pontos de vista. A RNCP oferece novas perspectivas na terapia ocupacional, enfatizando a necessidade de uma avaliação aprofundada das capacidades cognitivas e funcionais para um tratamento eficaz. A interação entre paciente e terapeuta é vital nesse processo, permitindo um plano de tratamento personalizado que incorpora tanto habilidades físicas quanto mentais, emocionais e sociais. Assim, a RNCP se torna uma abordagem valiosa na terapia ocupacional, para uma reconstrução integral do paciente, promovendo independência e autonomia.

Referências

CENTRO STUDI DI RIABILITAZIONE NEUROCOGNITIVA. Riabilitazione Neurocognitiva, c2024. Página inicial. Disponível em: https://riabilitazioneneurocognitiva.it/. Acesso em: 22 nov. de 2024.

CRACCHIOLO, M. *et al. La teoria neurocognitiva secondo il confronto tra azioni*. Pádua: Piccin, 2021.

INSTITUTO AVENCER. Instituto Avencer, c2024. Página inicial. Disponível em: https://www.institutoavencer.org/. Acesso em 21 nov. 2024.

PERFETTI, C. *et al. Il dolore come problema riabilitativo*. Pádua: Piccin, 2015.

SALLES, L. *et al.* A neurocognitive approach to recovery of movement following stroke. *Phys Occup Ther Geriatr*, v. 20. 2016, doi: 10.1080/10833196.2015.1111579.

VAN DE WINCKEL *et al.* Exploratory study of how Cognitive Multisensory Rehabilitation restores parietal operculum connectivity and improves upper limb movements in chronic stroke. *Sci Rep*, 10(1):20278, 2020, doi: 10.1038/s41598-020-77272-y.

ZERNITZ, M. *et al.* O confronto: um novo instrumento. *Revista Brasileira de Reabilitação Neurocognitiva Perfetti*. v. 1, n. 1, 2021.

27

DESFRALDE E DIFICULDADES ALIMENTARES

HÁ CONEXÃO ENTRE A SELETIVIDADE ALIMENTAR E A RESISTÊNCIA AO TOALETE NO TRANSTORNO DO ESPECTRO AUTISTA?

Este capítulo foi preparado para auxiliar profissionais e familiares de crianças neuroatípicas que apresentam déficits em habilidades que envolvem o comer e o uso do vaso sanitário. Assim, este material pode amparar o raciocínio clínico e as orientações aos cuidadores, trazendo luz sobre as ações que envolvem alterações gastrointestinais, pilares da Teoria de Integração Sensorial de Ayres, Comportamento Alimentar e a Higiene Natural.

THAMIRES GONÇALVES PINTO

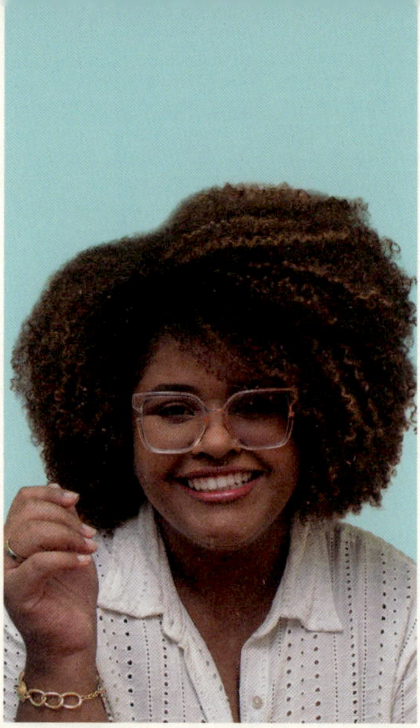

Thamires Gonçalves Pinto

Mestre em Informação e Comunicação pelo ICICT/FIOCRUZ. Especializada em Comportamento Alimentar (IPGS) e em Neuropsicologia e Problemas de Aprendizagem (UNIBF). Pós-graduanda em Transtorno do Espectro Autista (IPGS). Terapeuta ocupacional pelo IFRJ. Certificação Internacional em Integração Sensorial de Ayres (CLASI).

Contatos
thamiresgoncalvesto@gmail.com
21 98540 3824

O desenvolvimento infantil é permeado por diversos marcos fundamentais do neurodesenvolvimento, que são ansiosamente aguardados pelas famílias que desejam ver seus filhos e suas filhas crescendo de forma saudável e de acordo com as expectativas.

Quando algo ocorre de forma diferente, seja por não ter alcançado esses marcos dentro do tempo designado ou pela extrema dificuldade em lidar com atividades rotineiras, acionamos o nosso senso de alerta e recorremos à equipe médica para buscar respostas sobre o que pode estar acontecendo, e os motivos dependerão de uma série de fatores que têm correlação com as queixas funcionais apresentadas.

Hoje, com a ampliação da discussão sobre o desenvolvimento atípico e suas particularidades, vemos que questões como a dificuldade na alimentação e o uso independente do vaso sanitário estão cada vez mais alcançando o centro das discussões que envolvem famílias atípicas e equipe terapêutica multiprofissional.

Quando as queixas trazidas apontam para recusa de alimentos, pouca variedade de alimentos aceitos, alterações na cor, textura e frequência da eliminação de fezes, medo ir ao banheiro, dor intensa ao evacuar, choro, agressividade e outros comportamentos inadequados, começamos a pensar de que forma essas duas questões distintas estão interligadas e chegamos a dois pontos-chave: os distúrbios gastrointestinais e a integração sensorial.

Isso faz com que tenhamos que nos debruçar sobre aspectos relacionados à seletividade alimentar, ao processo de desfralde e à contribuição da terapia ocupacional para o tratamento de tais questões.

No entanto, para que possamos compreender sobre a atuação terapêutica ocupacional, é necessário que tenhamos estabelecido o que, de fato, envolve esses quadros clínicos, bem como suas possíveis causas.

Ainda que sejam problemas conhecidos pela população em geral, alguns dos sinais e sintomas associados não são facilmente associados a essas alterações. Isso acontece porque logo pensamos em náuseas, diarreia, prisão de ventre, mas não falamos sobre os sinais comportamentais, sensoriais e emocionais.

Muitos são os exemplos que podemos elaborar que mostram de que forma essas questões se apresentam em meio à correria do dia a dia: aquela criança que não se interessa muito por comer; a que corre para se esconder quando ouve os pais dizendo que terá que tirar a fralda; a que chora e se irrita quando você fala em ir ao banheiro; além daquela que tem dificuldade para manter-se dormindo porque acorda incomodada no meio da noite sem motivo aparente; ou até mesmo a que mente dizendo que não fez cocô quando percebeu que fez.

Bresciani e colaboradores (2023) são autores que discutem sobre a premissa de que distúrbios gastrointestinais e alimentares possuem forte relação com problemas do sono e comportamentos desafiadores, nos quais uma comorbidade acaba alimentando a outra de forma cíclica. Em sua amostra, as crianças com déficits relacionados ao dormir apresentavam também maior agressividade, além de serem as que exibiram maiores experiências negativas no momento das refeições.

Além disso, precisamos entender a conexão que existe em todos nós internamente e, para isso, se imagine neste seguinte lugar: você é alguém que já percebeu que um conjunto de alimentos específicos com textura mole e gosto forte gera ânsia de vômito no momento em que as visualiza e, posteriormente, quando tocam a sua língua. Infelizmente, sempre tem alguém mais velho insistindo que os coma ou ficará sem comer mais nada.

Você pode até comer, mas vomitará em seguida e, com isso, passará a ter total aversão a esse alimento. A partir desse momento traumático, tem medo de comer novamente quando vê tais alimentos, principalmente quando seus cuidadores tentam escondê-los em meio a outros, tornando toda refeição um momento de medo e aflição.

Com isso, surgem alterações no seu processo digestivo, causando mudanças na textura das fezes e, por consequência, aumento do uso de força e o incômodo ao tentar expeli-las.

Essa alteração gera um quadro de constipação que ainda não foi percebido por seus familiares, porque o espaçamento entre os momentos de evacuação ainda não é alarmante. Mas, conforme essa textura passa a ser cada vez mais seca e rígida, começa a entender que, como a comida que você ingere, precisa sair do seu corpo pela excreção, passa a não aceitá-la como antes para que não precise se manter nesse ciclo doloroso, agravando a recusa alimentar e a constipação.

Nesse pequeno exemplo, podemos notar como a integração dos sistemas sensoriais visual, gustativo, tátil, proprioceptivo e interoceptivo está envolvida no processo. Para além disso, se considerarmos o uso do vaso sanitário, ainda precisamos falar sobre a importância do sistema vestibular junto do proprioceptivo para manter-se sentado sobre o assento do vaso, dando conta do seu corpo (por meio do controle postural tônico), para manter-se equilibrado e realizar a aplicação de força e contração muscular na região pélvica de forma suficiente para fazer com que as fezes sigam por seu reto até caírem no vaso.

Com isso, observamos duas grandes frentes de intervenção do terapeuta ocupacional, segundo as Atividades de Vida Diária (AVD), que é o déficit no desempenho ocupacional na alimentação e a alteração no desempenho relacionado ao uso do vaso sanitário.

Dessa forma, adentramos à alimentação infantil, que, atualmente, tem ganhado maior visibilidade com a crescente discussão sobre esse termo "guarda-chuva", que é a seletividade alimentar, e que traz consigo outras questões como as preferências alimentares, a neofobia alimentar, a recusa alimentar, a própria seletividade, a dificuldade alimentar e os transtornos alimentares.

Nesse âmbito, o terapeuta ocupacional estará centrado na ocupação, avaliando a origem dessas alterações diante das possibilidades dentro das causas orgânicas, sensoriais e comportamentais e, após o processo avaliativo, atuará em três principais frentes: aprimorar habilidades ou componentes de desempenho necessários a cada caso; elaborar e executar um plano de expansão do cardápio junto aos demais profissionais da equipe; realizar o treino de AVD Alimentar para garantir o bom desempenho ocupacional do cliente.

Além disso, não podemos esquecer o quanto a alimentação e a evacuação estão intimamente ligadas, já que hoje sabemos que a prevalência média de presença de sintomas que sugerem alterações gastrointestinais em crianças com diagnóstico de transtorno do espectro autista (TEA) é de 46%, com até três vezes mais chances de ocorrência do que em crianças neurotípicas da mesma faixa etária (Buie *et al.*, 2010; Holingue *et al.*, 2018; Wang, TANCREDI & THOMAS, 2011; Fulceri, 2016).

Nesse momento, o conhecimento sobre a anatomia humana, que é parte dos fundamentos teóricos da terapia ocupacional, é essencial para que façamos a análise da atividade e possamos elaborar estratégias que facilitem o uso do vaso, entre as quais, o aprimoramento da graduação de força, do controle postural, a orientação no uso de redutores e/ou de apoio laterais para facilitar o equilíbrio, o uso de banquinhos de apoios para os pés, elevando o quadril e corrigindo o posicionamento do reto, que estava comprimido, dificultando a saída das fezes.

Leonetti e Santos (2022), por exemplo, nos trazem apontamentos essenciais que mostram que a aplicação correta da técnica de higiene natural nos auxilia nessas questões não só pelo posicionamento gerado, mas também no potencial para o desenvolvimento da consciência corporal de bebês e crianças, assim como na diminuição de cólicas intestinais, episódios de disquesia, encoprese e agravamento da constipação.

Consonantemente, as autoras enfatizam como podemos também pensar em técnicas para orientação parental e que facilitem a mobilidade do bolo fecal no intestino grosso, como a realização de massagem manual, auxiliando que a criança, mesmo com a fralda ou roupa íntima, se posicione de cócoras.

De forma geral, o que buscamos com a intervenção da terapêutica ocupacional é sanar as dificuldades apresentadas pela criança, compreendendo o que está causando cada uma delas para, assim, utilizarmos da ocupação para eliminar os desafios que impedem o pleno desempenho ocupacional.

Referências

BUIE, T.; *et al.* Evaluation, diagnosis, and treatment of gastrointestinal disorders in individuals with ASDs: a consensus report. *Pediatrics*, 125 (Suppl. S1), S1-S18, 2010.

FULCERI, F.; MORELLI, M.; SANTOCCHI, E.; CENA, H.; DEL BIANCO, T.; NARZISI, A.; CALDERONI, S.; MURATORI, F. Gastrointestinal symptoms and behavioral problems in preschoolers with Autism Spectrum Disorder. *Dig. Liver Dis.* 2016, n. 48, p. 248-254.

HOLINGUE, C.; NEWILL, C.; LEE, L.-C.; PASRICHA, P. J.; FALLIN, M. D. Gastrointestinal symptoms in autism spectrum disorder: a review of the literature on ascertainment and prevalence. *Autism Res.* 2018, n. 11, p. 24-36.

LEONETTI, S. U. M.; SANTOS, C. A. V. Comunicação de eliminação: um potencial campo de atuação para o terapeuta ocupacional/Elimination communication: a potential field of work for occupational therapist. *Revista Interinstitucional Brasileira de Terapia Ocupacional-REVISBRATO*, v. 6, n. 1, p. 771-793, 2022.

WANG, L. W.; TANCREDI, D. J.; THOMAS, D. W. The Prevalence of Gastrointestinal Problems in Children across the United States with Autism Spectrum Disorders from Families with Multiple Affected Members. *J. Dev. Behav. Pediatr.* n. 32, p. 351-360, 2011.